U0233303

通督正脊术
应用经验

主　　编　贺振中　李建仲

副 主 编　曹 育

编　　委　赵丽霞　刘伟基　刘晓辉

山西出版传媒集团　山西科学技术出版社

独一无二的中医脊柱推拿疗法
（前言）

通督正脊术之所以独一无二，是因为它完整、系统地从中医角度阐述了脊柱推拿的原理。王中衡老先生在 1963 年发现脊柱推拿的奇妙疗效后，就开始摸索中医整脊推拿法，随着岁月的延伸、精心的观察、推拿验案的累积，至 20 世纪 80 年代后期已具丰富的脊柱推拿经验，总结出一些零散的、以脊柱为中心进行推拿治病的规律，但与之相关的理论架构一直没能建立起来。贺振中、李建仲等人随之学习时，一边整理资料，一边与之探究各种缘由。随着师徒间讨论、沟通渐入佳境，很多疑点一一攻破，原有的停滞不前状态逆转，通督正脊术的中医理论基础逐渐成形。在完成中医脊柱推拿的理论框架之后，又着手整理、综合王老的临床经验就显得顺理成章、得心应手，一本有别与普通临床按摩经验集的中医脊柱推拿专著随之成形，1994 年正式出版了第一本原始的《通督按摩法》。假如您读过《通督按摩法》，即使书中未曾提到的病症，也可以在通督理论的指导下进行合理、有效的整脊诊疗，这是有理论指导的优势。

您现在看到的《通督正脊术应用经验》是我和李建仲经过数十年的

充实、验证、发挥，尽心竭力发扬中医的整体观和辨证观，融合现代医学中有关脊柱研究的经验，重新诠释、总结通督按摩法得出的成果。例如，王老认为，落枕的脊椎错动部位主要发生在颈椎7，原书也是这样叙述的，后经我的临床再验证并结合脊柱力学原理进行分析，感到颈椎7的错动只是表象，误解的原因是颈椎7与病痛、痉挛反应区相临近的缘故；实则，颈椎活动的中心在颈椎4~6，此处的紧张压痛非常明显，所以关节错动的部位以这一区域为主，此为根本病因，对之推拿具立竿见影之功。这样的例子还有很多，希望读者看过这本书之后能有更多的发现。

应用通督理论诊疗，一定要发挥中医的整体观优势，否则中医脊柱推拿的精华就难以显示优势。我们不但把脊柱当作一个有机的整体看待，还要把中医的导引疗法放到与推拿等同的位置。当推拿与导引结合在一起，疗效要较常规的脊柱诊疗方法或推拿疗法有明显提高。许多人认为，只要整复某个脊椎的错动部分，就可以消解与之相关的病痛，即，某一节脊柱与某一病痛存在相关性，这是非常局限的。通督疗法是吸收古代圣贤遗留下来的宝贵财富，结合自身临床经验基础上形成的，具有中医特色的新时代脊椎推拿法，一定对看到这本书的人有所启发。

本书第一章由山西省中医院的贺振中编写，第二章、第三章由山西中医药大学第二临床学院的曹育编写，第四章、第五章由山西省中医院的赵丽霞编写。全书由贺振中、李建仲统筹定稿。

本书整理时得到晋中市中医院刘伟基主任，在我科进修的霍州煤电集团总医院刘晓辉医生的协助，在此感谢。

贺振中

目 录
MULU

第一章 总 论

第一节 通督正脊术的理论基础

通督正脊术是贺振中、李建仲等人在总结山西推拿名宿王中衡老大夫（已故）临床经验的基础上，结合自身推拿实践，继承、发挥和吸收前人与同道的成功经验，综合百家之长而创立的，以脊柱整复手法为主要手段的，一个独具特色的推拿流派。它以督脉为中心，以中医学的基本理论为出发点，提出并加以总结、验证，经实践证明是行之有效的一种推拿疗法，也是较具完整或系统化中医理论指引的脊柱推拿疗法。

以整复脊椎关节（督脉）错动为主要手段，是通督正脊术的特点，所以又可以称通督复位法或脊柱矫正术。作为一个以中医理论为指导的正脊推拿流派，在理论上已经较为完善，它在临床上以中医的经络学说为指导，以脏腑、经络与脊椎具体相关部位为基础，通过经络辨证和脏腑辨证指导临床，应用推拿这一主要手段整复脊椎错动的关节，从而使督脉的气血条达、经络通畅、阴阳调和，最终达到消除病痛的目的。确切地说，就是通过扳法、推法、按法等手段，循督脉（主要指脊椎）辨证施治，调理其错动、歪斜的关节，甚至于鼓动或调和腹内气机（即丹田中的元气），以通其经络、振奋阳气、安内攘外，恢复脏腑、经络的机能，使人体返璞归真、各司其职，是一种正本清源的推拿疗法。尽管通督正脊术与其他以西医理论为指导的整脊疗法相类似，但在思维方式上或是指导思想上有着较大差别。应当指出的是，立足祖国传统医学的通督正脊术，在治疗上发挥或发扬了中医的整体观与辨证施治特色，甚至可以说，它在某些方面为中医的推拿按摩理论增添了新鲜内容、融入了新生血液。

有目的、有系统地应用这一疗法，是从 1963 年小儿麻痹症发病率较高时通过治疗其后遗症开始的。王中衡老先生在对患儿进行推拿的过程中发现，整复腰椎关节的错动可以改善下肢的功能障碍，并在反复验证中得到证实；进而又发现，整复胸椎和颈椎关节的错动，可以明显改善上肢的功能，其疗效远远超出常规推拿疗法的范围；当然，病邪较甚之时，尚需在腹部丹田施以点法、按法、揉法等，以调动腹内的气血或元气，进而达到腹中气血通畅的目的，从而使肢体的功能失常得以康复。将此法试用之于成人，又发现，整复腰椎某些关节的错动，不但能医治阳痿、痛经，还能够治疗膝、踝关节的软组织损伤。推而广之，治疗内科、外科、妇科、儿科等的多种疾病，也可以通过整复脊椎错动的部位和调动腹内气血获得满意疗效。有了这种实践的累积之后，我们又学习、查阅了各类医学文献，还与国内同行进行交流、探讨，逐渐认识到，这种疗法与中医学的基本理论完全吻合，只是类似的说法分散在各种中医古籍之中，当将其收集、整理和归纳后再添加上发现的最新内容，最终就形成我们现在的中医脊柱推拿理论。反过来，自觉在中医学理论指导下进行推拿，更加感到得心应手，疗效也有很大的提高。于是我们不断地修订这一独特的推拿疗法，并将其呈现在大家的面前。

一、通督正脊术的理论依据

中医的理论和实践证明：人身病邪的产生与督脉气血的强弱变化有关，这在古老的气功与导引实践中表现得最为明显。欲从形态上推断或判别督脉气血调畅与否，我们主要通过检查躯干后方的棘突位置是否正常来判别，即查其是否有向左、向右的偏歪，或是向前、向后的凹凸问题。若发生这些改变，说明此处的脊椎关节发生了错动或错骨缝，并从形态上显示督脉的气血在此受到阻碍；在这些偏离正常位置的棘突附近，大多有压痛、叩击痛或筋聚（病理反应物）等现象，"不通则痛"，它又在机能方面证明督脉的气血运行在此处受阻。假如督脉的气血运行受到阻碍，病邪就会随之而生、乘虚入内；若棘突的位置正常，棘突的邻近部位多无压痛、叩击痛等异常反应，这也相应地证明督脉之气血运行是正常的。

本固则外邪无处可入、内邪无由而生。以下从中医学的角度进一步阐述之。

1. 脊柱及督脉与全身的关系

脊柱是督脉"从肾贯脊"之所。督脉作为一身阳脉的总汇，即督率周身之阳气，又统摄真阳。明代医家张介宾说的最恰当："人之所以通体能温，由于阳气；人之所以有活力，由于阳气；五官五脏之所以变化无穷，亦无不由于阳气。""凡万物之生由乎阳，万物之死亦由乎阳，非阳能死物也，阳来则生，阳去则死矣。"阳气在人的生、老、病、死过程中起着关键作用。

督脉是阳脉之海，一身阳气的统帅。人身内外各部分阳气的改变都要与督脉阳气的变化相关，亦即，督脉阳气的通达与充盈是人类生命延缓的根本保证。故此可以这样认识，人身脏腑、经脉等阳气的变化，预示着督脉阳气的盛衰，督脉作为阳气的统帅，决定了人类生命的全过程。

督脉的循行有二：一支"从肾贯脊"，另一支并膀胱之脉起于目内眦，行于背而络肾。其中脊柱这一支是最主要的，即督脉"从肾贯脊"为主干。这一主脉或主干，一方面贯通于脊柱内，另一方面从属于人身先天之精气所生、所舍的肾脏，两方面的因素决定了督脉贯脊这一主脉对人类健康所起的主导作用。《庄子·养生篇》中谈论到若树之主干的人体长骨—脊柱，对于保全性命所起的关键作用："缘督以为经，可以保身，可以全生，可以养亲，可以尽年。"《素问·脉要精微论》亦从形体的角度谈到它，不过在认识上还比较原始："背曲肩随，府将坏矣"；"转摇不能，肾将惫矣"；"屈伸不能，行则偻附，肾将惫矣。"这段话分别指出胸椎、腰椎及整个脊柱因形态上的改变对脏腑机能所产生的影响。由于历史的局限性，古人未能在理论和实践上对此进一步探索。

至此，我们可以这样理解，任何病邪的产生，都是脊柱的某一或某些部分（即节段）在直接或间接病因下偏离正常位置，从而使督脉气血的运行难以畅通，"不通则痛"，由此造成总督一身阳气的督脉之正气不足、气血不畅、统摄无权，某些脏腑、经脉、气血的正常运行过程发生障碍，最终出现各种各样的疾患。

通督正脊术以整复脊柱的某些错动部分作为主要治疗手段，使之达到通其经络、调其气血、振奋阳气的目的。它协调和理顺了脏腑、经脉的功能，使周身之阳气充盈，人体正气内守、外邪不易入内、内邪得以祛除，最终达到正本清源的功效。

2. 阴阳的协调

"孤阴不生，独阳不长。"在此之前都是从"督脉督率一身之阳"上解释通督正脊术的理论机制，不是相互矛盾吗？非也。膀胱为州都之官、津液之府，属地之五行，本于天一之水。濡润和营养脏腑、经脉的阴液是否充盈，本于天一之水的膀胱水府。可是阴精无气则不化，从经络学说上理解，督脉并膀胱之脉而络肾，属一身阳脉的总汇，总督一身之阳。膀胱作为津液之府、天一之水，受脏腑之津而藏之，若欲达滋养脏腑、经脉之效，需地二之火，即督率一身之阳的督脉气化作用来完成。二者相辅相成，阴阳、水火之气相交合，以滋养脏腑、经脉，使机体达到阴阳、气血的和谐与平衡，最终无孤阴或独阳之弊，正所谓"阴平阳秘，精神乃治"。

从治疗部位这一直观角度认识，通督正脊术以整复身体背后的脊椎关节失常（背阳）和调理腹部气血（腹阴）的手法为主。脊椎在背，属阳，腹部在前、在下，属阴，整复脊椎关节的失常为通阳，调腹的手法属调阴。通阳与调阴二者相合，亦属调和阴阳。

3. 从治疗谈通督正脊术

《素问·骨空论》提出"从督脉治病"的大法："督脉生病治督脉，治在骨上，甚者在脐下营"。其"骨上"的解释，多从大注释家王冰之说，"骨上，谓腰横骨上毛际中曲骨穴也"。"脐下"者，脐下的丹田，曲骨亦在脐下，那么"骨上"和"脐下"不就成一个部位、一种意思了吗？难道古人在语言和逻辑上会这么混乱？其实不然，如同气功中打通"小周天"的原理一样，此处之"骨上"，恰恰指督脉所行之处的骨突区域，即凸于背之棘突，"治在骨上"就是要通过各种手段，使某些向左、向右偏歪，或是向前、向后凹凸的棘突恢复至正常位置，以便达到调整督脉气血的功用。

道家认为，养生之人，功候渐深，丹田中的元气必然充实旁溢，督脉定有骤开之日，此时周身如醉、神情如痴、通体舒畅，愉快莫可言喻，即道家的所谓"药产"。此时小周天贯通，练功之人有所小成。这说明：只要丹田内的元气充实、督脉畅达、精神愉快、气血调和、脊骨舒展，人身的病邪就会随之而消，养生之人亦可达到祛病延年的目的。此与"甚者在脐下营"一脉相承，所以"脐下"应指脐下的丹田。

道家还认为，人之始生，氤氲化醇，胚胎初结，中间一点动气乃先天资始之气，即丹田中的元气，此为藏先天之精气所在。通督正脊术的原理与"督脉从属于肾以贯脊"这一原则相吻合。治疗上，一方面以整复脊柱的不正常位置为主要手段，另一方面又在腹部施以各类手法，使腹内之气血调畅，从而达到鼓动脐下肾间动气的目的，亦起到调和丹田内元气的功效。手法操作之时，需要仔细地体会腹内是否有经气的疏通感或是肠蠕动的反应，若有，表明腹内之气血较为畅通，病邪亦易于消除。我们最常用的"按肓俞"手法就可以鼓动脐下的肾间动气，使小腹及下肢有温热或麻凉的传导感产生，对于反应敏感者，还能够使气感传达到腰部或直达病所。所以我们认为"甚者在脐下营"是指，在病邪较甚之时，需鼓动肾中元气，以便推动督脉气血，使之通达。

"督脉从属于肾"的原理与之相同，"属于肾"是指督脉本于肾。督脉的气血充盈与否，根本原因在于肾中的精气是否充实。"脐下丹田"为先天精气所在。先天精气者，肾中精气也。假如遇到的是一位阳痿患者，其病机多属命门火衰，病邪的位置较为深在。按摩前，我们一方面从肾论治，对腰椎（即肾区）的错动部位加以整复，另一方面，尚需培补肾中精气，采用"按肓俞"或"按关元"的手法，达到鼓动肾间动气的目的。手法应用中，以体会患者下腹及腰部的温热传导感及相交合的反应为最重要，若有之，预后良好。如此双管齐下，大多能够达到通调督脉气血并使其病愈之奇功。曾有人报道，用"点肚脐"的手法治疗阳痿，疗效甚好，亦为此理。

一、脊椎分区的理论基础

肾者，先天精气所生、所舍之处。所以贯脊属肾这一支是督脉的龙骨、主干、正经；另一支并膀胱之脉、行于背而络肾，属于分支、旁支，同时也说明督脉与膀胱经的气血是相通的。《灵枢·背腧》篇说："按其处，应在中而痛解，乃其腧也。"可进一步证实这一点。

按压太阳经的背俞穴之所以能祛邪治病，是因为它与中行之督脉气血相交合的缘故，同时阐明，行于背的督脉（贯脊者）腧穴和与之相平行的膀胱经第一、二侧线上的穴位在性质和主治功用上是基本一致的。马莳注《素问·刺禁论》时谈到一个有力的佐证："心在五椎之下，故背之中行有神道，开一寸五分有心俞，又开一寸五分有神堂，皆主心藏神之义。"

我们把胸椎（T）3、T5、T9、T10、T11、T12和腰椎（L）1、L2、L4分别确定为肺、心、肝、胆、脾、胃及三焦、肾、大肠区。

此外，外邪侵袭人体，常常由皮毛而入以犯肺，风为其先导。胸椎2旁开1.5寸为风门穴，有风的门户之义。故把胸椎2、胸椎3归属为肺区。

《灵枢·发露论》认为，外感风寒等邪，初时感于风府，《灵枢·寒热病》篇还说："病始头首者，先取项太阳而汗出"。显然，此处之风府应指颈后而言，大椎穴在胸椎1之上，是治疗表证的大穴，处于其下的陶道穴在功能、主治上与之相近。《素问》中又有"风气循风府而上则为脑风"之说，此处的风府，是指从颈入脑之所，即风府穴也。督脉从颈入脑的脑风位置与头风病症密切相关，所以我们把颈椎（C）1、2 确定为头风或脑风区。颈椎 2 和颈椎 3 作为一个功能单位，相互间关联密切，它与颈椎 3、4 节段以下在功能解剖上不尽相同。例如颈椎 3、4 以下的关节突关节几乎与矢状面垂直，但颈椎 2、3 节段的关节突关节面却有 10°～20° 的侧面向下倾斜，头面部的病痛也往往伴有颈椎 3 的错动，故此我们略作改变，将颈椎 3 以上命名在头风区，把颈椎 4～胸椎 1 确定为风府区，表示它们与风之为病相关联。

马莳在《素问》注中说："包络当垂至第七节而止，故曰七节之旁，中有小心。"又，诸邪之在于心者，皆在于心包络。胸椎 6 之下为灵台穴，灵台与灵府相通，亦指"心"而言，所以我们把胸椎 5～7 归属在心区。

胸椎 4 旁开 1.5 寸为厥阴俞，此处之厥阴应当指手、足厥阴二者。因为心包络为心之外围，肺为其华盖，故手厥阴俞应在心俞之上、肺俞之下。又，胸椎 4 与乳头基本上相平行，乳头为肝所主，临床上亦观察到乳腺病多与胸椎 4 的位置不正常有关，整复胸椎 4 的错骨缝对治疗乳腺病也有很好的疗效。以前后相应的观点理解，胸椎 4 旁亦是足厥阴俞，而且古人习惯上将足厥阴简称为厥阴，综上所述，把胸椎 4 定为心肝区或厥阴区。我们如此联想出来的结果，才冥冥中感到与古人的原义相通，很敬佩古人在腧穴命名上的谨慎态度。

目前多把胸椎 8 旁开 1.5 寸定为胰俞。糖尿病患者可有胸椎 8 棘突的偏歪，从解剖上观察，胰脏与之相邻近。临床上有人发现，糖尿病患者在最初发病的前后可有左侧背痛史，检查中，多见胸椎 8 棘突的左偏和叩击痛现象。糖尿病属于中医"消渴"的范畴，是五脏之为病，在病机上不宜将其归入具体的脏腑，所以把它定为胰区，以示与胰之为病有关。

腰者肾之府，它的位置包括了腰椎与骶椎。在腰椎、骶椎的认识上古人并没有明确的分别。腰椎 2 旁为肾俞；腰椎 1 旁为三焦俞，三焦为原气之别使；腰椎 3 旁的气海俞，是气的会聚之所；腰椎 5 旁为关元俞，主藏精气之义，可见，整个腰椎旁的腧穴在功用上均与肾脏的功能紧密相关。与腰椎相邻的骶椎是不可分割的一个整体，且骶椎（S）1 旁为小肠俞，小肠主液所生病，所主之水液，下行膀胱则为溲变；骶椎 2 旁为膀胱俞，膀胱属水府，水居于下，且膀胱与肾相表里，一脏一腑相辅相成，故此把腰椎 1 ~ 5 定为肾区，最下方的骶椎定为膀胱水液区。

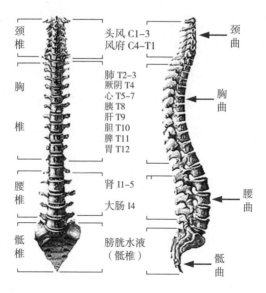

图 1-1　脊柱分区

第二节 辨证施治原则

了解脊柱分区的理论依据，如何在按摩过程中应对呢？通督正脊术与普通的按摩疗法一样，在临床上的应用范围都较为广泛，内科、妇科、外科、伤科及儿科等大多数病症均可采用，由于普通人群的认知度不同，导致治疗的病种较为局限，这需要我们努力宣传推拿的有效性才行。目前推拿科常见的是伤科疾病，其次是内科杂病。在治疗伤科或神经科的病患时，我们以经络辨证的方式为主，主要以《灵枢·邪客》篇"肺心有邪，其气留于两肘，肝有邪，其气留于两腋，脾有邪，其气留于两髀，肾有邪，其气留于两腘"为基本指导方针。根据通督正脊术的特点和我们的实践经验，现总结、介绍如下：

一、伤科病患

不论是软组织损伤，还是神经系统的病痛等，对于症状表现以上段胸背部和上肢部为主者，我们以"肺心有邪，其气留于两肘"为指导，在脊柱上，把它归入心区、肺区，即胸椎 2 ～ 7 的范围；上焦为病多与风邪犯上有关，对伴有风邪致病者，或是以风邪致病为主者，尚需取颈椎 3 ～胸椎 1 的区域，即风府区，有时达到了颈椎 1 ～ 3 的头风区。辨证按摩时，我们主要根据经脉走行的区域划分，除肺与大肠经的走行区域属肺区所主外，上肢的其余部分均与心经有关联，故将其归入心区的管辖范畴。假如遇到一位网球肘患者，其病痛区域在肺和大肠经的走行上，那么脊椎错动的部位多与胸椎2、3有关；对一个矿工肘患者来说，病痛区域多在手少阳三焦经的走行上，检查时可在胸椎4～7处查找到棘突的偏歪。为了印证这类病痛与脊椎的相关性，可以在不应用其他手法的前提下，仅仅将偏歪的棘突加以整复，其后患者的病痛就会有或多或少的减轻，其演示结果的成功率非常高，这就是通督正脊术的独特之处。具体讨论如下

1. 颈、上肢病痛

在"肺心有邪，其气留于两肘"为基础的指导下，我们将胸椎7横切面以上的头颈、胸背、上肢等部分的病痛和诊疗都归属这一范畴，它可以使通督正脊术在临床应用、证型分类和辨证施治方面易于让人理解和方便手法的操作；而且此区域属人体的上焦范畴，诱因为"风邪为病，多犯于上"，故在辨证诊疗时还要考虑颈椎的风府区、头风区。

通督正脊术应用于颈、肩、背、胸和上肢部的病痛时，通常把肩背部比作一个基础或基座，假如肩背部这一基座发生倾斜，那么，人体为了保持重力平衡，头颈部就会发生相应的侧弯、扭曲，以便适应其基座的变动。同理，如果将胸椎7以上的脊柱部分看成一个整体，胸椎1～7就如同一基座，如若它的偏斜、错动不能得到及时、有效调整，那么颈椎的错动即使被整复过来，也难以获得稳定，更不要说欲达到期望的疗效了。所以当我们诊治一个脊椎错动发生于颈椎上段的头痛病患者时，要从整体观的角度去认识它，这时会把颈椎1至胸椎7的区域全部考虑进来，手法应用中既要整复颈椎，还要检查、整

复胸椎这一基座部分，当纠正引起头痛的颈椎错动之后，胸椎这一基座也得到相应的调整，其颈椎整复部位就能获得稳定，头痛的疗效也会非常理想。

以此原则为出发点，在治疗最为常见的颈椎病时也会与他人通常采用的按摩思路出现差异。我们将手法治疗的大部分时间花费在胸椎7以上的颈部和肩背部，其中，在错动被整复之后的颈椎、胸椎区域进行按摩的时间约占1/3，在颈部和肩背部的按摩时间各占1/3左右，而不是将按摩的重点单纯集中在以颈椎为中心的位置。我们的体会是：在这一原则指导下进行手法治疗，更加符合中医的整体观思想，也容易取得患者的信任和获得更好的疗效。

附：颈椎、胸椎的功能解剖，以及与整脊手法的关系

颈椎位于头、胸与上肢之间，是脊柱活动度最大的部位。它的椎间盘相对较厚，周围无肋骨架的限制，在脊柱中的体积最小，这些因素决定了它的灵活性最大、活动频率最高这一特点。根据功能和解剖上的特点，一般把颈椎分为颈椎上段（头颅至颈椎3之间）和颈椎下段（颈椎4～7）两部分，整个颈椎的运动是颈椎各个节段运动的总和。脊柱的活动节段，又称为功能单位或运动环节，由相邻的两节脊椎骨及其间的软组织构成，是能显示与整个脊柱相似生物力学特性的最小功能单位。颈椎的各节段呈同步运动，但运动的方向和程度因节段的不同表现各异。头颈的大部分运动发生于颈椎上段，例如，颈椎1、2的轴性旋转相当大，有47°左右，相当于颈椎全部轴性旋转

度的 40%～50%（有人认为占 60%），寰椎主要伴随枕骨发生运动，颈椎 7 还起着胸椎的作用，故此，我们现在所谈的颈椎运动，基本上限于中间的五个椎骨。

每两个相邻的椎骨和其间的组织构成一个功能单位。具体来看，枕骨和寰椎之间仅有前、后方向的屈伸运动，即，矢状面范围内有向上和向下的"点头"运动，屈曲约 10°、后伸约 25°，在颈椎没有参与的情况下，头部可有 35° 左右的伸、屈度。当头颈侧屈和旋转时，枕骨和寰椎是作为一个整体进行运动的。一般认为，枕、颈椎 1 间无旋转运动，有人认为是存在的，我们在整脊过程中也感到它存在微小的移动，这在整复寰枕关节的手法中可以得到印证。寰椎和枢椎节段的屈伸运动较小（屈 5°、伸 10°），旋转运动很大，由极左至极右，可有 90° 左右的旋转。在第二颈椎至第七颈椎各椎骨间，均可发生屈曲、后伸、侧屈和旋转运动。通常是颈椎 4、5 和颈椎 5、6 节段的屈伸运动最大（约 16°）；而侧屈和旋转运动是愈往下愈小。

颈椎的前屈、后伸运动是一种相对单纯的运动（会伴随椎体的前后滑动或位移），而侧屈和旋转运动却不可能单独发生，侧屈总要引起旋转，旋转亦会伴随着侧屈。例如，颈椎 2 每侧屈 3° 就会有 2° 的旋转，颈椎 7 每侧屈 7.5° 伴有 1° 的旋转。由颈椎 2 到颈椎 7 的侧屈运动所伴随的旋转角度越来越小，可能与颈椎小关节面的倾斜度自上而下逐渐增加有关。

头颈做屈伸运动时，椎骨之间有滑移。其屈伸运动主要发生在颈椎中段，所以颈椎 5 和颈椎 6 是脊柱炎的多发部位。在脊柱的屈伸运动中，每一对椎骨瞬时转动轴的位置都位于下位椎骨体内。当颈部前屈时，椎间孔开大、椎管增长，后纵韧带和黄韧带被拉紧、变薄；颈部后伸时，上位椎骨后下部分的区域靠近下位椎骨的椎弓，并且突入到颈椎腔内挤压椎管，使矢状轴方向的直径变窄 1～2mm，使椎间孔变小、椎管缩短，后纵韧带和黄韧带松弛。由于颈椎充分伸展时引起椎间孔较大程度的收缩、闭合，使椎间盘和骨赘侵入椎管内，引发患者手臂的麻木等病症。

在颈椎的屈伸活动中，脊髓和硬膜在椎管内无升降，只是在颈椎前屈的时候被拉长到最大的生理限度，当后伸的时候硬膜被折叠，脊髓变的粗大，如同手风琴的多褶风箱；神经根在椎管内也不活动，它在硬膜被拉紧或皱褶时，会随之变得紧张或松弛。当颈部屈曲时，神经根在其张力的生理范围内被拉紧，位于椎间孔的最上方，与椎弓根的下面相接触；颈部后伸时，硬膜呈现折曲或皱纹状的外观，神经根变得松弛，并在椎间孔内下降，脱离了与上方椎弓根的接触；而且椎管伸展位比屈曲位矢状轴向的直径小 2～3mm。所以我们应用颈椎整复手法时，多采取患者头颈稍微前屈的低头位状态，并且不鼓励患者进行颈部尽力后伸的功能锻炼，以防止手法或是不合理运动对脊髓和神经根造成伤害。

临证中不但要观察患者头颈部屈伸的范围，还要注意其屈和伸的次序因素。一般而言，头颈的屈曲首先表现为寰椎和枕骨的屈曲运动，即"点头"动作，之后才是其余颈椎的弯曲。亦即，患者首先颈部屈曲，随后再自上而下将其余的颈椎屈曲，应用颈椎旋转整复手法时的患者低头过程也是这一次序；或者是相反的过程，首先自下而上地使颈椎屈曲，最后，再将额部屈曲，这是次序不同的两种头颈部屈曲方式，在静坐或站桩前调整头颈到中立位时的过程以后一种次序为佳，它易于使人体达到自然、放松的体态。据观察，首先点头，然后屈颈，会产生更大的屈曲活动，明白这一点，将有助于我们在颈椎旋转扳法中的应用。

旋转整复颈椎时，我们一般采用自上而下屈曲头颈的次序进行。据此操作，整复手法应用熟练了，术者只要仔细体会手下的感觉，就能明确感觉到和控制住将要整复的颈椎部位，即具体的错动节段。例如，抬头摇正法，适用于枕～颈椎1关节和寰枢关节的错动；低头摇正法和定位摇正法适用于整复颈椎3以下部分的关节错动。欲定位整复的颈椎节段越是靠近下方，头颈的屈曲角度越大，但不宜超过30°。由于屈曲时存在着颈椎的滑移或位移，所以屈曲的角度要尽力控制在较小范围。

单纯从颈椎运动的角度考虑，颈椎4～6是颈部活动最多和最灵活的位置（颈椎4、5和颈椎5、6节段）。颈椎屈曲和成角最大的部位，一般认为在颈椎4、5节段，不过也存在变异。通常颈椎4、5的静态曲度最大，其所受的应力也是最大的。因其活动度大，所以也是磨损最多的部位。例如，低头工作较久者所患的颈椎病，一般以眩晕型，即椎动脉型多见，在平片上，多可发现颈椎曲度变直，此时颈椎4、5的骨质增生较为明显。

胸椎1～7的屈伸活动范围约为4°，侧屈约为6°，轴性旋转的活动幅度约 8° 。与颈椎一样，胸椎上段在侧屈时棘突一般是转向凸侧的。胸椎作为与活动度较大的颈椎和负重较大的腰椎间过渡部分，其胸椎 7 以上的运动特点与颈椎近似，但活动幅度比颈椎小得多。正由于胸椎 7 以上的胸椎部分与颈椎在解剖位置上相邻近，相互间的关联较为明显和直接，运动的方式相接近，所以我们在治疗与颈椎相关的疾病时，绝不能忽视胸椎上段，若仅仅对颈椎这一个局限部位进行整复和按摩，疗效就会削弱。

2. 腰、下肢病痛

对腰、下肢病痛来说，多以"脾有邪，其气留于两髀，肾有邪，其气留于两腘"为指导，故此将胸椎 11 平面以下的病痛归属于此范畴；从解剖的角度来看，胸椎 11、12 不受肋骨或胸廓的限制，功能活动与腰椎相似，腰部的许多肌肉和韧带也附着此处，它还是腰椎前凹和胸椎后凸的转折部位，所以把胸椎 11、12 划入腰、下肢病痛的范围较合理。对大腿部以上的病痛，我们会在胸椎 11、12 和腰椎上段的区域进行查找、按摩；假如遇到的是一个有少腹部不明原因疼痛的患者，其臀部外上方大多有紧张、不适表现，在胸椎 11、12 也可以发现明显错动的部位，若予以整复，其疼痛多可得到即刻缓解；对一个坐骨神经痛患者来说，其脊椎错动处多以受力、磨损最多的腰椎 4、5 为主。

如同颈、上肢病痛的假设一样，我们在治疗背以下的病痛时，一般把骨盆（即骶、臀部）比作脊椎或躯干的一个基座，不论身体上的何种病痛都会伴随此基座的倾斜、错动，以及臀部软组织的紧张，那么按摩中就要对此进行重点调整和治疗。在脊柱运动学上，骨盆和脊柱也是一个重要的临床信号，这一协调模式是由躯干、骨盆和大腿肌肉控制的，所以在治疗腰以下的病痛时，必须对骨盆和髋关节周围进行调整，这样只有才能保证疗效的稳定性。

附：腰骶椎的功能解剖

腰、骶椎与髋相连，是承担躯干运动的主体部分，也是人体的重心所在。胸椎11、12之胸椎关节面的方位与腰椎关节面一致，其椎体和椎间盘较大，无肋骨架的限制，许多重要的腰肌都附着于此，其功能活动与腰椎基本一致，第12胸神经的前支也是腰丛神经的组成部分，故此在按摩时将其归入腰椎的范围。由于腰椎和髋是一起运动的，因此临床上欲测量脊柱的活动度较为困难，腰椎间盘突出症往往在臀部有明显的异常反应点，只要刺激股内上方或臀部的肌肉紧张、痉挛区，就能使腰腿部的剧烈疼痛缓解下来，这也可以间接证明腰与髋的密切关联。在功能锻炼方面，加强腰肌和关节柔韧性的活动，必须以髋关节的运动为主，如果墨守成规，只是进行屈伸腰椎的活动，反而会造成腰椎不稳和腰椎间盘等组织的再损伤。

腰椎段的屈伸幅度较大，是由于它的椎间盘比较大，而椎间关节对屈伸运动的约束、限制作用比较小。当腰椎屈伸时，矢状面上所伴随的平移运动常常用来评定腰椎的稳定性。无任何病症的受试者，其腰椎在矢状面上的前向平移量可以达到 2～3mm，甚至更大些，有人指出：腰椎3、4和腰椎4、5的平移量达到5mm，腰椎5与骶椎 1 之间达到 4mm 均属正常。腰椎最明显的耦合运动，是轴向转动与脊柱侧弯，在这一耦合模式下，棘突尖指向腰椎侧弯的同一方向，所以在采用腰椎旋转整复手法时，向对侧方向顶、推棘突的力并不需要多大，只要把握好旋转腰椎的力度，就能使小关节的错动得到整复或复位。整复手法中还要注意控制腰椎前屈的角度，最好不要采用使腰椎侧弯的方法，以便将腰椎前屈和侧弯所伴随的平移运动减小至最低，从而尽可能地避免整复手法对腰椎造成再损伤。腰骶关节的轴向转动和侧弯的耦合模式与之相反，它与颈椎和上位胸椎的方向相同，棘突总是指向脊柱侧弯的对侧面。

骶髂关节是一部分属滑膜关节，另一部分属韧带结合性质，当年龄超过 50 岁以后，这一关节大多长合。当人体以单腿支撑体重时，骨盆向下有移位，说明在步行时骶髂关节有运动。据报道：骨盆愈合之前，骶髂关节有 2～3mm 的垂直移动和 3° 的转动。所以在不合理的姿势或用力等状态下存在骶髂关节错动的可能，有人采用整复骨盆的方法治疗多种病痛取得显效，也说明骨盆与脊柱或躯干有着紧密的相关性和协调性。

3.胸胁部疼痛

当病痛表现是以胸、胁部的疼痛、不适为主时，我们主要以"肝有邪，其气留于两腋"为指导，并在病痛部位与胸椎相关的部分进行查找、整复。从脊椎的角度考虑，肝、胆为病者，多与胸椎 9、10 和胸椎 4 的错动有关联。所以当岔气发生于上部时，多以胸椎 4 的偏歪为主，发生于下方的岔气，则多为胸椎 9、10 的错动。如果将这种脊柱与胸、肋部的关联扩展开并应用于临床诊断与治疗，那么对一个肋软骨炎的患者来说，只要检查与之相对应的胸椎，即可发现错动的胸椎关节，予以整复之后，病痛自然缓解。

总之，对于以躯干或头面部病痛为主要表现的，多采用与之对应的或是相应的选区方法。例如，对于腰痛患者，可在相应的疼痛部位或是平面上触摸棘突是否有偏歪、错动；胸胁部或腹部的病痛，多在病痛相对应的胸椎和腰椎的上、下区域进行检查、治疗，腹部的病痛尚须结合脏腑辨证；头面部的病痛，多与风邪犯上有关，这时主要是从头风区进行诊治，其次兼顾风府区，如颜面肌痉挛以颈椎上段的错动为主。

二、内科杂症

在内科杂病方面，不但要通过望、闻、问、切等对病情进行一般性的了解，还要在问诊上多下功夫，仔细询问患者：其病痛周围与脊椎相邻的颈、背、腰、骶部区域是否有疼痛、不适感？具体的部位在哪？随后在疼痛相应的脊椎区域查寻棘突的偏斜部分。临床应用中，内科杂病的按摩主要是以脏腑辨证为主、经络辨证为辅，通过对相关脏腑所在的脊柱区域进行检查、定位后，再进行整复治疗；另外，还要从调腹上着手，调整腹内的气血，在腹部施以各类适宜的按摩手法，以鼓动腹内气机，达到培补元气、通调督脉气血之效。例如，当遇到一位肾气虚弱的腹痛患者时，我们一方面要在归属于肾区的腰椎部分进行检查、按摩、整复，另一方面，还要在腹部施各种手法，当然，主要采用的是温肾之法。

由于通督正脊术以整复脊椎关节错动为主要手段，所以按摩时一定要遵循前人所谈之禁忌，避免对患者造成不必要的伤害。对于诊断尚不明确的急性脊柱损伤者，或是伴有脊髓受压等症状者，以及疑有或已确诊骨关节和软组织肿瘤者，一定要引起高度的警觉，不可轻易动手进行按摩和整复。

总之，通督正脊术以实践为基础，以中医理论"阴平阳密，精神乃治"为根本，综合百家之长，融合中、西医理论而形成的一种独特按摩疗法。其特点是，一方面整复脊椎关节的错动以通阳，另一方面鼓动腹内气机以滋阳，即鼓动丹田中的元气，以便推动督脉气血并使之运行通畅，进而达到补充或完善单纯靠调整脊椎关节失常以治病的局限性。中医的这种整体观优势是其他医学疗法不能比拟的。

第三节 关于脊椎

由于历史的局限性，古人在形态上不可能像现代医学的解剖学一样，一节一节将脊柱剥离开研究，只能从功能上或形态上把脊椎看作一个有机整体，所以祖国医学称脊椎为长骨、脊梁骨。中医认为，人身背后有三关，即玉枕（枕后头颈交界周围）、夹脊（棘突旁）、尾闾（尾椎）；此三关贯通整个脊椎，自下而上地将一节节脊椎骨有机连接起来。假如各节脊椎骨排列有序，此三关的气机就易于通达。气通三关，统领诸经的督脉气血条达，人身阴阳、水火之气相交融。

正如养生、导引功法中 的 "通小周天" 功夫一样，三关贯通，小周天通畅，就达到养生祛病的能力和目标。它与通督正脊术的机理和本义是完全相通的，那么如何从现代医学的角度认识呢？

脊椎作为躯体的中柱和支持结构，对脊髓及神经根等有保护作用。如果脊椎的某些节段发生异常变化，必然影响人体的中枢——脊髓，进而使相应的器官和组织发生异常。

一、功能解剖

脊椎是由椎间盘及韧带连结起来的、多节椎骨构成一个柔性柱体。它上承头颅，下连骨盆，由 24 块椎骨、1 块骶骨和 1 块尾骨构成了人体的中轴。其功用是：在各种体位下支撑躯干，为躯干提供足够的机动性，同时又保护脊髓等免受损害。对于每一节椎骨来说，它有三个组成部分：椎体、椎弓和骨突。椎体负重；椎弓保护脊髓和神经根；棘突和横突属于骨突，起悬臂梁的作用，有增加肌肉活动的效能。相邻的椎体有椎间盘和韧带连结；脊椎的屈伸和旋转等运动，是由多个椎间盘及韧带的微小运动所组成的、大幅度的及各方向的综合运动。由多个相对活动节段组成的脊椎运动，与少数几个高度活动的关节相比，更容易维持脊椎固有的稳定。

二、生物力学

脊柱是一个柔性柱体，至少有以下几个基本的生物力学功能：支持，即支持身体体重，承担外部作用力；运动，它有一定程度的活动度和柔韧性，可吸收运动中的能量，在受到撞击时起保护作用；支架功能，可以保护脊髓、神经以及椎动脉等；控制功能，作用于单个椎骨上的躯干肌肉和韧带具有控制姿势和加固脊柱的功效。

由相邻的脊椎骨和其间的软组织构成了脊柱的活动节段，又称为功能单位，是能够显示与整个脊柱相似生物力学特性的最小功能单位。

1. 椎间盘的黏弹性

处于两个相邻椎体之间的椎间盘，是由具有弹性的纤维环和位于纤维环壁内的、上下椎体终板之间的髓核组成。它构成整个脊柱高度的 20%～33%。椎间盘的弹性来源于纤维环，处于流体状态的髓核在椎间盘内产生内压，使椎体之间分离，同时保持纤维环的紧张状态，若纤维环的某些纤维放松，另一些纤维就会紧张，使椎骨产生各方向的运动，此时内压不变，即椎间盘的内压保持稳定。而髓核的胶状凝胶是一种黏多糖，能吸收外来的液体，并维持内在水的平衡。

髓核有着较大的膨胀能力，其内的胶状组织可吸收大量水分，以使体积增大至原来的 2 倍。比如，在人体长时间的直立体位下，椎间盘会持续承受较大的轴向载荷，间质内的水分被挤出椎间盘，此时椎间盘的高度下降，并出现椎间盘膨出；在睡眠的横卧位情景下，椎间盘的载荷减少或消失，这时水分又回流进椎间盘，使体积恢复。据观察：一天之内，椎间盘的总变化幅度为 6.3～19.3mm，均值为 15.7mm。所以一个人晚上的身高平均要比早上低 1%，柔韧性强的儿童则要低 2%，而退变、老化的老人则低 0.5%。

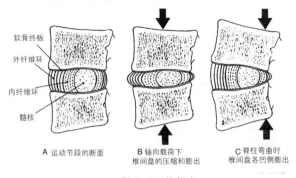

软骨终板
外纤维环
内纤维环
髓核

A 运动节段的断面　　B 轴向载荷下　　　C 脊柱弯曲时
　　　　　　　　　椎间盘的压缩和膨出　　椎间盘各凹侧膨出

图 1-2　椎间盘

人在 20 ～ 30 岁时，椎间盘内的血液供应逐渐消失，其营养由经终板弥散而来的淋巴液提供，如同海绵被挤压和放松一样，具有弹性的椎间盘交替受到挤压和放松，形成一种机械性的原动力，使淋巴液进入和弥散于椎间盘内。故此，纤维环的弹性是维持椎间盘营养和脊椎柔韧性必不可少的一环。人体早上的身长大于晚上的身长，是白天椎间盘被长时间挤压、萎缩的结果。

椎间盘作为一种黏弹性物质，具有蠕变和滞后现象。这种特性对脊柱起到缓冲震荡、保护脊髓和神经根、维持脊椎柔韧性等作用。其中的蠕变现象，是指物体受载后，即使载荷不变，该受力体仍将随着受载时间的延续而变形，载荷越大，变形越大，蠕变的速度也越快。试验发现，与退变的椎间盘相比，正常的椎间盘蠕变快，达到最终变形需要的时间长。随着椎间盘退化和椎间盘黏弹性的丧失，其吸收震荡和将载荷均匀分布于整个终板的能力会减弱。而滞后现象，是指物体反复承载和卸载时能量丧失的一种现象。载荷越大，滞后作用越大，当人们跳跃时，椎间盘会凭借滞后作用吸收震荡能量，从而具备防止损伤的功能，椎间盘滞后作用最大是年轻人，老年人的椎间盘因变性而降低了对水的亲和能力，以致弹性降低，抗载能力减弱。例如，椎间盘退变后，抗扭能力减弱约 25％，当椎间盘在第二次承载时，其滞后作用减小，这可能是椎间盘抵抗重复载荷能力很低的原因之一。

2. 脊椎的稳定性

通常认为，脊椎的稳定性由内在稳定力和外在稳定力两个方面决定。内在稳定力是指来自椎间盘将椎体分开的力和纵向韧带约束椎体的力，两个力的方向正好相反，从而使脊椎能够获得平衡和稳定。外在稳定力是指背肌和腹肌相平衡的力，当外在稳定力失衡时，如，肌肉疲劳或是其力量不足以适应身体的负荷时，就只有内在稳定力，即韧带和椎间盘来担负支撑、稳定作用。可是脊柱周围韧带的作用力是被动性的，它对脊椎的稳定功能非常有限，据实验研究，没有肌肉保护的脊椎非常不稳定。所以在姿势不当或外来暴力下，韧带不能够承担超出其被动活动度之外的作用力，这就很容易发生韧带的拉伤、脊椎小关节的错动，比如"腰扭伤"这一常见病的发生就是如此。目前对腰扭伤的解释多停留在肌肉等软组织损伤的范畴，如果遵从这种说法，那么采用腰椎整复手法治疗腰扭伤就不可能产生立竿见影的结果，因为软组织的修复不可能在短时间内完成。我们的推测是：人们搬、抬重物时如果姿势不当，会使外在肌肉的稳定力处于不均衡状态，此时它的力量难以维系腰部（主要是腰椎周围）力的平衡，而腰椎周围的韧带和椎间盘所维系的内在稳定力在没有足够外围肌肉的保护下，很难抵抗突发而来的外来暴力的过度牵拉、扭曲，由此引发腰椎周围肌肉、韧带的损伤和小关节的错骨缝。这一表现形式在人们弯腰、侧屈用力的时候最容易发生，而且在这种姿势下，椎间盘所承载的扭曲力非常大，极易发生损伤，从而导致腰椎间盘突出，此情景在早晨起床的时候最容易发生。

对静态的脊椎来说，所有的力都处于均衡状态，其中，又可分为静止性的外在平衡状态，即整个身体在松弛状态下与外环境的关系，它依靠体重和地面应力来维持；还有静止性的内在平衡，即所有力量的合力均通过椎间关节的旋转活动中心。地面应力来自人体重力中心在地面支重区内足底所接触的地面，当身体重力中心落在支重区之外时，人体的内、外平衡系统将进行调节，如利用骨盆倾斜、脊椎侧弯等，使重力中心重返支重区内。对于活动着的人来说，重力中心随人体的运动不断发生改变。

以平地行走的人为例，是每走两步重复一次，左右交替进行，重力中心从一足转移到另一足。在步行过程当中，重力中心随着骨盆的旋转和倾斜，从一条腿转移到另一条腿获得稳定。也就是说，动态的人需要较多的脊椎活动来保持内在平衡。当姿势不当、平衡失调时，需要加大某一组肌肉的张力来保持稳定，假如肌肉的力量不足以承受其负荷，需要更多的内在稳定力来维持平衡，即由韧带来担负稳定和平衡作用。可是韧带对脊椎的稳定作用是有限的，往往不能够完成这一任务，极易引发脊椎关节的错动。以搬、抬重物为例，若姿势不当，使躯体的平衡受到破坏，从而引发韧带、肌肉的损伤和脊椎关节的错动，以致出现岔气或腰扭伤，甚至是腰椎间盘突出症等种种病痛。正因如此，通督正脊术的原则是：一方面要从脊椎进行治疗，另一方面还要求或告诫患者及所有能接触到的人，不论在任何状态下，身体各部位均应保持良好的姿态，在上、下床转身，或是在搬、抬物件的时候更要保持正确的姿势，以免扭伤或是对身体造成不必要的损害。

三、导致脊椎病变的几种因素

1. 椎间盘变性

椎间盘内有血管，在 20 ~ 30 岁时消失，其营养由经终板弥散而来的淋巴液提供，并依靠髓核凝胶的吸水性能维持。为椎间盘提供营养的血管在 20 岁左右发生闭锁，其营养物质的需求主要依靠重力和肌肉作用的改变来完成，这种变化能使椎间盘通过一种"海绵样"吸液运动吸收营养液。在人们疲劳、体位不正和精神紧张等情况下，易使椎间盘营养所依靠的重力和肌肉、韧带作用的改变而形成的"海绵样"吸液运动发生异常，亦即，当脊柱的内、外平衡系统持续发生异常变化时，就可能因椎间盘营养的受阻而出现椎间盘退变。例如，长期伏案工作的人易引发颈椎病、持续弯腰时间较久者会出现腰肌劳损、喜欢睡过高或过低枕的易发生"失枕"。经常发生失枕的，往往属于颈椎病的前期表现形式。

总之，不论何种原因所致的椎间盘退变，均会引发椎间盘本身抗压力与抗牵拉力性能的降低，使处于饱和、稳定、能承受极大重量的椎间盘失去原有的生理状态。与此同时，在脊椎周围起稳定作用的韧带会随之出现松弛及退行性变化，最终导致脊椎的节段性不稳定，当内在稳定力受到破坏，很容易引发出椎骨的错骨缝，甚至发生滑脱。

2. 姿势不当

人们常说姿势是语言的器官。精神不振的人，大多呈垂头、塌肩、驼背的萎靡姿态，这种体态既表明精神不振、身体不佳，又会加重或导致身体的伤害。以下谈姿势不良对人体可能造成的损害。

首先要是不良睡眠体位。

如果习惯于偏睡一侧、睡过高或过低枕，均会形成不良睡姿，其中俯卧位睡姿会使脊椎处于极度扭曲状态，对人体造成的危害也较严重。

由于人体在习惯性不良睡眠体位下保持的时间较久，易使颈部周围的韧带、肌肉等软组织长时间处于不平衡和紧张状态。此时大脑还在休眠期，不能及时对这一不利的姿态加以调整，会破坏脊柱周围的静态平衡，特别是头、颈部的平衡，随着失衡状态的逐渐加大，进而导致颈椎的失稳、错骨缝。再者，人们有1/3以上的时间在床上度过，习惯睡软床（特别是质量差的软床）的人，使躯体在床上的各部分出现受力不均衡现象，当着凉或是在一天疲劳的工作结束后躺在床上，紧张、疲劳的躯体不能得到有效的休整，进而诱发脊椎，特别是活动度较大的颈椎、腰椎出现失稳和错动。因此许多睡软床的人醒来后感到颈肩、腰背部困重不适，甚至疼痛和功能活动受限；更有甚者，有人会在睡醒起床时因姿势呈扭曲态，或起床后提、抬物品，或是在刷牙的时候发生"落枕、腰背岔气"等损伤。

其次是生活或劳动中的姿势不当。

统计资料表明：某些工作量不大，但处在持续坐位、低头位的人，颈椎病的发病率很高，在北方地区以腰椎病的发病率为高，这可能与北方较为寒冷，肌肉、关节僵硬有关。诱因大多是由办公或学生上课时的体位不正确造成，加之桌、椅高度设计的不合理，更加大了这种异常问题的发生。近来看手机视频的多，发病率更高。

若长时间处于持续低头、身体前倾、歪斜等不良姿态时，多不能及时、有意识地对这种不良体态加以纠正和进行适当、有效地休息与锻炼，致使颈、背、肩部处于持续性紧张、平衡失调状态。例如教师、会计和在电脑前工作的脑力劳动者、刺绣女工、家务劳动繁重者，另外，从事装配工作、搬运工等重体力劳动者，因工作量大，又得不到适当的休息，腰背部持续处在紧张和超负荷压力下，再加上姿势不当、感受风寒等诱因，极易诱发腰部的急性损伤，甚至出现腰椎间盘突出症及脊椎滑脱等重大损害。我常常劝告因"打毛衣"而患颈椎病的人，其"打毛衣"节省下来的钱与治病花的钱相比，要比买一件名贵毛衣的费用高。

再者，情绪低落或疲劳的人，易呈垂肩、曲背，还可能伴有身体的倾斜、垂头及歪头等不良体态，这种情景即表明疲惫，又因身体的不良姿势引起或加重疲劳。而紧张和运动过度的人，由于身体长时间得不到休息、调整，难以有效纠正肌肉的张力，以致肌肉处于等长收缩状态，造成全身各部位，主要是躯体的重要支撑结构——脊椎的神经、肌肉和骨骼出现紧张，最终引起各种各样的疾患，如背肌筋膜炎的发生过程就是如此。尤其要注意的是，青少年因身材过分高于同伴，或女孩乳房过大而恐他人讥笑，试图自行"变小"，也会采取垂肩、驼背的体态，这种姿势若不及时加以调整，即不能通过正确的诱导加以纠正的话，那么，这种不良姿势就会因结构的定形而持续终身，最终影响到青少年的正常生长、发育。

3. 外伤

首先是不恰当的体育锻炼。这种因锻炼方式不当对脊椎造成损害的问题往往被人们忽略。比如，缺乏正确指导和保护下的人体倒立、体操和武术、健身等运动方式，易于加快、加重脊椎的损伤和退变，甚至对脊椎造成直接伤害；目前流行的颈椎、腰椎保健操和一些健身功法，吹嘘起来很了不得，却有可能使脊椎发生过度的伸、屈、侧弯运动，因此而诱发的意外不计其数；其次是头颈、腰背部，或是其他部分受到撞击和发生扭伤等，亦可能引发脊椎的损伤、错动、脱位，例如，交通意外、直接对抗较明显的体育运动，不得法的推拿、牵引，尤其是针对脊椎部位的整脊手法，更易对患者造成直接伤害。故此，人们不仅应当注意避免工作、生活中的意外事故，而且医务人员在推拿时也要慎重，应当严格按操作规程和要求进行。当前社会上很多按摩从业人员的医学知识匮乏，甚至连一些简单的医学常识都不具备，就敢使用踩跷、整脊等危险性极大的手法，那么对人体造成伤害的事故就不可避免，其中、岔气、肋骨骨折的事故最为常见。

4. 炎症

主要指头颈、躯干周围的急、慢性感染，其炎症反应会刺激邻近的肌肉、韧带和关节囊，使之发生充血、水肿和松弛，以致降低了脊椎内在的和外在的稳定性，在一定诱因的作用下就会引发脊椎的不稳和错动。如儿童寰枢椎的自发性脱位，大多数是咽喉及颈部的炎症诱发所致。此外，消化系统、呼吸系统、盆腔及其他脏腑的炎症改变，亦能影响到相邻的胸椎、颈椎和腰、骶椎，降低了临近脊椎关节的稳定性，从而引发颈、背和腰骶部的疼痛不适。这主要是炎症波及这些邻近部位，导致相应脊椎节段发生错骨缝。假如腰肌劳损者为妇女，病痛缠绵难愈，以骶部困痛为主时，就要考虑盆腔炎等妇科疾患，若下腹部的炎症得不到消除，腰痛就很难治愈。

5. 脊椎的骨质增生

脊椎的各种急、慢性损伤均可能发展为骨质增生。

由于颈、背及腰骶部的各种急、慢性损伤均会导致椎间盘退变的加速和脊椎内、外平衡系统的障碍，进而引发脊椎的失稳和错动等，使脊椎处于长期不稳定的状态。此种状况若得不到及时、有效的调整，那么周围的韧带、肌肉等组织就会疲劳、老化，随着时间的推移，逐渐形成脊椎的骨刺，甚至形成骨桥。

骨刺非生理性产物，属一种缓慢发展的形成过程。随着骨质增生的形成，脊椎失稳现象得以改善，这时脊椎周围反应性、创伤性的炎症变化逐渐消退，从一定程度上讲，骨刺的形成可以看做是机体自我保护性的自卫措施。某些脊椎的骨质增生，如颈椎骨质增生相当严重者，其临床症状却不甚明显，甚至无自觉症状。但是我们不能就此忽视骨质增生对人体的危害和整脊手法的效用，临床发现，某些腰部扭挫伤的患者因未能得到及时、恰当和有效的治疗，就会转变为缠绵难愈的腰肌劳损、腰椎侧弯，以及骨刺、椎管狭窄症的形成与加重，最终延误治疗时机。

6. 先天性畸形

脊椎融合畸形、短颈畸形、脊椎裂、椎管狭窄等通常不会引起症状，但在外因的作用下却很容易发生病痛，其症状表现往往较一般的患者为重。这时单纯依靠推拿治疗的效果也不会好，只有配合自身姿势的调整和加强功能锻炼，才能获得满意疗效。总之，导致脊椎病症的主要原因在于椎间盘变性，其主要诱因是姿势不良，故此，保持良好的姿势是防止脊椎病痛的重要环节。

第四节　脊椎的检查

在科学高度发达的今天，现代化的医疗仪器为病患的诊疗带来意想不到的方便，但决不能因此忽视常规的检查手段，这对从事中医按摩者来讲更是如此。详尽、准确地采集病史和进行脊椎及相关部位的检查，是防止误诊、误治、漏诊的必备手段。我们作为现代中医应当加强现代医学的学习，只有深入了解病患的解剖、病理，才能更好地为患者服务。假如只是固守老祖宗传下来的一些治疗方法，会被社会淘汰。如果中、西医知识都具备了，洋为中用，就能最大限度发挥中医优势，而且对我们这些随时接触患者并以手感为重的按摩人员来说有着更大的优势。

按摩医生在对患者进行按摩时，随时与患者有躯体上的接触和语言上的交流，这是其他医生不具备的。如若按摩者基本功过硬，就能够随时弥补早期诊疗时的过错和遗漏的问题，同时还能不断地调节按摩手法，使之更加有利于患者病症的康复和医生自身水平的提高。如果不重视诊断，造成误诊、误治，就会对患者产生伤害。比如，遇到一位患脊椎部结核或肿瘤的患者时，强行采取按摩、整复手法，会导致患者截瘫甚至死亡，这种后果谁也不愿遇到。

一、病史采集

病史的详尽采集是诊疗过程的第一步。问诊中必须把握好患者病痛的特点，既要系统、全面，又要突出重点。

1. 年龄

许多疾病与年龄有着密切的联系。当小儿、青少年有持续的脊椎部疼痛和活动受限时，首先要考虑脊柱结核；频发落枕，应考虑颈椎的退行性不稳或是颈椎病；青壮年的坐骨神经痛，应考虑腰椎间盘突出症；中、老年人的颈背疼痛持续加重，并伴有根性放射痛或是引起瘫痪，应考虑脊柱肿瘤；若为中、老年人脊柱或骨盆的持续、剧烈疼痛，夜间尤甚，服一般止痛药无效，尤其是在原发癌肿发现或手术后出现，应首先考虑癌转移；而老年人的腰腿痛，一般以腰椎管狭窄症为最常见。

2. 性别

妇女的腰痛，应考虑到妇科疾患；男性腰腿痛，可以因前列腺炎、肾结石等引发，例如，我曾于1990年上半年诊治过一位患腰腿痛1月有余的建筑公司技术员，常规检查和CT扫描，均符合腰5骶1椎间盘突出症的诊断，经过一个多月的按摩、牵引，其病痛时好时坏，后因其他疾病住院，查出肾结石并进行了手术，腰腿痛症状消失；绝经后的妇女出现腰背痛并伴有驼背，应想到骨质疏松症。

3. 职业

长期从事持续低头位工作的人群，如作家、秘书、会计、教师、绘图师、刺绣女工等，可在青年时期出现典型的颈椎退行性改变，这种情景在所谓白领人群中尤为突出；持续处于坐位和紧张状态的长途车司机或计程车司机，极易发生腰肌劳损。此外我们还发现，喜好"打毛衣"的女士或会计，其颈椎曲度往往是变直或反弓的，症状也较严重，这可能和长时间处于持续低头、疲劳体位有关。只要停止"打毛衣"，再经过短期按摩和姿势调整，颈椎病的各种问题可很快解决。

4. 发病情况与病程

询问患者的发病时间距今多久、是突然发病还是逐渐发生、有无外伤史等，在诊疗中有着重要意义。

在青壮年，应注意有无外伤史。因为颈椎屈曲暴力下的外伤有时在数月后才会出现迟发性神经症状，后经照片证实骨折、脱位，压迫神经根或脊髓，早期往往易被误认为是软组织损伤而延误治疗时机；产后哺乳的妇女或绝经后的妇女，即使轻微的坐、跌，也易于引发胸、腰段的压缩骨折；暴力大的骶尾部触地，还可能引起颈部的传导性损伤；先天性脊柱畸形者，大多是家长偶然发现，例如在给孩子洗澡的当中，也有人在成人后出现继发性症状才被发觉，有些先天性发育畸形，又多被误解为某些外伤造成；脊柱结核或肿瘤常常起病隐袭，只有当病理改变发展到一定阶段，症状才会出现，恶性肿瘤则在数周或数月内有明显发展。

5. 疼痛的情况

疼痛发生的部位、性质和时间，以及影响疼痛的因素，对诊断有着重要意义。颈、肩、腰、背痛在劳累后加重，休息或活动后减轻，喜让他人按揉、拍打患处，多属劳损性疾患；若疼痛持续，夜间尤甚，局部有明显叩、压痛，应当考虑到脊柱肿瘤；骶部痛应当排除盆腔疾患；腰、胁部痛应考虑腹膜后部的病患。

6. 神经症状

症状是急性发作还是慢性发展、感觉麻痹的程度和范围、是松弛性的还是痉挛性的麻痹，以及肌肉强度、生理反射和病理反射等。若为脊柱肿瘤或结核侵犯一侧的神经根，会引起明显的根性放射痛和呈现节段性分布的感觉障碍；若侵犯到脊髓，多表现为受压节段以下的神经功能障碍，例如瘫痪或是大小便失禁等。

7. 其他症状

要查看消化、泌尿、呼吸、循环系统等是否存在病损。渐发性的腰骶痛，伴有低热、消瘦、乏力，最终可发展为强直性脊柱炎；青少年的圆弓形驼背，常为脊柱骨骺软骨病。

二、物理检查

正确、熟练、系统地进行脊柱的物理检查，是应用通督正脊疗法前的必要条件。它可以让我们了解到：患者的病痛是来自脊柱本身，还是来自胸腔、腹腔或盆腔内部等脏器的病变。若是严重的骨质疏松症或脊椎肿瘤，则属按摩禁忌证，假如遗漏、误诊、失治，会对患者造成永久性的伤害。

1. 脊柱的正常生理状态

人体在胚胎及新生儿时期，脊柱只有一个向后方的弓形弯曲；随着婴儿俯卧位下伸颈、抬头过程的发展，逐渐形成颈椎的前凸曲线；当婴儿开始坐、站、行走后，又会形成腰椎前凸。使得最初呈后弓形曲线的脊柱形成两个继发性的向前弯曲，即颈椎和腰椎的前凸，而胸椎和骶椎仍保留原始的向后弯曲状态。从侧面看，脊柱不是直的，它由生理性的颈椎前凸、腰椎前凸和胸椎后弓、骶椎后弓等两种生理弧度构成；在背面观察，从颈椎到骶椎，每个棘突所形成的连线应当呈一直线。现实生活中很少有人能保持完全正直的体态。

2. 脊柱形态观察

从侧面观察静态的脊柱，所有的脊柱侧线都必须与一条铅垂线椎相切，它保持着人体的重力平衡；这条重心铅垂线经过外耳道、枢椎的齿突、第一胸椎和第十二胸椎椎体、骶骨岬、髋关节中心的稍后方，在膝关节中心的前方下行，并在外踝的稍前方穿过跟骨关节。从正前方或正后方观察脊柱，存在着一条相似的重力铅垂线，它穿过各椎体的中央部分，直到骶骨尖，位于双侧髋关节和双侧踝关节的中间。以人体的动态平衡来看，腰椎前凸是主要曲线，影响上方的两条曲线，同时也决定了骶骨基底的倾斜角度。颈椎的曲线重心与其下方的胸椎后弓曲线、腰椎前凸曲线及骶骨的后弓曲线平衡在一条重心铅垂线上，所以在人体活动中所产生的任何一部分脊椎曲度的改变，必须由另外两个相邻的脊椎曲线成比例地、对称性地增加或减少曲度，以便完成代偿性的改变，进而才能保持人体的重力平衡，这有着重要的临床意义。

如果我们在临床上遇到一位颈椎病患者，按摩治疗时仅是遵照常规的推拿治疗原则对颈椎部分进行整复、松解，却忽视对胸椎和腰椎的按摩与调整，这等于忽视了脊椎各曲线之间的相互依存关系，亦不可能达到最理想的疗效。同理，当按摩治疗最为常见的腰椎间盘突出症时忽视对骨盆和胸椎的治疗，也一样不能得到满意的疗效。

3. 脊柱活动度

脊柱的基本运动分为前屈、后伸、侧弯和旋转四种，活动幅度因年龄、职业和个体间的差异而不同。一般说来，运动范围随年龄的增加而变小。脊柱各部分活动幅度的大小，在颈椎、胸椎、腰椎均与小关节面的排列方向密切关联，其中，胸椎的活动幅度因受到肋骨架的限制，骶椎因骨盆的关系，仅有极小范围的位移。有关的数据是：颈椎的前屈和后伸为 $35°$ ~ $45°$ 、旋转 $60°$ ~ $80°$ ；胸椎、腰椎各关节的运动很少，其关节的运动主要集中在腰椎下段，它前屈约 $90°$ 、后伸与侧弯各 $20°$ ~ $30°$ 、旋转约 $30°$ 。

三、关于脊椎错骨缝的诊断

脊椎错骨缝的诊断方法包括了视诊、触诊、叩诊，以及各种特殊的检查和试验，对我们按摩人员来说，最为重要和可靠的检查手段是触诊。亦即，判断某些脊椎骨是否发生错动，主要是通过手的触摸和用心体会来完成，而不是什么其他的特别手段。根据脊椎各部分的特点，现从颈椎、胸腰椎及骶尾椎三个部分进行介绍。

1. 颈椎触摸法

颈椎 1 的横突正对乳突的下缘；颈椎 2 的棘突突出，可用手扪及；颈椎 7 的棘突在低头位时最为明显，故此多以颈椎 2 和颈椎 7 作为颈椎的定位标准来推算颈椎 3 ~ 6 在体表的位置。

具体方法是：患者坐位、低头。医者以两拇指或右手的拇指与并拢的食指、中指对称地分置于棘突的两旁，从颈椎 7 始，自下而上或自上而下的顺序进行向上、向下方向的滑动、按压、触摸，以便对比指下所触摸的棘突是否偏离正中线，即，是否有偏歪，或者是否有前凹、后凸的现象存在，若有，大多会在棘突偏斜一侧的附近发现明显的压痛点和紧张区。在近乳突处可触及第一颈椎的横突，头面部的病痛，在此处多有明显的压痛点和错动现象。

由于第 2 ~ 6 颈椎的棘突较短，末端分叉，所以触摸棘突侧方的检查结果往往与实际情况有偏差。这时可以用拇指端仔细触觉棘突后方分叉的缝隙位置，再与邻近的棘突上下进行对比，只有这样才能确定和判断棘突的具体方位，若只是以少数几个棘突末端的位置来判定颈椎 2 ~ 6 的错动与否，会出现误差。颈椎 7 的棘突很长，末端一般不分叉，易于触及，可作为椎骨序数和判断错骨缝的标志。

由于颈椎的棘突大多存在分叉畸形，所以较为准确的检查方法是触摸两侧的横突。两拇指从分置于近乳突的第一颈椎横突两端始，至颈椎 7 横突的两端止，以触摸、对比横突两侧是否对称，假如横突的一端翘起而另一端前倾，说明此处的小关节发生了错动。对棘突而言，如果颈椎横突向右侧的后方翘起，那么此位置的棘突必然向左侧偏歪。

2. 胸腰椎触摸法

明确了颈椎 7 的位置，可定位胸椎 1、2；胸椎 3 与肩胛冈的内下缘相平；胸椎 7 与肩胛骨的下缘平行；用手指循第 12 肋向背中线抚摸至终点，即为胸椎 11 的棘突；两髂骨最高点的连线为腰椎 4 的棘突。胸椎的棘突较长，向后下方倾斜，呈叠瓦状排列；腰椎的棘突宽、短，呈板状，水平伸向后方，各棘突的间隙较宽，所以棘突在胸椎时，向后下方的倾斜度较大，而在腰椎则近乎水平位。进行检查时，要求患者在俯卧位或坐位下暴露腰背部，触诊依自下而上或自上而下的顺序进行均可。常用方法是：检查胸椎，可自最下方的胸椎 12 始，而在腰椎，可自腰椎 5 始；两拇指对称地分置于棘突的两旁，或是右手的食指和无名指分置于棘突两侧的凹陷处，而中指端顺势按压于棘突上，随后指面部沿脊后正中线的上下滑动，以便比较和鉴别棘突是否有前凹、后凸或左右偏歪现象，若有之，说明此处发生错骨缝。

3. 骶尾椎触摸法

髂后上棘连线以下的部分为骶椎。

　　患者取坐位、俯卧（腹下方最好能垫一个薄枕以便充分暴露腰骶椎）位均可。医者两拇指对称地分置于骶正中嵴的两旁，同时沿骶骨正中嵴两旁做较大距离的上下滑动，以便对比骶椎是否存在左右偏歪或是高低不对称的现象。偏歪发生在哪一部分，说明骶椎在此处存在错骨缝或错动，骶椎是一个整体，此处之错动仅表明骶椎的偏斜以这一位置为甚。另一种方法就是检查骶髂关节，两拇指对称地分置于两侧骶髂关节的髂骨后内侧缘并缓慢地向下按压，同时沿骶椎关节边缘进行向上方和下方的滑动，若骶髂关节的两侧不对称，或是有骶椎的前凹或后凸，就说明此处发生了错动。

　　尾椎在体表部很难触摸、定位，所以判断尾椎的错动要根据病史和体征、平片，以及特殊的检查手法，如指肛检查，在这里不另行介绍。

　　下面再谈一下触摸检查的另一部分：

　　触摸中发现了棘突的错动部位时，在这一棘突的旁边多有压痛、硬结（病理反应物可为条索状、结节状等）、痉挛等，此外，在棘突间、棘突上以及两旁的肌肉和韧带上可发现这些异常表现。当这些病理现象出现时，从另一角度证明此处发生了错动，同时也说明原先的触摸感是可信的。此时，在棘突偏歪的部位常常有叩击痛和功能活动受限等表现；在诊治前，还应当事先让患者用食指或中指指出病痛所在，其所指部位往往是与脊椎错动部位的关键位置，这可使医生有的放矢，缩小脊椎触摸的范围，从而使定位诊断更加明确、快捷。

第二章　通督手法介绍

按法和摩法、推法和拿法合之为按摩、推拿，由此可知手法是按摩、推拿疗法中须臾不可离的部分。作为按摩疗法的核心，对此必须勤奋练习、熟记于心。我们最常使用的是整脊手法、点法、揉法和拿法，就按摩的部位而言，围绕脊柱和腹腔的整脊法、点揉法是通督正脊术的关键手法。手法熟练掌握之后，临证时循督脉辨证施治，通过各种手法，调理其错动、歪斜的关节，鼓动或调节腹内的气血，即可达到治病祛邪的目的。贺振中、李建仲是推拿大家王中衡老先生的弟子和通督正脊术理论体系的创建者，他们通过经年累月的不懈努力，吸收和继承前人及同道的成功经验，不断充实和扩展通督正脊术的内容，突出中医推拿的整体观特色，将中医特色的通督正脊疗法发挥到一个新的高度。尽管通督正脊术和西医理论指导下的整脊疗法相近似，但是在思维方式上或是指导思想上却有着很大区别。它在辨证施治上发挥或发扬了中医的整体观特色，这是其他脊柱推拿疗法不具备的，甚至说，它在某些方面为中医的按摩理论开辟了一个新天地。

第一节　脊椎整复法

脊柱整复法属于"八法"中"通法"范畴，是通督正脊术的核心手法，有通调督脉气血之义。它可以祛除督脉气血中的病邪壅滞，使督脉气血通达。王中衡老先生认为："督脉通则气血调畅，正气复元。" 我们认为脊椎整复法的作用是：以通为主，通中有补有泻。通督整脊手法是以整复脊椎小关节错动为主要手段的一类手法，具有准确、轻巧、无痛、安全和有效的特点。由于此类手法直接作用于脊椎，应用不当还可能对患者造成伤害，故此在应用中必须慎之又慎，绝不能急躁从事，应当熟练掌握手法的技巧和适应证。

此类手法的动作要领是：

稳妥。手法是直接作用于脊椎的，操作时稍有不当，就可能对患者形成伤害，所以脊椎整复手法属于一种被控制的、短暂的和有限度的、分阶段的被动运动。在手法操作中，术者一定要仔细体会手下的感觉，恰当、合理地用力，决不能急躁，更不能因为整复手法的不成功而强拉、硬扳。

准确。定点选择准确，要求对关节错动的部位做到：看得准、摸得准。操作前预先确定其活动的范围，在手法的操作中一达目的，随即松手，不能因某次整复手法的不成功而在同一部位反复进行，更不能因此加大手法的力度和幅度。

灵巧。每个脊柱关节都有一定的活动范围和运动方向，所以在应用整复手法时要因势利导，把握好整复关节一瞬间的快速用力技巧，即"闪动力"，但不可超出其生理范围，更忌急躁从事、施以蛮力，否则后果难料。

由于初学者的手法较为僵化，手感不好，在操作中难以把握好患者的放松状态，所以要注意以下问题。假如患者情绪紧张，肌肉就会收缩、强硬，这时应当采取适当的方法加以诱导，使之放松心身、松弛肌肉，如若患者仍然紧张，不能够在自然的状态下配合医者的手法操作，就应当改用其他手法，待其精神、肌肉和关节都能够放松后，再施用整复手法，或者在本次的按摩治疗中完全放弃整脊手法，强行整复是非常危险的；脊椎整复手法中有许多手法的操作需要患者被动地弯曲、旋转脊椎，这往往使手法操作者在具体的应用过程当中产生，只有尽量加大患者脊椎弯曲与旋转的角度，才能使整复手法成功实行的错觉。实际的情景却是：在手法操作中，脊椎弯曲角度是很小的，旋转角度的大小，是在前屈或后伸的基础上缓缓地旋转，当旋转至需要整复的部位处于相对紧张状态时，再突然快速旋转用力（加大约5°），否则，整复手法的力度和旋转角度不是过大，就是过小了，其后果不是整复手法不成功，就是造成损害。

以下介绍的各种整复手法，适应于脊椎侧弯和生理曲度的异常改变，以及脊椎的错骨缝等。

一、颈椎整复法

首先要了解颈椎错骨缝的查找方法。

以颈椎的体表部位而言，颈椎 1 的横突正对乳突的下缘；颈椎 2 的棘突突出，可用手扪及；颈椎 7 的棘突在低头位时最为明显，所以，我们一般以颈椎 2 和颈椎 7 作为颈椎的定位标准来推算颈椎 3 ~ 6 的体表位置。

具体方法是：患者坐位、低头。医者站其后方，以两拇指面或是右手的拇指与食指或中指对称地分置于棘突的两旁，从颈椎 7 始，依照自下而上或自上而下的顺序进行纵向滑动、按压、触摸，以便对比指下所触摸的棘突是否偏离正中线，即：是否发生偏歪，或者有无前凹、后凸的现象存在，若有，大多可在棘突偏斜的附近发现明显的压痛点和紧张区，指下也会感觉到偏歪

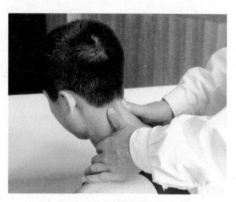

图 2-1　触摸颈椎棘突旁

侧的棘突旁边要较对侧有明显的隆起、突出。此为触摸棘突侧方的检查法。（图 2-1）

其次是触摸棘突末端的检查法。

由于第 2 ~ 6 颈椎的棘突比较短，末端分叉，所以在触摸时可以用拇指端的侧面仔细拨动、触觉棘突后方分叉的缝隙位置，以防棘

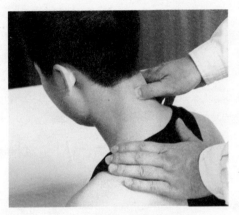

图 2-2　触摸颈椎棘突末端

突畸形带来的误差。再者要与上、下邻近的棘突位置进行对比，这样才可以确定和判断棘突的具体方位，若只是以少数几个棘突末端的位置来判定颈椎 2 ～ 6 的错动与否，往往导致错误的结论。颈椎 7 的棘突很长，末端一般不分叉，易于触及，可作为椎骨序数和判断错骨缝的标志。（图 2-2）

再者就是触摸横突的检查法。

由于颈椎的棘突大多存在分叉畸形，所以较为准确的检查方法是通过触摸两侧的横突进行甄别。两拇指从分置于近乳突处的第一颈椎横突的两端始，至颈椎 7 横突的两端止，以触摸、对比横突的两侧是否平衡、对称，假如横突的一端翘起而另一端前倾，说明此处的小关节发生错动。对棘突而言，如果颈椎横突是向右侧的后方翘起，此位置的棘突必然是向左侧偏歪的，这对采用推横突的整复手法有指导意义。（图 2-3）

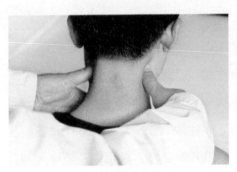

图 2-3　触摸颈椎横突

1. 坐位椎正法

多用于颈椎 3 ~ 胸椎 3 的棘突偏歪，待手法熟练后可达胸椎 7。以颈椎 5 的棘突左偏为例。

第一步：患者正坐，双手扶在大腿上，颈、肩部放松。医者站其后方，然后检查、定位要整复的棘突位置。

第二步：左手拇指抵住患者颈椎 5 棘突的左侧方，右手的掌指面扶、按在头部右侧方的前半部分，右手指上段的指面部顺势紧贴在患者的头上方；接着，右手缓缓地使患者头部向前、向后，以及向左、向右方向被动晃动，待晃动至一定角度时，医者感到左手拇指下的棘突有明显阻力，亦即颈椎的侧弯和旋转已经到达要整复的棘突部位，稍停顿片刻，随即两手协同用力，同时向对侧方向推动拇指下的棘突和头颈。（图 2-4）

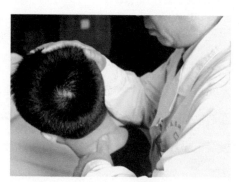

图 2-4 顶椎棘突

操作中应以左手拇指推动棘突向对侧的作用力为主，这样才易于达到整复棘突偏歪之效，而右手推动头颈的作用力较小，幅度变化亦不明显，主要起稳定头颈和控制颈椎整复部位的作用。

在整复过程中，常常可出现弹响声和拇指下棘突的滑动感。当颈椎棘突的偏歪发生在颈椎 3 ~ 6 节段时，亦可采用推动颈椎横突的方法。

仍以颈椎 5 的棘突左偏为例。

第一步的过程同上，进行第二步时，医者的左右手变换，左手的掌指面扶住患者左侧头部，以便控制头颈的活动度，右手的拇指面抵在右侧相对翘起的横突上并向前方推动；接着两手协同用力，当感到两手的推动力集中至颈椎 5 的位置时，右手拇指稍加一个快速向斜前方推动横突的力量，左手同时有一个向斜后方轻轻晃动头颈的力，之后多可出现颈椎 5 被整复的弹响声。（图 2-5 ）

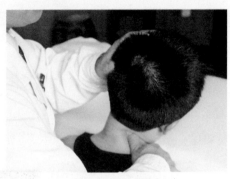

图 2-5　顶椎横突

当坐位推正法熟练掌握后，会发现这一手法的定位较为明确、成功率很高、亦较为稳妥。但在整复手法的运用中，初学者会感到两手相对用力时的协同作用较难掌握，即两手间的配合很难协调。这需要有一段反复、耐心、谨慎的练习过程，之后方能在实际操作中得心应手地实施。

2. 抬头摇正法

多用于枕寰和寰枢关节的错动，有时也在颈椎 3 ~ 5 的错骨缝中使用。

第一步：患者坐位，身体放松，下颌的位置与中立位时相比稍抬高约 5°（使头部略有翘起即可）。医者站其偏歪侧的斜后方，以一手掌指面托住其下颏部，另一手的拇指与其余四指面分置于枕后两侧并使整个掌指面贴、扶在患者的枕后下方，随即两手协同用力，增加一个轻微向上牵引头颈的作用力，但牵引不当，易造成患者颈肩部的紧张，以致增大了手法的操作难度，所以在手法不熟练时最好不使用牵引力。（图2-6）

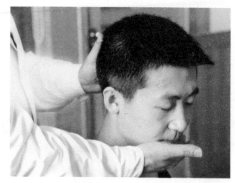

图2-6　托头抬颏

第二步：医者有控制的、轻柔而缓慢地向左、右两侧旋转头颈数次，当感到患者颈肩部放松后，可突然进行一个向偏外侧快速而有限度的、稍增大幅度地旋转摇动，多可听到或感到关节复位时的弹响声。（图2-7）

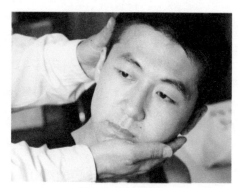

图2-7　旋颈整复

应当注意：此手法的作用力主要在颈椎3以上，王中衡老先生很喜欢使用此手法，有时甚至将旋转、整复的作用力传达到下段的颈椎6，可是，当颈椎旋转摇动时的幅度超过其生理活动允许的范围时就可能引发危险，所以临床上不鼓励用于颈椎3以下的整复。具体操作中，术者应当认真体会颈椎旋转活动的范围，在整复的最后时刻只是进行一个快速的、增大幅度（约5°）的、有限度的旋转运动，并且整复的部位以颈椎3以上为宜，否则易使颈椎的旋转角度过大；其次，医者站立的体位也很重要，当棘突偏歪发生在右侧方时，医者应站其右侧的斜后方，抬头旋颈时右手托下颌、左手扶枕，随后进行以右侧方旋转为主的运动；当以左旋为主时，医者应当站其左侧斜后方，左右手变换，医者以左手托其下颌进行操作。

欲直接作用于寰枢椎时，应当改用下法。

以颈椎2棘突右偏为例。医者站其右侧斜后方，左手拇指抵住颈椎2棘突的右侧方，其余四指顺势置于左侧头、枕的下方，整个掌指面托、扶住患者枕后下的头颈部，右手的掌指面托住下颌，然后向右侧旋转、摇动患者的头颈。其后的操作过程同前述手法，只是在最后快速加力整复的时刻，左手拇指有一个顺势向对侧推动棘突的力量。（图2-8）

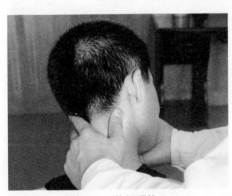

图 2-8　整复颈椎 2

上述手法的操作均不得使患者下颌抬高过大，医者的两手在摇动中应一直处在同一个水平位。假如头颈后伸的角度加大，或是在旋转运动中伴随头颈的侧弯和屈伸运动，有可能使患者发生半脱位等伤害。

3. 坐位拨正法

多用于寰枢椎半脱位和颈椎2～4棘突的偏歪。由于此手法看似粗暴，技巧不过关时风险极大，我们目前已很少使用。

以棘突左偏为例。

第一步：患者坐于低凳上，颈肩部放松。医者站其后方的左侧，以右手的拇指抵住偏歪棘突的左侧方，左侧肘臂部托住患者的下颌，手掌可绕至患者对侧耳朵及头的后侧方，以便控制其头颈。（图 2-9）

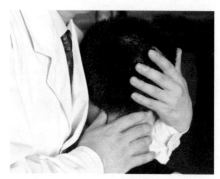

图 2-9　预备式

第二步：医者的左肘臂在身体带动下缓缓用力并逐渐向上将患者头颈向上方拔伸，与之同时，在保持牵引下将其头颈向左侧方平缓地旋转；待患者能够适应并放松后，稍微增大头颈的旋转角度，同时右手的拇指顺势由左而右推动指下的棘突，推动时的作用力要灵巧、缓慢而有力，而且拇指推动棘突的力量必须与左肘臂的旋转运动协调，不得强行推动。（图 2-10）

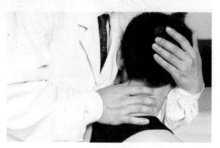

图 2-10　旋颈整复

手法操作要求：把握好患者颈、肩部的放松状态；要使拔伸、旋转患者头颈部以及医者推、按棘突的推动力三者协调一致、一气呵成，不宜进行步骤分离的机械性操作，只有如此，才能使手法的整复作用奏效和安全。

应用中，牵引颈椎的力度应当逐渐增加，否则易使患者产生反射性紧张。若患者的紧张状态难以消除，则要在操作时完全放弃牵引。

4. 低头摇正法

本手法属于颈椎旋转整复手法的基础手法，只有熟练掌握这一手法之后，才能把握好定位明确的其他整复手法。多用于颈椎 3 ~ 6 棘突的偏歪。

第一步：患者正坐，颈肩放松，下颏微微内收，以使头部略有前屈。医者站其身后，一手掌前置，托住其下颏，另一手托、扶在枕后下方部分。（图 2-11）

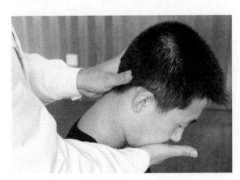

图 2-11　预备式

第二步：医者双手协同用力，以使其头颈向左或向右的被动旋转，旋转、摇动的速度要慢，幅度必须控制在生理活动的范围之内；当医者感到手下的头颈能够放松，患者的注意力已不在旋转头颈的动作时，随即进行一个有限度的、增大幅度的快速转动，此时多可听到或

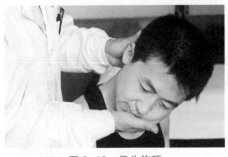

图 2-12　低头旋颈

感到复位成功时"咯、塔'的声响。（图 2-12）

此手法若用在棘突偏歪于右侧的整复时，医者应以右手托其下颌，左手扶枕，随后进行向右侧方的旋转、扳动的动作，反之，医者以左手的操作为主；其次，当快速旋转头颈时，一定要细心体会手下阻力明显时头颈旋转角度的位置，以便在此角度的基础上能进行一个有限的、增大幅度（约5°）的快速扳动；再者，当患者头颈旋转时，低头角度的大小应始终保持不变，尽量避免在旋转中使患者头颈产生向左或向右的侧弯现象，只有这样，才能使患者头颈部进行一致而有规律地旋转活动，保证医者整复手法的成功，否则会对眩晕型或脊髓型颈椎病患者造成危害。

另外，这里所谈的"阻力明显时的感觉"，是以患者头颈两侧的力处于均衡状态为标准，而不是人们常说的旋转至极限，此时若再增大旋转幅度，手下会感到患者颈、肩部明显的肌紧张。

5. 定位摇正法

此手法是由低头摇正法变通而来，所以必须在熟练掌握低头摇正法之后再使用。

适用于颈椎 3 ~ 6 棘突的偏歪。以棘突左偏为例。

第一步：患者为坐位。医者站其身后，以右手的拇指面抵住患者棘突偏歪的左侧方，其余四指顺势扶住对侧的颈、枕部，以稳定患者的头颈；左手的掌指面托、扶住患者下颌。（图2-13）（预备式）

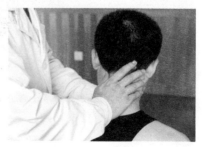

图 2-13　预备式

第二步：医者一边使患者头颈前屈、下颌内收，一边平缓地进行向左侧方为主旋转、摇动头颈的动作，当旋转至一定角度后，医者可感到右手拇指下有明显的棘突移动感，此时保持住头颈这一前屈的角度不变；然后，在此范围内再重新旋转、摇动头颈，当感觉到患者能够松弛时，猛然使头颈做快速、有限而又有微小增大幅度的旋转运动，与之同时，医者的右手拇指轻轻向对侧推动棘突，此刻多有颈部的弹响声和拇指下棘突的跳动或滑动感出现。（图2-14）

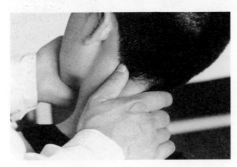

图2-14　推棘旋颈

此手法操作的基本要求同低头摇立法，其特别之处是，医者应当仔细体会患者头颈前屈和旋转的角度，以及拇指抵住棘突的感觉，恰当把握好整复的时机。这一手法对医者双手动作的协调性和一致性要求较高。

总之，颈椎的结构较为复杂，其活动度亦较其他部位为大，故此，对于直接作用于颈椎的整复手法来说，稍有偏差就可能造成危害。这就要求医者在手法应用当中谨慎从事，初学者最好能在熟悉解剖位置的基础上，经有经验的医生指导进行学习和操作，否则盲目揣摩易造成医疗事故。

我们通常以坐位推正法为首选手法，若针对颈椎上段时，可选用抬头摇正法。这两种手法完全可以达到整复颈椎错动的目的，而且很稳妥。有时可根据情况的不同，选用定位摇正法等其他颈椎整复手法，这要根据术者自身掌握手法的熟练程度而定。

二、胸椎整复法

1.坐位推正法

适用于胸椎1～4，有时可达胸椎5～7的小关节。手法同颈椎整复法中的坐位推正法，只是操作过程中患者的头颈部较前者而言有轻微的后伸，以使推动头颈的

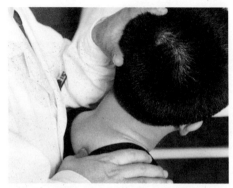

图2-15　推胸椎

作用力可以直达胸椎，拇指推动患者棘突的力度也是很大的。（图2-15）

2.掌指推正法

适用于任何一个胸椎的错动。以棘突右偏为例。

第一步：患者俯卧于薄枕上，薄枕中心的位置与将要整复的脊柱部位相对应。医者站其右侧方，左手的拇指或中指面平放于患者偏斜

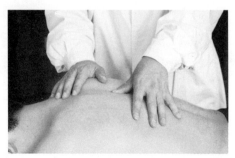

图2-16　预备式

棘突的右侧方约半寸处，即凹陷处。（图2-16）

第二步：医者右手的掌跟部按压在左手的拇指或中指上，同时向棘突侧方推动拇指或中指，待推动至极限，即拇指或中指不可移动，似与棘突连为一体时，在此位置稍候片刻，以便体会手下

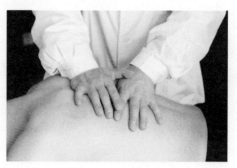

图 2-17　顶推棘突

的感觉；接着双手同时用力向左侧方快速推动棘突，此刻多有指下棘突的滑动感或弹响声出现。（图 2-17）

此手法亦可变通为：以左手或右手的掌跟部或是肘尖部抵压在偏歪棘突的右侧，随即用力向对侧缓缓推、按棘突，待推、按至阻力明显时再快速而小幅度地向对侧推动棘突，以便整复错动的部位。（图 2-18）

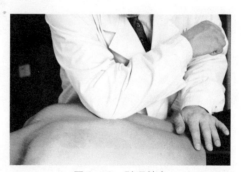

图 2-18　肘顶棘突

具体操作当中，可待患者咳嗽或深呼气至一定程度，使胸、背部能够松弛后施之最佳；另外，在推动棘突前，应首先有一个适当向下的按压力，以便稳定住推动棘突的力量，否则在操作中，可能造成掌下或肘尖下的滑动感，以至擦伤受力部分的皮肤或皮下组织；推动过程中手法的要求是快、猛、短、巧，即用力要猛，速度要快，

幅度要小，动作要轻巧。

3. 胸椎定位摇正法

同腰椎定位摇正法。多用于胸椎 8 ~ 12，有时亦可用于整复胸椎 5 ~ 7 棘突的偏歪。

与整复腰椎稍有不同的是，它在实际操作中可变换为：医者一手的拇指抵压住患者棘突的偏歪侧，另一手则自其胸部的前方穿过并扳、拉住患者对侧的肩部，接下来的过程同腰椎定位摇正法。（图2-19）

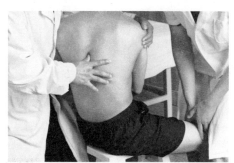

图 2-19　旋背推棘

此外，这一手法易使患者产生紧张感，所以要求患者的颈肩部尽量保持放松体态，这就需要医者进行耐心而巧妙的语言诱导，而且要控制好患者腰背部的前屈角度，尽力使之合理，角度是宜小不宜大，操作中应以旋转为主，前屈为辅。

4. 扳肩推正法

多用于胸椎 3 ~ 9 的错骨缝，但目前已较少采用。

第一步：患者或俯卧于薄枕上，上肢平放于身体两侧。医者站在棘突偏歪的一侧，以一手的掌跟部抵压住棘突偏歪侧的旁边固定不动，另一手扳、拉住对侧的肩部并顺势向偏歪侧的斜上方扳、拉起来。

第二步：待医者扳、拉肩部的力度到达掌跟抵压的棘突位置时，医者掌根下会感到明显阻力，这显示了扳、拉肩的力度已传导至掌跟处，随后停止用力；接着，嘱患者放松肩背部或是进行缓慢地深呼吸，当感到患者躯干能够松弛时，医者两手协同用力，一手用力扳、拉其肩部，另一手掌跟向对侧快速推动棘突。此手法以把握好患者放松状态的时机为最重要。（图 2-20）

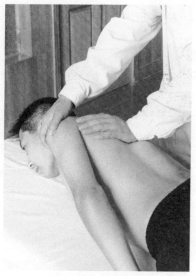

图 2-20　扳肩推棘

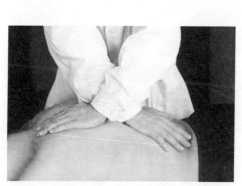

图 2-21　推压上下棘突

5. 分推法

多用于胸椎前凹者。

第一步：患者俯卧薄枕上，以使腰背呈轻微的弓起状。医者站其侧方，两臂交叉，双手掌跟分置于患者胸椎棘突前凹的上下邻近位置。（图 2-21）

第二步：当患者身体放松之后，医者或嘱其咳嗽，与之同时，医者两手掌跟部同时用力做方向相反的、向颈椎和腰椎方向的，即双手同时用力做方向相反的快速推动。此手法可反复操作 1～3 遍。

亦可用于多个胸椎棘突的偏歪者，其手法如下。

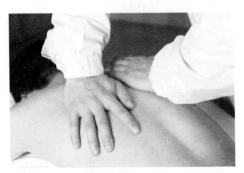

图 2-22　推棘突旁

第一步：患者体位同上，医者一手的掌跟部置于背部胸椎棘突偏歪的旁边，掌指指向颈肩部，另一手的掌跟部对应地置于背部的另一侧，掌指指向为腰臀部。（图 2-22）

第二步：医者两手在下压力稳定不变的情况下，同时带动掌下之肋骨分别向头颈方向和腰臀方向快速地用力搓动，此时多可听到胸椎整复时的弹响声。应用当中，要求手掌的下压力适中，若为体质较弱者或是骨质疏松者当慎用或禁用。

假如左、右偏歪的胸椎棘突相距较远，也可采用下法。

医者站在患者的侧方，两手掌跟部分置于棘突偏左和偏右的旁边，随后两手掌跟部协同用力，有控制地、沉稳地向对侧推动棘突。此手法可反复操作 1 ～ 3 遍。（图 2-23）

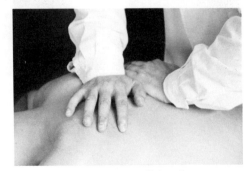

图 2-23　分置棘突两旁

胸椎因肋骨架的限制，活动度很小，在解剖结构上较为稳定，这就给我们的脊椎整复手法带来困难。所以手法操作中，一方面要熟练掌握手法的技巧，把握好整复的时机；另一方面，应用整复手法前，需要在整复的棘突软组织周围施以揉、拨法和点、压法等，松解局部的肌肉组织，以便为整复手法做好准备；整复时下压的力度一定要小，否则易使脆弱的肋骨发生骨折。此手法不主张用或禁用，因稍有不当即发生肋骨骨折。

在胸椎上段多选用坐位推正法，在胸椎中段采用掌指推正法或分推法，在胸椎下段则喜欢选用胸椎定位摇正法。当然，具体情况还要具体分析，一般根据个人喜好的不同，可采取自己能熟练掌握的手法。

三、腰椎整复法

亦适用于骶椎错动者。

1. 腰椎定位摇正法

以棘突偏右为例。

第一步：患者骑坐一长凳上，腰背放松。医者半蹲或坐其后方，以左手的拇指抵、压在患者棘突右侧，右手自患者右腋下穿过后前臂上移，右手掌自患者颈后方扳在左侧的颈项部。同时嘱一助手用小腿夹住患者左膝以下的部分，助手的双手可顺势扶住患者左膝上方大腿处，以便更好地固定患者的左下肢，或是助手以丁字步站立，用两小腿夹住患者的左膝以下部分，同时用双脚卡住患者的左脚；接着医者左手拇指抵住棘突旁不动，右手臂在患者能够放松的状态下使之被动而缓慢地向前弯腰，同时向右侧方旋转（尽量不要伴有脊椎的侧弯运

动）脊椎。（图2-24）

第二步：当旋腰达到一定幅度时，即旋转、扭曲腰椎的力度传达至医者左拇指抵压的棘突位置时，右臂稍微加速用力，使患者的腰椎再进行一个被动的、突发的、有限的和更大幅度旋转运动，同时左拇指用力向左侧推动棘突，此刻多可有拇指下棘突的跳动感、滑动感或弹响声出现。（图2-25）

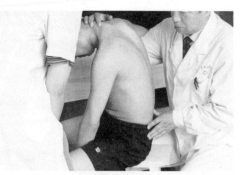

图2-24　预备式

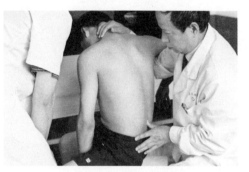

图2-25　旋转整腰

此整复手法中的被动弯腰和向右旋转腰背的动作必须同时和协调进行，以保证动作完成过程的一气呵成。如若分散开来分步骤操作，则较难成功，亦容易误导初学者，并出现事倍功半的结果，甚至产生理解、应用上的误区。初学者的手法较为生硬，操作中要尽量避免旋转患者腰背时形成的脊椎侧弯问题，不然的话，会使患者在被动旋转的过程中发生医源性损伤。再者，医者左手拇指推动棘突的力应当随着腰椎的旋转运动顺势在而为，不得盲目、强行推动。

　　假如棘突偏左时，医者左手和右手的操作就要随着整复方向的不同而变换，助手则变通为夹住右腿，操作的方向亦相反，其操作的步骤和要求同上述整复棘突偏右的手法。

　　2. 腰椎斜扳法

　　又称侧扳法等，是目前最为安全的整脊手法。现以整复腰椎偏右为例。

　　第一步：患者左侧身卧位，左下肢伸直处于下方，髋关节前屈与躯干呈 10°～15°，右下肢在左腿的上方呈半屈曲位。医者面对患者站立后，平缓地用力拉出其贴近床面的左侧肩臂部，使患者的上半身能略微后倾，防止患者在整复的过程中与医者发生抗拒；接着医者呈半蹲位，身体前探，右肘臂按压在患者右肩关节前方的近胸处，左肘臂按压在臀部大转子后方凹陷处；随后医者两侧的肘臂部同时用力，对患者腰椎进行方向相反的推、扳运动，即左肘臂向其腹部的方向扳、拉，而右肘臂向其身后推动，以使腰椎被动地旋转、扭曲。（图 2-26）

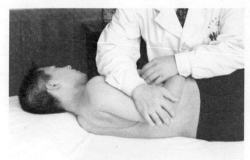

图 2-26　预备式

第二步：当医者双臂推、扳患者躯干至阻力明显的位置之后，在此稍有紧张的体位下停顿片刻，以待其放松，或在此位置下嘱患者缓慢地深呼吸，待其深呼气至将要结束的时候，随即猛然增大腰椎的扭转的幅度，施用有限的、小幅度的双臂快速推、扳运动，从而使错动之关节得以整复，此时多有弹响声出现。（图 2-27）

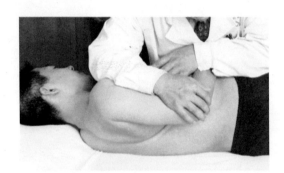

图 2-27　旋棘整腰

应用侧扳法时一定要注意患者的体位。患者侧卧时，处在下方的肩部要从胸前方拉出来，使之不易发生反射性地紧张和抵抗力；其次，两下肢的伸直和半屈曲姿势均应处于自然的放松状态，即，在伸直位的下肢髋关节也应有轻微的屈曲度，处于上方的下肢呈半屈曲状态，其膝、髋二关节不得回缩过大，否则会使患者腰背部组织处于紧张或后伸的状态，以致不利于整复手法的进行。一般是，下肢屈曲后的膝关节角度以大于 90° 为宜，这时骨盆和腰椎下段的活动度较大。

3. 掌指推正法

参照胸椎整复法部分，但术者宜以肘部进行推动、按压。整复时最好在患者的腹下方垫一个枕头。（图2-28）

4. 腰椎后伸推压法

在腰椎下段和骶椎部的错动中多用。

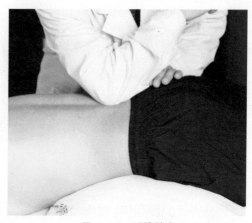

图2-28 肘推棘突

这是一个常用的、非常方便、实用的整脊手法，需要注意的是：由于此手法是在腰椎的后伸位下进行，这一体位易使椎间盘向椎管内的突出范围加大，假如用力过大或过猛，易对患者造成伤害，故此我们在椎间盘突出症中已极少采用。

以棘突偏右为例。

第一步：患者可俯卧于高枕上，下肢自然并拢、伸直。医者站其右侧，以右手的掌跟、或拇指、或肘部按压在棘突的右侧方（以掌根部为宜）；左肘屈曲，前臂自患者的右大腿的前方伸进，并以左手的掌、指面扳住其左腿的外侧。

第二步：医者的左侧掌、臂用力托起双腿之后，仔细体会右手掌根部的感觉，当感到被动活动腰椎的力度传达至医者抵压的棘突，随即放下，如此徐徐托起、放下下肢2～3遍，待患者腰部松弛和适应后，再将下肢托起至上方或右侧斜上方。当与抵压棘突处的对抗力量相对明显时，医者的右掌跟、或拇指、或肘尖部用力向左侧方推动棘突，同时扳、抬下肢的左臂用力进行一有限度的、增大幅度的向上托动。此时多可将错动的部位整复。（图2-29）

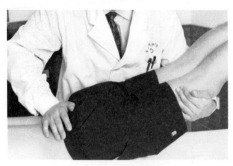

图2-29　抬腿整腰

此手法的操作假如变换为单腿操作会更方便一些：

同上势，医者变换为左手扳、拉起患者左侧的大腿或小腿至右侧斜上方，右手的掌跟抵压在偏歪棘突的右侧，其后的操作过程同前，只是向右侧斜上方扳拉的幅度较之稍大一些。（图2-30）

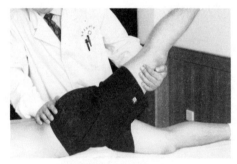

图2-30　抬单腿整腰

本整复手法对医者体力和技巧的要求都比较高，初学者一定要在有经验的医生指导下反复练习，以便能仔细体会手下的感应能力，待手法熟练掌握后再小心采用。

5. 牵引肘推法

多用于难以整复的腰椎棘突偏歪者，如腰椎间盘突出症较甚时。当腰臀部软组织肿胀、肌紧张明显，以及腰部功能受限较甚时，要慎用此手法。

第一步：患者可俯卧于高枕上，枕头宜垫于下腹处。一助手的两手分别固定在患者两腋下，另一助手站于床尾，双手分别持握住患者的两踝或踝上方之小腿处，并向后方平行牵引腰椎。（图2-31）

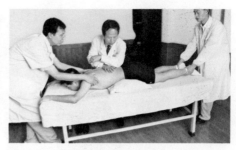

图 2-31　预备式

第二步：医者站在棘突偏歪一侧的床边，以左手的拇指面抵在偏歪棘突的旁边，右手掌根部抵压在左手的拇指上，或以肘尖抵压在棘突偏歪侧的旁边；接着两助手同时加大牵引腰椎的力度，医者嘱患者咳嗽，与之同时，以肘尖部或是掌指面快速用力向对

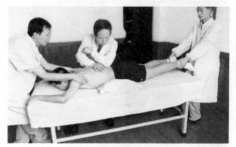

图 2-32　牵引推棘

侧推动棘突。此方法可反复操作 1 ~ 2 遍。（图2-32）

应当注意，医者一定要指挥好助手和患者，使他们能够与术者的整复手法协调一致，从而保证手法操作有一气呵成之效。

6. 背抖法

多用于腰扭伤或腰椎后伸功能受限明显者。

第一步：医者的双足分开，与肩同宽，呈半蹲位，与患者背靠背站立。患者双足并拢、直立，医者的两臂分别自患者的两腋下穿

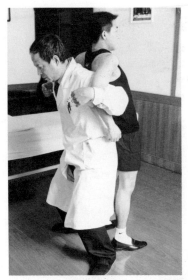

图2-33 预备式

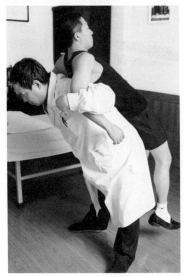

图2-34 晃腰抖腰

过以揽住其双臂，随后弯腰将患者背起，此时医者的臀部尽量抵在患者腰痛明显平面的正中部分。（图2-33）

第二步：医者嘱咐患者双腿自然下垂、腰背放松，随着医者腰臀的摆动，向左及向右侧方晃动患者的躯体，待其精神和身体的紧张解除后，医者双腿即可进行膝、髋二关节协调而有节奏地伸、屈动作，并在伸直膝关节的同时，臀部用力振动患者腰部2～3次。（图2-34）

如若患者难以放松，可将患者放下、休息片刻，再行背起和进行使患者腰部向左、向右侧方的被动晃动，以诱导其躯体松弛，然后抖动患者的腰臀部2～3次，最后缓慢放下。以上动作可反复操作1～3遍。

7. 摇按骨盆法

多用于腰椎下段和骶椎错动者，患者局部疼痛、肿胀明显时不宜采用。

第一步：患者仰卧，屈曲膝、

髋二关节，双膝和双踝并拢、对齐，或者双膝并拢、对齐，双踝交叉。若医者站其右侧方，则以左前臂和手掌横压于患者膝下方的小腿部分，并固定住患者的双膝，右手的掌、臂部持握、稳定住双踝。（图2-35）

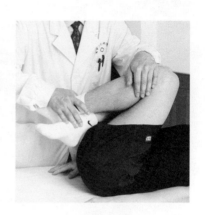

图2-35　预备式

第二步：医者在屈曲膝、髋二关节的同时，使骨盆进行顺时针和逆时针方向的被动旋转、摇动，当旋转至左侧方或右侧方时，尽力使其臀部抬起，这需要加大左手及臂部按压膝部和小腿的力度，同时右手臂进行一个向左侧斜上方或右侧斜上方推动小腿的作用力，以使力度可以直接传达至腰、骶关节处。如此反复向左或向右旋转2～4次，但活动的幅度不宜过大，以适中为宜；接着尽力屈曲患者的膝、髋二关节，使之臀部稍微抬起并脱离开床面，随后再顺势放松腰臀部，如此反复操作3～5遍后，结束手法操作。（图2-36）

总之，腰骶部的整复手法以腰

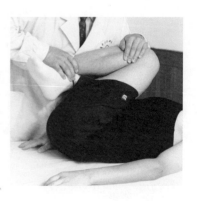

图2-36　摇骨盆

椎定位摇正法为首选，它的针对性较强、定位明确；但其缺陷是：假若应用中的手法操作不规范，常常会影响到其他的脊椎节段，反而使不应该整复的部分发生了错动，甚至产生了新的损伤，这种情况在初学者中最容易发生。其次选择斜扳法，它的优点在于，所有错动的节段均可以通过向左、向右侧方扳动的方法达到整复目的。但其缺点是：整复错动的幅度较小，且难以明确定位，有时错动的部位没能整复，或者是整复的不彻底，甚至影响到其他不应当整复的节段，例如，当按压肩部的力量过大时，就可能发生胸椎下段的错骨缝，造成医源性的岔气；腰椎后伸推压法在腰椎后凸中多用，至于腰骶部其他类型的整复手法，可根据情况的不同和术者手法操作的熟练程度和习惯适当选用。

第二节　常用手法

我们常常向初学按摩的人建议：只有将《推拿学》本科教材里面的"推拿手法"的概述部分牢记于心，才能学好按摩这门学科，否则学的东西再多、学识再渊博，也只是证明你记忆力好，知道的东西多，动起手来仍不过是一个漂亮的绣花枕头或是有着耀眼光环的庸医。最近发现，推拿学教材较原先有些改动，推拿手法中的内容也换了些花样，但我们仍然觉得，谈手法要点的部分还是以原始的教材为好。现将其阐述如下：

手法的要求是持久、有力、均匀、柔和，从而达到"渗透"或"深透"。

持久，是指手法能按要求持续运用一定的时间。有人行滚法时，不在一个具体的部位进行持久滚动，而是在滚动的时候来回挪动，没有丝毫的"吸定"感，有的还美其名曰是扩大刺激的范围，这种把滚法的持久性要素丢失殆尽的做法，只是自欺欺人罢了；还有人追求手法的奇迹，认为特效手法用 1 分钟就可以解决问题，学习常规手法用不着那么认真，在滚法上更是如此，以这样的心态用于治疗能有多大的效果，只有神仙知道。

有力，是指手法必须具有一定的力量，这种力量应当视病人体质、病症、部位等不同适当增减。有人不顾患者体质的强弱、皮下组织的丰满或单薄，按摩力度的大小都差不多。最典型例子的就是经常使用的肘部揉按法，这一手法简便易行，但它的缺陷在腰腿痛急性期显示的最为明显。例如，对一位腰扭伤者来说，其腰功能障碍较明显，按摩施术者可能会用肘揉法在患者的腰部持续按、揉很长时间，其结果却是腰痛症状更加严重，甚至连行走都成了问题。这是因为，在没有辨证分析的情况下持续下压、刺激腰部，增大了腰椎周围软组织的损伤、水肿，就像踝扭伤之后即刻采用局部热敷的道理一样。

均匀，是指手法要有节奏性，速度不得时快时慢，压力不要时轻时重。术者手法施行当中节奏要平和、自然，速度要均匀，力度的轻重交替要有规律，患者也会感到一种舒适感。这就需要按摩人员具备一定的内功基础，站桩功在此可起到明显的成效。

柔和，是指手法要轻而不浮，重而不滞，用力不可生硬粗暴或用蛮力，变换动作要自然，这与"均匀"的道理相近。当初学者练习站桩法之后，大多能较好把握身体的平衡感，在操作时做到沉肩、坠肘、身体协调，自觉力量从腰背部传导至施术部位。这就像做面条或馒头前的"和面"动作一样，只有用上躯干的重力，才不会过多消耗自身的体力，"面团"也能揉、捏的匀称，如果使用蛮力、暴力，"面团"不但难以揉匀，有时还会出现反弹。

以上四点虽然是分步骤解释的，实际应用中却是有机联系在一起的，基本上每个手法的操作过程都涵盖了这些要素，其中滚法的操作要点表现得最为典型。如果想熟练掌握各种手法并能在临床上灵活运用，必须经过一定时期的手法练习和临床实践，才能由生而熟，熟能生巧，乃至得心应手、运用自如，做到如《医宗金鉴》所说："一旦临证，机触于外，巧生于内，手随心转，法从手出"。

一、基本手法

1. 指针法

"以指代针"在穴位或部位上进行点、按的手法，称为指针法。它以点穴为主，属最基本的手法，适用于人体任何部位。具体操作时，可采用任何一个手指"以指代针"，习惯上我们采用的是中指指针法，中指点穴时的稳定性和渗透性非常好，对功夫深厚者而言，点压臀部丰满部分的环跳穴，也可以使力度直达深层。王老常常向我们提及他的老师卢英华先生，说：卢老点压环跳穴就是用中指指针法，其内功的深厚程度很少有人企及。

（1）中指指针法

第一步：中指的指间关节伸直，掌指关节呈半屈曲位，当掌指关节屈曲至一定的角度后，以拇指面抵按在中指远端指间关节的掌侧部分，食指和无名指呈半屈曲状，以相应的指腹部按压在中指末节的指间关节背侧稳定中指。（图2-37）

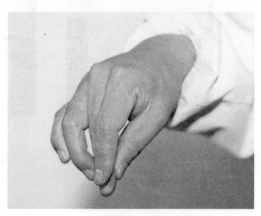

图2-37　手型

第二步：以中指端或指面部点、按穴位，拇指与食指、无名指在其中起协调和稳定中指部用力点穴的效用。具体的可分以下三个阶段进行。

（1）以中指端垂直向下点压在穴位上，随后由轻而重逐渐向下点、压之，直至指下抵抗力明显时为止，若指下软组织的反射性紧张感较明显，可放松后重新点压之。如欲保持下压力的沉稳，可用另一手叠覆其手背上，加强垂直下压的重力。（图2-38）

（2）在点、压穴位的基础上，可配合振颤法。在穴位上用中指做轻微的震动时，可以起到加大刺激量和增强深透性的作用。

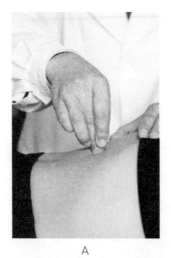
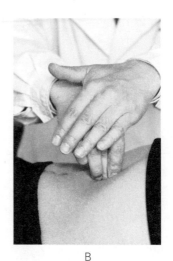

| A | B |

图 2-38 指针法

（3）振颤手法结束后，中指可在穴位上缓慢而反复地进行一紧一松、一按一提的点、按法操作，以便达到鼓动指下气血的作用，使之更具深透和感传的作用。

2. 滚法

滚法属非常实用、有效的一种按摩手法，是按摩界前辈丁季峰老先生所创，据说是由一指禅手法变化而来。学会这个手法之后，其他手法只要稍微了解一下操作要点就能很快掌握，所以有必要在此复述之。

滚法以小鱼际或小指的近掌指关节背侧为吸定点进行滚动的一种手法，由腕关节的伸屈运动和前臂的旋转运动复合而成。伸屈腕关节是以第二到第四掌指关节背侧为轴来完成的；前臂的旋转运动以手背的尺侧为轴完成。滚法的吸定点为上述两轴的交点，它在小指的掌指关节背侧。当这个点附着在一定部位上，就以肘部为支点，前臂做主动摆动，带动腕部做伸屈和前臂旋转的复合运动。手法吸定的部位要紧贴体表，不能拖动、辗动或跳动。压力、频率、摆动幅度要均匀，动作要协调而有节奏。（图2-39）

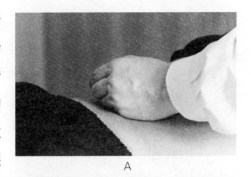

A

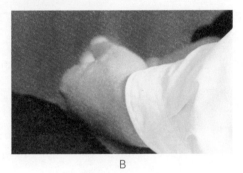

B

图 2-39　滚法

滚法属于点和面相结合以刺激治疗部位的一种手法，在施行中既可达到刺激的深透作用，又非常柔和，易于被患者接受，所以大江南北使用此手法的人甚多，不过因地域不同，人们理解上的差异，操作起来还是五花八门、各有说道的，很难统一。我们觉得，欲达到原始的手法操作要求，必须做到沉肩、坠肘、肩臂放松、肘关节微屈，这就需要有一定的站桩功基础。着力点应当始终保持一定的下压力，而且垂直下压最大的力和最小的力之间的变换比例大约为 7 ∶ 3，滚动之间的转换要有连贯性，滚动的频率约为 120 次／分钟。

早期学习滚法期间，要做到以肘部为支点，小指的掌指关节背侧为吸定点，而且滚、压的力量自觉从肩背部发出，那么练习之后会发觉肩背部比较酸痛、紧张，假如表现为腕部等局部的不适感，表明手法的应用要点未能掌握，应当重新审视自己的滚法操作过程，以便发现问题所在并即刻纠正之，否则形成错误的习惯之后，再想改正为标准的滚法较为困难。

二、颈肩及上肢部手法

1. 颈部拿捏法

具有祛风解表之效，多在感冒、头痛、颈椎病、落枕等病症中应用。我们一般把颈后方自上而下均分为上、下两部分，然后分别使用拿捏法。

第一步：患者坐位，头稍后伸。医者站其身后，两手拇指面并拢，分置于颈椎棘突的两旁，其中左手拇指按压在棘突的右侧，右手拇指则按压在棘突的左侧，随后食指屈曲，以食指的指腹部或食指中节的桡侧面置于颈部的两侧。（图2-40）

第二步：医者的拇指与食指相对用力，最大限度地拿、捏起手指下的皮肤，拿捏过程中要尽量把指下的皮肤多提捏一些，以便加强刺激的强度，但不得使指下的皮肤过度紧张。应当注意，左、右手是交替进行拿捏的，只有这样才能较为轻松地提、捏起指下的皮肤。使颈

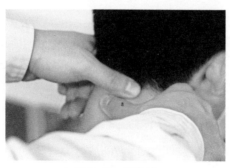

图2-40　预备式

后部的皮肤左紧右松或右紧左松般交替地被拿捏起来，这样易于保持手法操作过程的顺畅。（图2-41）

它的特点在于：操作中拿捏、提拉起来的主要是指下的皮肤，不是颈后部的皮下软组织，故其手法的作用区域较为表浅，但刺激强度却很大，具有祛风解表、疏通气血之效用。此手法亦可变换为单侧手的拇指与食指面或是食、中指的指面分置于颈后部的两侧进行拿捏。

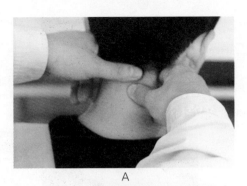

A

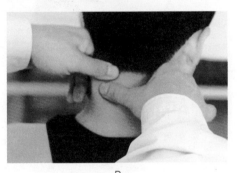

B

图2-41　交替捏提

第一步：患者仍坐位，肩臂处于放松状态。医者站在患者的斜后方，一手的掌面部扶住患者的头部，起稳定和控制患者头、颈部的作用，另一手的拇指与食指或食、中指指面分置于患者的颈后两侧，这一体态易于使患者的头颈部组织放松和配合医者的手法操作。（图2-42）

第二步：医者的拇指与食、中指指面相对用力，以便拿捏起掌指之下的皮肤，同时配合指揉法。由于它的作用力主要集中在颈椎棘突侧方的皮下软组织，操作过程较为柔和、舒适，属一种活血舒筋的

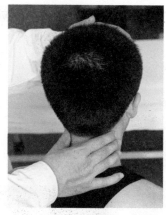

图 2-42　预备式

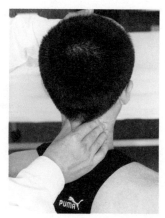

图 2-43　揉捏颈部

手法。（图 2-43）

以上两种拿捏法的操作，均依上、下两部分的秩序进行，每个部分拿捏 60 ～ 100 次。它要求医者在拿捏的过程中，手指与指下的皮肤不得发生摩擦，否则会擦破指下的皮肤。后一种拿捏手法在颈椎病中最为常用，而且两种操作手法的功用不尽相同，前一种手法的祛风解表作用较大，在外感病症明显时或是以浅表性疼痛表现为主时应用较多；后一种手法，以活血通络、松解肌肉等软组织的紧张为主，在颈椎病、眩晕、头痛中常用。

2. 揉捏风府

这是一种在风府穴周围进行揉、捏的复合手法，主要功用是健脑开窍、祛风通络。它以祛除头、面部的风痰为主，在前额痛和后枕部的头痛、头晕，以及半身不遂中常用。

第一步：患者坐位，头略微仰起，以使颈后上方的软组织松弛。

假如医者站其身后偏右侧，则以右手扶、按其头部前方，左手的拇指面按压在风府穴上，食指末节指面部顺势置于左侧天柱穴的外侧。

第二步：医者的拇指面用力揉动风府穴，同时拇指与食指相对用力拿捏指下软组织；在左手揉、捏的过程结束后，医者可变换体位，站于患者左后方，左、右手交换位置，以右手的拇、食指揉捏风府，其操作要求同左手。每侧揉捏60～100下。（图2-44）

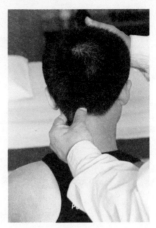

图2-44 揉捏风府

本手法属于一种复合手法，以风府穴的揉动为主，力度宜大，而拿捏指下软组织的手法为辅，用力宜柔和。

3. 揉捏风池

此手法属于按揉法与拿捏法相结合的一种复合手法，功用在于祛头风解表、通络止痛。

第一步：患者坐位，头略微抬起。医者站其身后，左手扶住头部，右手拇指与食指或并拢的食、中指末节指腹部分别按压在颈后上方两侧的风池穴上。

第二步：医者两侧的拇、食指相对用力向颈后的正中线靠拢并拿捏起指下的软组织，在这一过程中可以伴随一个按揉或点压风池穴的作用力，如此有节奏的按揉风池穴60下左右，再用按揉的两指端部分持续用力点压风池穴10余秒，随后再按揉风池穴约60次。

（图 2-45）

风池穴上明显的凹陷，用指点压时，会感觉越点越深，好像没有尽头一样。所以具体操作中必须达到一定的深透作用。其动作要点是：手法操作的过程宜缓慢、柔和、有力，还应当有连贯性。当医者感到揉、捏部位的指下有了湿润感时，就说明此次的按摩效果会很好，假如这时接受按摩的是一位头痛患者，那么他的头痛症状会即刻缓解，其治疗效果较针灸而言更容易持久保持。

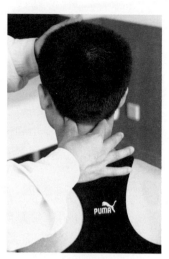

图 2-45　揉捏风池

4. 拨天柱

此天柱的取法与小儿推拿中的天柱穴取法相同，相当于颈后正中发际部位至陶道穴的连线部分。有祛风清热、活血通络之效，适用于颈部不适、咽喉肿痛等。

第一步：患者坐位，头颈微微前屈。医者站其身后方，左手扶头，右手置颈后，以右手拇指面向左、右两侧的方向横向拨、揉颈后部的正中部分，相当于棘上韧带和棘间韧带的位置。（图 2-46）

第二步：医者每一个点拨、揉 6～9 次后，拇指自最上方始依次向下移动一横指，直至陶道穴止。如此自上而下反复拨、揉 5～7 遍，若发现痛点或异常反应点时，拨、揉的次数可适当增加，手法操作的力度以适中为宜。

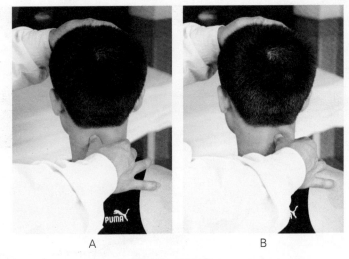

A B

图 2-46　拨揉棘上

5. 拿肩井

此处的肩井是指以肩井穴为中心的颈、肩软组织丰满处，非标准的肩井穴。有疏肝理气、活血通络之效，在保健按摩手法中最为常用。对于肝胃不和所致的头痛、头晕、胸闷、心悸，以及颈、肩、背部软组织病痛都有着良好疗效。

第一步：患者正坐，两手平放于膝上，肩背部放松。医者站其身后，两手并拢或是一手迭覆另一手之上后置于患者一侧的肩部，其中拇指处于肩后部，其余四指置肩前。（图 2-47）

第二步：医者双手同时用力拿捏或拿提起掌指下的软组织，稍候片刻后再缓缓放松，如此反复操作 3 ～ 5 遍。（图 2-48）

手法操作的具体要求是：

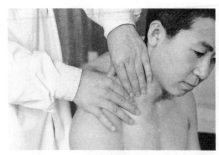
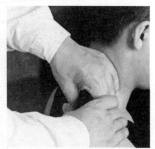

A 预备式 B 重叠式

图 2-47 拿肩井

（1）在拿、提过程中，以掌指关节的屈、伸用力为主，指间关节仅伴随着轻微的屈、伸运动。

（2）用力要沉稳、有力，指、掌面与患者颈肩部的接触面积要大，尽量粘贴在患者的肩部，以便能够拿捏起更多的软组织。

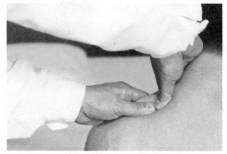

图 2-48 并拢拿提

（3）可以人为地把肩部划分为内、外两个部分，拿捏完肩部内侧的部分后再拿捏外侧部分。

最常见、最柔和的拿肩井手法如下。

第一步：患者坐、卧位均可，但以俯卧为佳。医者两手分置于患者两侧的肩部（以肩井穴为中心），两手拇指与其余四指的掌指面分别紧贴在患者肩部的前、后方。（图 2-49）

第二步：医者两手的拇指与其于四指相对用力，缓慢、反复、有节奏地拿捏或拿提起颈、肩部两侧的软组织后再放松。具体操作时，手法应当具有连贯性，要求医者双手在拿捏的过程中一紧一松、反复而有节奏地施以拿法约100下。

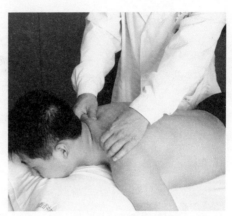

图 2-49 双手拿肩

6. 压颈法

部位在颈部的天鼎、扶突穴，有通经活络之效。在颈椎病及上肢部病痛中常用，以压右侧为例。

患者坐位。医者站其身后，以右手拇指面扶在患者的颈后部，食指和中指并拢、前置，按压在颈部斜前方的天鼎、扶突穴上，时间持续约半分钟，刺激量以同侧的上肢出现由近及远且经过肘部的酸、麻、胀感为度，可反复操作1～3遍。（图2-50）

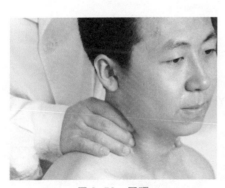

图 2-50 压颈

操作中要求按、压的力度适中，由轻而重地缓慢按、压穴位，待患者的酸、胀等反应感过肘部后，稍候几秒钟即可放松，有时可使感传现象直达指端部。

7. 压中府

点压肺经的中府穴，有宽胸、理气、通络之效。多在胸闷、腹胀、网球肘、弹响指等病痛中使用。以压左侧的中府穴为例。

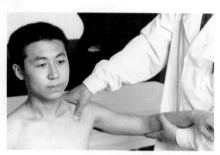

图 2-51　压中府

患者正坐，肩背部放松。医者左手托其肘部或是持握其左臂部，以右手的拇指面按、压在左侧的中府穴上，时间0.5～1分钟。（图 2-51）

点穴时，医者拇指下可感觉到轻微的动脉搏动感。按压力度的把握以指下的动脉跳动感消失为准，患者有时可出现沿肺经走行的感传现象。可反复操作1～3次。

8. 压缺盆

在锁骨附近的缺盆穴上，手法操作方式与压颈法相近，有宽胸理气、通经活络之效。在胸闷、胃痛、肩及上肢的病痛中常用。此手法的酸、麻、胀感等感传现象较易引出。（图 2-52）

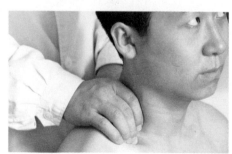

图 2-52　压缺盆

9. 点极泉

点极泉穴的手法有宽胸顺气、行气活血、通经活络之效,在颈、胸、胃脘部及上肢部的病痛中常用。以点左侧的极泉穴为例。

患者坐位。医者一手持握患者的左手或肘臂部并使之抬起,另一手的拇指面由轻而重缓慢地点按腋下的极泉穴 0.5 ~ 1 分钟,以患者上肢部出现酸、麻、胀等感传现象为度。(图 2-53)

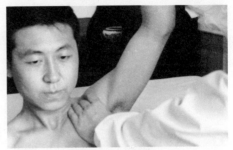

图 2-53 点极泉

此手法亦可变换为患者侧卧或仰卧位下操作,并且以卧位操作为佳。在点穴过程中,如欲加强刺激强度,可配合轻巧的拇指拨、揉法等。(图 2-54)

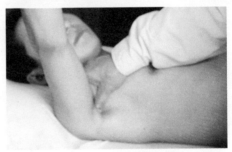

图 2-54 揉极泉

10. 疏通上焦法

部位在前臂部由肘至腕的手三阴经和手三阳经走行方向上,有疏通上焦气机和活血通络之效。以疏通右侧肺的气机为例。

第一步:患者正坐,医者站其斜前方,右手拿捏住与患者的右腕部,左手掌托住患者的前臂,拇指面顺势按压在肘部的尺泽穴上。(图 2-55)

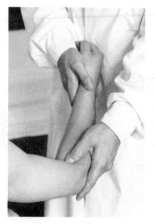 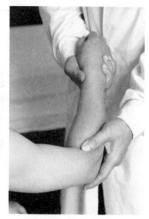

图 2-55　按压尺泽　　　　　图 2-56　揉尺泽

第二步：医者的左拇指拨、揉尺泽穴，右手旋转前臂，左手拇指拨揉的方向与右手掌带动患者前臂做旋转运动的方向相反。（图 2-56）

第三步：当旋转前臂和拨揉穴位 4～6 次后，拇指沿肺经向腕部方向挪动约半寸，如此一边挪动拇指一边旋转前臂，直至左拇指挪动到患者腕部的太渊穴止。如此由肘至腕一线反复拨揉 3～5 遍。

同上法，在疏通心、胸部气机时，应当沿心经和心包经方向进行，由肘至腕，以拇指或是并拢的中指、无名指拨揉，力度要适中。

11. 拨合谷

有行气止痛的功效，在各种疼痛病症中均可应用，尤以头面部和胃脘部的病痛为多。

患者坐、卧位均可。医者一手持其腕部或掌背部，另一手的拇指面在合谷穴上沿着肌纤维走行方向纵向拨、揉；若欲加大刺激强度，

可横向拨、揉合谷穴，此时医者多有指下肌束的滑动感，拨揉 20 ～ 40 余次。（图 2-57）

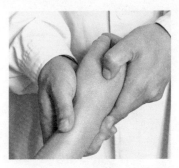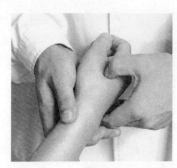

A 纵向拨　　　　　　　　　　B 横向拨

图 2-57 拨合谷

合谷穴为典型的痛穴之一，拨揉时疼痛感较为明显，刺激力量不宜过重，节奏要缓慢。

12. 点后溪

后溪是八脉交会穴之一，具有疏通项、背部阳气的作用。多在落枕、感冒等病痛中使用。

患者坐、卧位均可。医者一只手托、扶住患者的掌腕部，另一手食、中指端自患者手背部向内扣、压住后溪穴，力量可稍重，亦可用拇指直接点、压之，时间约 0.5 分钟。（图 2-58）

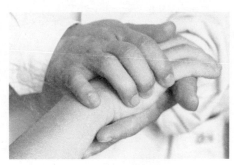

图 2-58 点后溪

13. 点劳宫或少府

有宽胸理气、清除心胸积热的作用。在胸闷、胸痛、烦躁、口舌生疮等病痛中常用。以点左侧为例。（图 2-59）

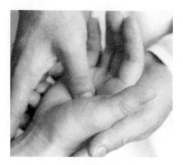 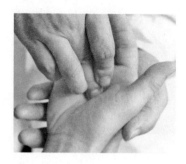

A　拇指点　　　　　　　　　　　B　中指点

图 2-59　点劳宫或少府

患者坐、卧位均可。医者左手掌托其左手背部（以外劳宫穴为中心），以右手的拇指端或是以中指指针法点、按劳宫穴；接着两手相对用力挤压，右手的拇指端部分逐渐由轻而重地点压劳宫，至一定程度后稍停留片刻再放松，然后继续点、按。如此一紧一松反复地点按劳宫穴 5～7 次。点压少府的方法与之相同。

所谓"至一定程度后"，是指按、压的力度，以患者出现明显的痛感为宜。当心火较甚之时，可配合点、压心经的少府穴。

三、下肢部手法

1. 指压冲门

有温肾通络之效，可在腹泻、下肢部疼痛的病症中应用。

患者仰卧，下肢伸直。医者站其侧方，两拇指面垂直向下，分别放在患者左、右两侧大腿内上方的冲门穴上交替按压，当按压的一侧至指下的动脉搏动感极其微弱为止，持续1～2分钟后缓缓放松，然后再按压另一侧的冲门穴。如此反复地按压、放松1～2次，以患者有热流或气流的下行感过膝为度。（图2-60）

在按压过程中，力度不宜过重、过猛，两侧的按压不宜

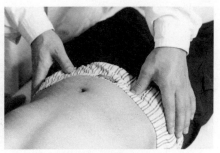

A　压右侧

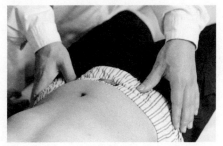

B　压左侧

图2-60　指压冲门

同时进行，在按压患侧的冲门穴之后再按压健侧的。

2. 捏股内法

部位在大腿内侧上1／2的部分，相当于股内收肌的位置，有温肾止泻之效。多在腰痛、腹痛、腹泻、大腿部的病痛中使用。

患者仰卧，下肢伸展、放松。医者站于患者的侧方，两手拇指平放于同侧大腿内侧的前上方，其余四指顺势平放于大腿后方；接着，轻柔、和缓、深沉而有力地拿、捏起掌下大腿内侧的软组织，持续片刻后放松。如此反复地拿捏6～9次，拿捏完一侧再拿捏另一侧。（图2-61）

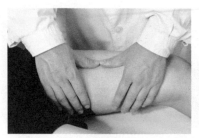 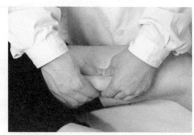

A　预备　　　　　　　　　　　　B　拿捏

图 2-61

3. 肘压环跳、秩边法

有通经活络、行气活血之效。多在腰腿痛中使用。

第一步：患者俯卧于薄枕上。医者站其侧方，肘关节呈半屈曲状，前臂或与患者躯干的方向平行或是呈横向体位。（图 2-62）

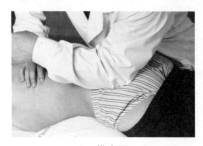 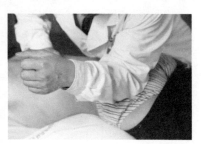

A　纵向压　　　　　　　　　　B　横向压

图 2-62　肘压跳

第二步：医者以肘臂部的近肘尖处垂直向下按压臀部的秩边或环跳穴 0.5 ～ 1 分钟，初始的按压力一定要轻柔，待感觉到患者臀部组织能够放松且不与医者抵抗时，再缓慢地用力向下持续按压，之后患者可有下肢部的酸、麻、胀感或热感等反应，若无此反应，可重复按压 1 ~ 3 次。如欲增加刺激强度，可用接触面积较少的肘尖部直接向下按压。

4.肘压殷门法

手法操作同肘压环跳法，其疗效亦与之相近。（图2-63）

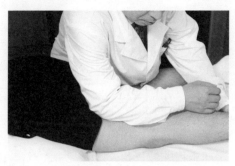

图 2-63　肘压殷门

有通经活络之效，在臀及大腿部疼痛、麻木等病症中多用。按压时，医者的肘臂部应与大腿成平行方向，即沿着肌纤维走行方向按压。

5.指压委中、委阳法

有行气活血，清热止痛之效，在腰背、下肢部的损伤、疼痛，以及感冒、发热等病痛中常用。

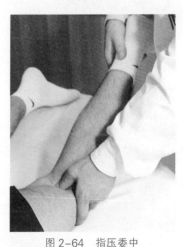

图 2-64　指压委中

第一步：患者俯卧。医者站其侧方，一手持握踝部或小腿下端，使膝关节呈半屈曲位，另一手拇指面点压在委中或委阳穴上。（图2-64）

第二步：医者由轻而重地向下按压委中或委阳穴 0.5 ~ 1 分钟。按压时把患者的小腿抬起，是因为在下肢伸直的状态下进行按压易引起患者膝部的疼痛不适感。指压委中时，以指下动脉搏动感减弱或消失为度。

6.指压承山、飞扬法

有行气止痛之效。多在腰腿痛及椎管狭窄症中应用。

患者俯卧，下肢伸直。医者站其侧方，两手拇指端相对，指面部纵向平放于穴位上，随后由轻而重逐渐向下按压承山或飞扬穴，当患者小腿部产生酸、胀感后，持续按压约0.5分钟，有时可出现向骶尾部走行的蚁行感。（图2-65）（图2-66）

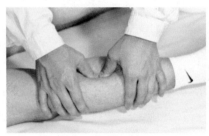

图2-65　压承山　　　　　　　　　图2-66　压飞扬

承山、飞扬穴的感觉较为敏感，所以按压的力度宜轻不宜重、速度宜慢不宜快，而且两指面与之接触的面积要尽量大，不宜采用指端部直接点压的方法。此手法可反复操作2～4遍。

四、腰背部手法

1.捏脊法

（1）横向捏脊法

捏脊的部位在尾部长强穴至大椎穴一线，相当于脊椎旁的夹脊穴，以及旁开1.5寸的膀胱经第一侧线。有健脾益肾、补益气血、通调血脉的作用。在小儿胃痛、腹胀、消化不良等病痛中常用。

第一步：患者俯卧，上肢平放于身体两侧。医者站其侧方，双手拇指的桡侧面分别抵住棘突两旁夹脊穴的皮肤，食指和中指并拢、前置并相应向前按压在拇指前方的皮肤上，此时拇指和食、中指的指面与指下皮肤的接触面积要尽量大一些。（图2-67）

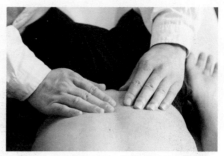

图2-67 预备式

第二步：医者的拇指与食、中指相对用力，向上捻、捏起指下的皮肤，拇指的桡侧面则在捻、捏的过程中向前推进，自尾部始，一直沿着脊椎直至大椎穴止，捻1～3次后，再用力向上提、

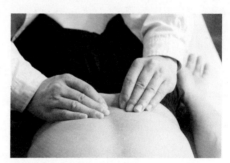

图2-68 捏提皮肤

拉指下的皮肤一次。如此由下而上反复地捏、提2～4遍。（图2-68）

第三步：同上述操作手法一样，再沿着膀胱经的第一侧线，从白环俞始，至大杼穴止，捏、提完一侧，再捏、提另一侧，每侧均操作1～3遍。

此手法亦可改为：将双手的食指屈曲，以食指中节的背侧面紧贴皮肤，拇指前置；接着，食指中节桡侧面与拇指面相对用力捻、捏

起指下的皮肤，余下的手法操作过程和要点同前。（图2-69）

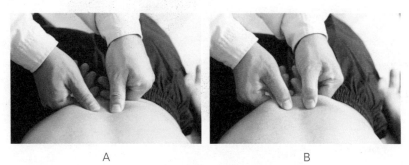

A   B

图2-69　捏脊

在进行捏脊法的第一遍操作时，力度一定要轻柔，提起的皮肤不宜多，捻、捏的过程要有连续性，而且这个连贯性非常重要；最后一遍的捏脊可适当加大手法的力度，皮肤也可以尽力提高一点；在捻、捏患者腰背部的侧方（即膀胱经第一侧线）时，因其疼痛感较明显，医者捏提的幅度和力度一定要适中，原则上宜小不宜大、宜轻不宜重。

（2）纵向捏脊法

操作部位与横向捏脊法相近，捏、提部位以棘突沿线和膀胱经第一侧线为中心。它有调和气血、振奋体表之阳的作用，多在成人的神经衰弱、感冒、失眠等病症中应用。此手法的刺激量较小，施用后，患者多感到舒适，故较为常用，而横向捏脊法的刺激强度大，较少应用于成人。

第一步：患者的体位同上。医者站其侧方，将双手的拇指、食指并拢后分置于棘突的两旁，相当于膀胱经的第一侧线。（图2-70）

第二步：医者双手并拢的拇指与并拢的食、中指指面相对用力，平缓地捏、提起指下的皮肤，当归挤、捏提指下的皮肤至正中线的棘突位置时，即长强至大椎穴的督脉一线，稍候片刻，随即放下；接着，双手沿脊柱的两侧由下而上挪动，直至挪动、捏提到大椎穴止。（图2-71）（图2-72）

第三步：侧方的提、捏路线在脊柱并行的膀胱经第一侧线上，两手并拢的拇指与食、中指分别放置在棘突旁和膀胱经第二侧线的旁边，方法与提捏正中线相同，只是刺激强度较前者稍大，捏、提完一侧再捏、提另一侧，每条线路均由下而上反复地操作1～3遍。

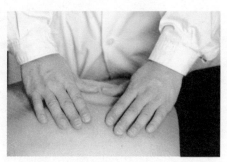

图 2-70　预备

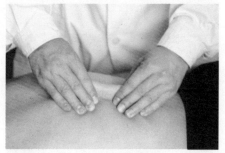

图 2-71　归挤

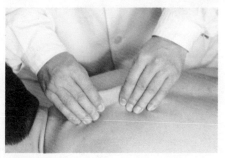

图 2-72　提拉

本手法在操作上虽然不具备横向捏脊时的连续性，却有着捏脊时尽量大的接触面积，即捏脊时，指下皮肤要提捏的尽量多一些，以及把握好捏脊的力度。它要求指下皮肤能提、捏起多高就提、捏多高，但绝不是强行捏脊，否则会发生皮下损伤。另外，此手法与前者的不同之处在于，提、捏起皮肤后，应稍微持续片刻再放松，只有这样，手法刺激的疗效才能得到保证。

2.掌揉法

可作用于人体的任何部位。它的柔和性与渗透性都很好，患者也易于接受，其作用力较温和，有温补的作用，常用在软组织损伤和内脏病痛中。掌揉法在腰背部和腹部手法操作中应用最多，现以腰背部为例。

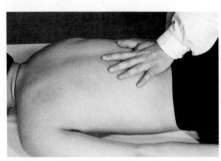

图 2-73 揉腰

患者俯卧。医者站其侧方，一手掌自然伸展，整个掌指面贴、扶在以脊柱中线某一点为中心的部位上，随后掌面部进行作用力均等的环旋揉动。亦可使另一掌迭覆其上进行掌揉法，以加强手法的刺激量和稳定性。（图 2-73）

这里所说的作用力均等，是指掌指面与治疗部位的接触部分在揉动过程中的作用力是一致的，而且在同一部位上进行环转揉动时，其顺时针与逆时针方向揉动时间亦大致相同。这在肚脐为中心进行掌揉法时表现得最为突出。由于腹腔内部胃肠道的关系，使手法较难掌握。此外，手法操作时不得与皮肤产生摩擦感，因为摩法和揉法是有明确区别的。

五、腹部手法

腹部手法的操作要点是：缓慢、轻柔、沉稳、有力。

1.点中极、关元法

有温补下元、通经活络
之效。

第一步：患者仰卧，下
肢屈曲。医者坐或站其旁边，
以右手拇指或中指指针法点
按中极或关元穴，另一手掌
叠覆其手背上。（图2-74）

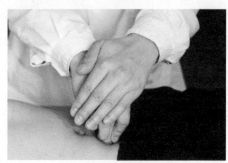

图2-74 点关元

第二步：医者两手垂直下压中极或关元穴1分钟左右，如欲加
强温补作用，可采用下法：医者右手的拇指和中指端分别点、按在中
极或关元两旁0.5寸处，位置为任脉旁边的肾经一线；接着，两指同
时缓缓用力，垂直向腹腔内点、按，直至患者腹部抵抗力明显时为止，
稍候约15秒钟后放松，然后
仍重复前一次的点按过程。
如此反复操作3～5次，可
以达到鼓动丹田中元气的效
用。操作时还可以配合一个
向肚脐方向推动的意念，以
便加强温补真气的作用。（图
2-75）

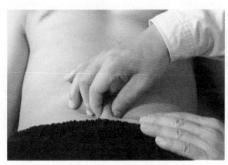

图2-75 归挤点压

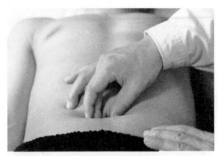

图 2-76　单手点压

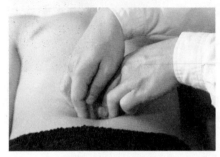

图 2-77　双手点压

2. 点肓俞法

有温补肾气、鼓动肾中动气的作用。

医、患二者的体位同点按关元，其有加强温补的作用，操作过程亦相近，但操作次数可增加至 4 ~ 6 次。在点压过程中，患者多会出现腹部及下肢部的温热感、寒凉感或麻木感等异常感传现象，这种现象多表示手法进地较为成功或是手法施用得当。（图 2-76）

本法亦可改为：分别以两手的中指指针法同时点、按肚脐两旁的肓俞穴，持续点按 0.5 分钟以上，可反复点压 2 ~ 4 遍，操作的细节同上。（图 2-77）

此手法的特别之处在于，医者在点、压过程中应仔细体会患者脐下的动脉搏动感，以点压的动脉波动感明显减弱为度。

3. 点神阙或点肚脐法

有温补肾中精气和止泻的作用。

患者仰卧，下肢可屈曲。医者坐或站其旁边，以中指指针法直接点按患者肚脐，时间可持续约 1 分钟。操作中应当轻巧、柔和，指下最好能隔一层背心或衬衣。（图 2-78）

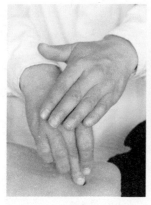
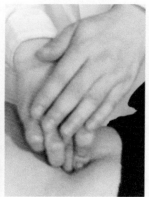

A　预备　　　　　　　　B　点压

图 2-78　点神阙

4. 调胃法

属于胃脘部的掌揉法，具有通降胃气、宽胸理气之效。在胸闷痞满、腹胀腹泻等病痛中常用。

第一步：患者仰卧，下肢可呈屈曲位，上肢平放于身体两侧。若医者坐其左侧，则以左手的掌指面横贴于脐上之胃脘处，再用右手掌

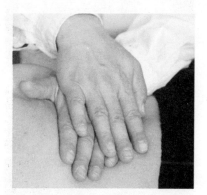

图 2-79　调胃法

迭覆其上，以便加强手法的作用力和稳定性。（图 2-79）

第二步：医者双手协同用力，以左手为主做逆时针方向的、自上而下为主的半圆形环旋揉动，力度和幅度要尽量大一些。当手掌自下往上揉动时，幅度和力度要小一些，如此反复揉动 1 ~ 3 分钟。

第三步：医者以右手的中指指针法点、压中庭或鸠尾穴，以左

手的中指指针法点、压，或是以掌指部揉动腹部的建里、上脘、下脘、天枢、气海穴各约 0.5 分钟。经过此通调胃气之法后，在患者的腹部多可出现滚动之声或是腹内有蠕动的感觉，此时效果最妙。（图 2-80）（图 2-81）（图 2-82）

习惯用右手进行手法操作者，以坐患者右侧施行掌揉法为佳。此时医者坐在患者右侧方，以右掌横贴于患者胃脘部，左手掌迭覆其上，其余的操作过程同前。在掌揉胃脘的过程中，医者应有一个自上而下通降胃气的意念，用力的部位以大鱼际为主，若仔细体会揉动时的手感，医者能感到手掌下的球形胃腑。

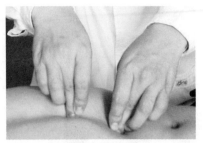

图 2-80　点鸠尾中脘

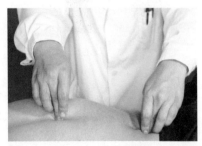

图 2-81　点鸠尾气海

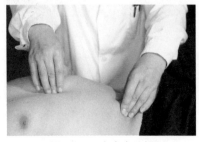

图 2-82　点中庭天枢

5. 托胃法

本法具有健脾益气之效，多在胃下垂及胃肠功能紊乱症中应用。

手法操作基本同调胃法，其区别在于，掌揉的环旋运动方向为顺时针，当由下而上揉动时，有一个以小鱼际和掌根部用力为主向斜上方轻轻托动胃脘的力，环旋揉动约 1 分钟。此手法大多在进行了适当的调胃法并使胃气顺畅后使用。

应用调胃与托胃二法时，掌下揉动的力度应当有作用于胃壁上的感觉。环旋揉动过程中，医者可感到患者的胃壁在医者手掌下有如一个光滑的球状面，而且手法宜缓慢、柔和。二种手法多一同采用，它们一降一升，相辅相成。还可根据患者病痛虚、实的不同，选择一种手法为主进行操作。例如，一个胃肠积滞患者，我们会以调胃法为主，托胃法为辅进行按摩。

6. 温肾法

有温肾壮阳、培补下焦之效。在肾阳虚弱为主的病证中常用，如阳痿、小便淋漓不尽、五更泻等。

第一步：患者仰卧，下肢屈曲，双手平放于骨盆两侧。医者若坐其右侧，则以左手的鱼际或中指面抚、按于中脘或水分穴上，以右手并拢的食、中、无名指指面部抚、按于少腹或小腹上。（图2-83）

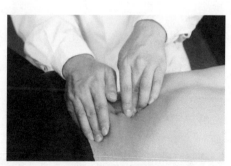

图 2-83 点揉水分

第二步：医者右手食、中指揉、按的顺序是：先小腹，后两侧少腹。操作要点是：当指面部用力下按后，随之向脐的方向平缓推动，推动时医者指下可有腹内组织移动的感觉，每一部位推动 6 ～ 9 次即可，亦可用右手的拇指面与其余并拢的四指指面相对，分置于两侧少腹部，接着在指面部下按的基础上平缓地用力向小腹的中央归挤，并顺势进行指面部向肚脐方向的推动，但用力要沉稳，操作中应仔细体会指下的感觉。（图2-84）

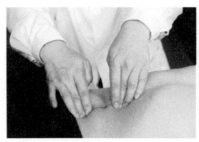

A　揉小腹　　　　　　　　　B　归挤少腹

图2-84　温肾法

第三步：患者左侧身卧位。医者坐其对面，以右手掌抚、按于患者的小腹部，左手的拇指或中指点、按左下肢内侧的阴谷、三阴交、太溪、照海、涌泉穴上各0.5分钟，以达活血、祛瘀、散寒、壮阳之效。亦可保持患者的仰卧位状态，医者坐其右侧，左手掌抚、按其小腹部，以右手的中指指针法点压上述穴位，还可以配合适当的左手震颤法，以鼓动丹田内的元气。（图2-85）（图2-86）（图2-87）

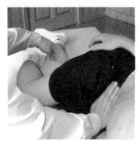 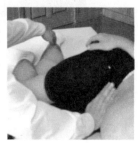 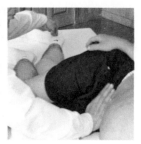

图2-85　点阴谷　　　　图2-86　点三阴交　　　　图2-87　点照海

7.疏肝调胃法

有疏肝理气、调畅气血之效，是通督正脊术的基础手法之一。

第一步：患者可左侧身卧位（左下、右上）。医者坐其对面，左手掌抚、按在患者右胁下的腹部区域（即章门穴下方），右手的食、中、无名指并拢，以并拢之指面部按压在患者右侧的肩井穴上。（图2-88）

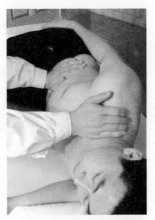

图2-88 按肩井

第二步：医者右手缓缓用力向左手章门穴的方向扳、拉肩井，在扳、拉过程中右手应反复而缓缓地逐步用力向左手下的章门穴处扳动，当感到左、右两手之力交会后，在此位置稍待片刻，随即放松，可达通调或通降气血之效，如此操作宜反复施用2～4次。（图2-89）

一松一紧的手法操作，可鼓动人身右

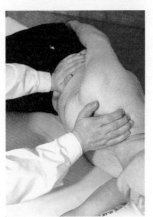

图2-89 扳肩井

侧之气机下降。通过降肺气，能达到涤荡胃肠浊气之效。在手法施用过程中，医者的左手掌往往可感到患者腹部的松弛感或是肠蠕动等触觉传感现象。

第三步：医者的左、右手置换。右手掌抚、按腹的右侧，左手以中指指针法或是拇指面点、按法于患者左腿内侧的曲泉、阴陵泉、

照海穴，右腿外侧的阳陵泉、丘墟、足三里、足临泣等穴位各约 0.5 分钟。（图 2-90）

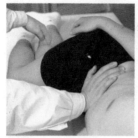 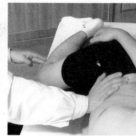 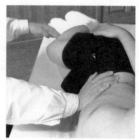

A　点阴陵泉　　　　　　　B　点阳陵泉　　　　　　　C　点足三里

图 2-90　疏肝调胃法（第三步）

第四步：若经上述手法治疗后，患者腹部之舒畅感仍不甚明显，则要采用与扳肩井法相近的方式：以左手掌扶、按于患者的右侧腹部，右手的指面部向左手方向扳、拉背部的肝俞、胆俞、脾俞、胃俞，以及点、按右侧腋下的渊液、辄筋和头部的头维、太阳穴各约 0.5 分钟。通过前述手法的治疗，大多可收到通调气血、舒肝和胃之功。（图 2-91）

8. 开胸法

有宽胸理气、宁心安神之效用。

第一步：患者仰卧。医者坐或站其右侧，以右手的拇指及掌指面抚、按于上腹部的鸠尾穴附近（相当于胃脘处），而左手则以中指指针法点、按胸部的膻中、中府、天突穴，以及拇指面由印堂至神庭穴一线用平缓的推法，各约 0.5 分钟。（图 2-92）

第二步：医者以左手的掌指面抚、按于上腹部，以右手的中指

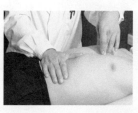

A　点膻中

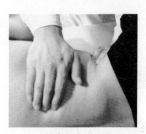

A　扳脾俞

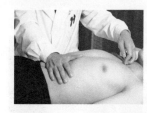

B　点中府

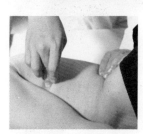

B　点渊液

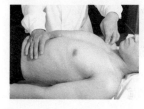

C　点天突

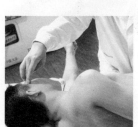

C　点太阳

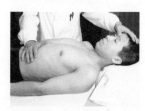

D　开天门始

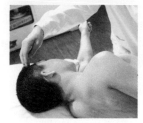

D　点头维

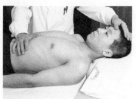

E　开天门止

图 2-91　疏肝调胃法

（第四步）

图 2-92　开胸法

（第一步）

指针法点、按腹部的气海，左下肢的公孙、太冲穴和右下肢的足三里、丰隆或足临泣穴各约 0.5 分钟。此手法能使患者心胸舒畅、食欲增加。（图 2-93）

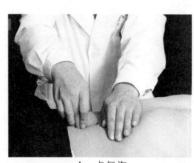

A　点气海

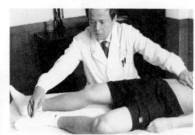

B　点公孙

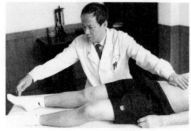

C　点足临泣

图 2-93　开胸法（第二步）

第三章　伤科病症

第一节　颈椎病概述

从按摩的实用角度考虑，我们一般将颈椎分为颈椎上段（颈椎1～3）和颈椎下段（颈椎4～7），颈椎病主要发生在颈椎下段的颈椎4～6。其根本原因在于颈椎间盘的退变，多见于长时间从事低头工作的人群，可直接影响心、脑等脏器的功能活动。随着生活节奏的加快，颈椎病有逐渐年轻化的趋势，小学生这个年龄段发病的已不在少数。

颈椎是脊椎骨中体积最小，活动度最大的部分，在解剖和生理功能上较为复杂，很容易引发劳损及外伤，年龄愈大，发病率愈高。绝大多数患者均可通过按摩、牵引等保守疗法获得痊愈或明显好转，有些医生动不动就让颈椎病患者做手术，这是不适宜的。

颈椎病的发生主要源于椎间盘的退变。人类大约在20岁，椎间盘的血液供应就会停止。椎间盘的大小、血供和成分的变化（尤其是蛋白多糖结构、蛋白多糖和水的浓度）在人体生长、发育时，并在椎间盘出现退变之前就已经开始，其最大的变化发生在 20 岁以后。这时，椎间盘的髓核显示成活细胞数目的减少和蛋白多糖与水浓度的降低，这些改变往往伴随蛋白多糖聚合体的断裂和胶原蛋白及非胶原蛋白浓度的增加。所以说，人体从停止生长、发育起，椎间盘就开始了退行性变化的过程。

椎间盘的变性最早出现在纤维环，继之影响到髓核，以至软骨板。椎间盘退变会导致椎节不稳，以及引发周围起稳定作用的韧带发生松弛，最终在姿势不良、感受风寒或外伤等诸多诱因下造成颈椎的某些节段发生错动和继发性的改变（如骨质增生、韧带钙化），以致刺激、压迫邻近组织，产生各种症状和体征。

颈椎 4～6 是活动最多和最灵活的部位，颈椎 4、5 和颈椎 5、6 椎间的屈曲范围也是最大的。一般而言，成角最大的部位发生在颈椎 4、5 椎间，不过，因为解剖上的变异、软组织的影响和姿势等因素，都有可能改变成角的部位。由于头颈屈曲和伸展最多的部位出现在颈椎 4～6 处，这些节段的静态曲度最大，所受的应力也大，因此它们是磨损最多和增生、退化出现最早的部位。

一、导致和加速颈椎间盘退变及椎节失稳的主要因素

1. 姿势不良

首先是睡眠的体位。人一生中约有 1/3 的时间是在床上度过的，若习惯于睡过高或过低的枕头，或是睡姿长期呈扭曲、不平衡的姿态，

都会造成颈椎周围肌肉、韧带及关节的平衡失调，如"落枕"的发生就是这样。当人体长时间处于持续疲劳的姿态时，彻夜地持续"搓麻将"、看视频、"玩电脑游戏"，使颈、肩部周围的软组织发生紧张、痉挛。假如睡眠中又有枕头高、低不适的问题，就会引起和加重颈椎周围韧带等软组织的充血、水肿，使颈椎的小关节处于失衡状态，当晨起后，于颈部不稳定的状态下扭曲、转动头颈，或是感受了风寒，或是歪着头刷牙，都会进一步加大颈椎的不平衡，从而诱发"落枕"这一颈部软组织的损伤和关节错动的现象。落枕往往也是颈椎病的早期表现之一，若患者频发落枕，说明颈椎的稳定性较差，应考虑颈椎病的可能，并应以此作为诊断、治疗的一个指标。

其次是工作、生活中的姿势不当。如经常处于低头位工作的会计、作家、秘书、打字员等办公室人员，特别是在电脑普及的今天，人们的头颈、肩背往往处于持续驼背、歪头的体态，这在用鼠标的过程中表现的尤为明显；常使头颈做单一运动的牙医、护士、裁缝；再者就是不正确的颈部运动，如某些民间的头颈部练功法，以及头颈部负重的人体倒立或翻跟头，还有目前流行甚广的瑜珈或所谓的颈椎保健操中的某些头颈部动作等。

2. 炎症

主要是指颈部周围组织及其器官的炎症性改变，如咽喉部的急、慢性感染直接刺激邻近的软组织，使肌张力降低、韧带松弛和椎节失稳或错动，若持续时间较久会造成颈椎病。临床上曾遇到一位因齿部疼痛而导致颈部持续性疼痛、不适的中学教师，神经科和骨科考虑她有颈部肿瘤的可能，通过"CT""MRI""彩超"等检查手段未有结果，在北京某著名医院诊治时，考虑与颈部深淋巴结的肿大有关，后经他人介绍来我科室这里按摩。她半年来亦曾推拿、整脊、贴膏药、离子导入等保守疗法未果，我们遵照颈椎病的原则治疗了一个疗程，其病痛有明显改善，但仍遗留难以主诉清楚的颈部不适感，这也一直让我们疑惑。第二疗程时了解到她存在病痛侧牙齿的间断性隐痛，推测这可能就是病因所在，果不其然，当她的牙齿问题得到解决后，再无颈部的异常感。通常在颈椎病的诊治中甚少考虑离颈部较远的牙齿问题，之后的观察发现，牙齿的病痛也是颈椎病的一个主要病因。

3. 外伤

工作或生活中发生的头颈部扭挫伤、交通意外，以及不得法的推拿、牵引等，都有可能使颈椎及周围起稳定作用的软组织产生损伤而致病。

4. 颈椎的先天性畸形

如先天性椎体融合、寰椎发育不全等。在脊柱，颈椎间盘的退变发生最早，并可能诱发颈椎的其他组织发生退变。由于颈椎间盘的退变，以及继发性的改变，又刺激或压迫了邻近组织，进而引起各种症状和体征，我们把临床上这一系列综合性的症状表现，称之为颈椎骨关节病或颈椎病。

二、颈椎病引起症状的原因

引起颈椎病症状的传统观念是机械性压迫，但至今仍无一种完全让人信服的解释，临床上经常有脊髓或神经根明显受压、变形而无症状者。

目前多认为产生症状的原因主要为。

1. 机械性压迫

是否出现症状，与压迫的程度、时间和是否持续有关。

2. 局部摩擦

脊髓、神经根在突出的骨赘上受到摩擦，从而引发水肿、充血。

3. 血管因素

前方粗糙的骨赘抵在脊髓前方，产生局部缺血、血流下降，或椎间孔病变使神经根纤维化，进而影响到脊髓血流，这也是引起脊髓空洞症发生的原由之一。广州的龙老医生治疗脊髓空洞症时通过整复脊柱错动取得了较佳疗效。

临床上大多是上述几种因素相互伴随。以单纯机械性因素为主者，症状一般较轻，呈逐步加重的趋势；以节段不稳或血管因素为主者，症状一般较急、较重，病变发展较快，颈椎退变发生后是否出现症状，还取决于退变之轻重；另一重要的因素在于椎管发育的大小，发育性颈椎管狭窄者，即使是轻微的退变或外伤，也容易发病，且症状与体征较为明显，当采用按摩等保守疗法效果不佳或是经常反复，应及早手术治疗，以避免发生更为严重的伤害。

以上主要谈的是颈椎病的发生机理，因按摩的需要以及病痛表现形式的不同，我们将颈椎病分为颈椎病和眩晕两个部分进行讨论。

第二节　颈椎病

根据颈椎病症状表现的不同和按摩方法上的差异，我们将其分为颈椎病和眩晕两个部分讨论。现在所谈的颈椎病，是指脊柱关节错动、不稳，颈椎周围的软组织、神经根或脊髓受到压迫和激惹，引发疼痛或放射痛、麻木、感觉异常等病症。这在颈椎病的早期表现中最为明显，它包括了颈型、神经根型、脊髓型颈椎病。一般认为，神经根性疼痛因硬膜外神经根穿过椎间孔时受到挤压引起，当头颈后伸时，椎间孔缩小，受累的神经根受压并产生疼痛。骨刺不论是在椎间孔内还是在椎间隙的后外方，都会使硬膜囊变长并使之处于紧张状态，当头颈前屈时，在神经根下降的同时使之变得更加紧张，进而造成了神经根的缺血，并因之出现疼痛等一系列的症状。

一、病因病机

椎间盘对疼痛不敏感，髓核是一种惰性组织，其中未见神经组织的分布。黄韧带和棘突间韧带对疼痛的刺激也不敏感，关节突关节的滑膜富有感觉神经和支配血管运动的交感神经，当这些滑膜的神经和血管遭受刺激、挤压或是其他炎症累及时，会产生明显的疼痛，并波及邻近组织，产生牵涉性疼痛。

处于椎管和椎间孔内的神经根属一种疼痛的敏感组织，没有神经束膜和神经外膜组织的保护，对张力、压力损伤、感染以及化学暴露性伤害具易感性。神经根被牢牢地固定在椎间孔内，当颈部屈、伸时，它不会在椎间孔中或是向孔以外、孔以内滑动，只有在椎间孔发生狭窄、神经根或椎间孔本身有炎症改变或是纤维化时，神经根的功能才会发生障碍。

颈椎间孔的内壁由椎体的外侧部分和钩椎关节构成，外侧壁由关节突关节组成，关节突关节由上、下关节突和关节囊构成。颈神经在穿出椎间孔之前，其运动与感觉部分仍保持分离，神经的运动根（腹根）紧贴钩椎关节，感觉根（背根）则靠近关节突及其关节囊。神经根的感觉部分受到刺激时，引起神经源性疼痛，腹侧的运动神经根受到刺激则出现肌源性疼痛，这种解剖上的关系在临床上有着重要的指导意义。实验证明：刺激背根时会引起"闪电"或"电休克"样疼痛，这在肢体远端最为明显；而刺激腹侧运动根时，疼痛在近侧的肩部、腋部和上臂，是深在性的"穿凿样"不适感，这种痛感模糊不明，一般位于深部组织，如肌肉、肌腱和筋膜。正常情况下，神经根仅占据椎间孔的 1/5 到 1/4，其行经椎间孔的位置与角度变异很大。

颈椎间盘退变较早，一般认为纤维环在 20 岁左右、髓核在 25 岁前后发生退变。椎间盘变性后可造成椎间关节的松动及活动异常，进而导致椎体缘骨赘、小关节突骨关节炎，黄韧带以及前、后纵韧带的增生肥厚，在后期，韧带可发生钙化或骨化。当椎间盘发生退行性改变后，首先会造成椎间关节不稳和活动异常，进而波及到小关节。早期主要发生软骨退变，渐而波及软骨下，形成骨关节炎，使关节间隙变窄、关节突肥大和骨刺形成，致使椎间孔变窄，刺激或压迫神经根，引起各种病痛。在椎间盘、关节突出现退变的同时，黄韧带和前、后纵韧带亦增生肥厚，后期发生骨化或钙化，使椎管变窄或是在颈后伸时形成皱折并突向椎管，进而使脊髓、血管或神经根受到刺激或压迫。

1. 产生疼痛的原因

神经受到刺激；如果压力为刺激因素，必然是急剧或断续的；神经受到侵害，以致人体不能够避免因刺激而产生的影响；若为不变的压力作用到神经上，可使神经功能发生障碍。

2. 主要的表现形式

感觉功能的部分损失（感觉减退）；感觉传导的部分或全部丧失；运动障碍（力弱、麻痹、反射改变及客观所见的肌肉萎缩）。不论是压力和运动所引起的疼痛，还是持续运动所致的功能损失（如间歇性跛行），都是同一机制下的不同表现形式。

随着年龄的增长和退变过程的加大，骨刺等病变组织侵占椎管、一个或多个椎间孔，引发脊髓型颈椎病。还有许多患者存在发育性椎管狭窄现象，而伴随神经根症状者较为少见。其致病的机理：在脊髓受到压迫的基础上，因颈部活动产生牵拉和摩擦，使脊髓受到损害，并呈逐渐加重的趋势。

临床所见之颈椎病，大多是在姿势呈现持续、不当的情景下发生。所以无论采取何种方式进行治疗，找出患者习惯性的不良姿态，并引导其纠正，是一种必要的手段，这一点必须引起重视，否则很难达到预期的疗效。

二、临床表现

因颈椎受累节段的不同，以及受累组织不一，加之病理改变复杂、病变广泛、个体差异大等原因，其症状表现不尽相同。

多为颈椎间盘向后外突出，钩椎关节或关节突增生、肥大，在椎管的侧隐窝或神经孔等处压迫或激惹了神经根。因病变位置、平面和程度的不同，导致神经根支配区的反射性疼痛或放射性疼痛、感觉异常、肌力及反射改变等。

在没有明显颈部损伤时，颈痛及僵硬的病因可以是不良的用力习惯、不合理的体位或一种姿势维持过久等。只有仔细询问后才能了解，例如，习惯于俯卧位下趴在枕头上抬起头来读书、看报，或是侧卧、半卧位下看电视等。患者常在夜间因一侧或双侧上肢疼痛、麻木不适而惊醒，当改变体位及活动上肢后好转。一般起病缓慢，但大多有急性发作的病史。

急性期，颈部的过伸、咳嗽、喷嚏均可使疼痛加重，随着病情的发展，会在不知不觉中出现脊髓型颈椎病。此系脊髓直接受压、摩擦致伤或脊髓的血供障碍所致。病变多发生在颈椎屈伸的主要部位颈椎下段，即颈膨大区。由于受累传导束的不同，病变的轻重表现各异，脊髓型颈椎病的症状和体征也不尽相同。机械性压迫而发生者，症状在不知不觉中出现，其最初的表现可能是手指不灵活、精细动作困难、上肢或下肢无力、手部的内在肌萎缩、步态不稳，以及躯干、四肢的麻木感，甚至出现下肢的痉挛、痛觉或温度觉减弱，疼痛症状多不明显。

检查可见：颈肩部肌肉紧张，颈部活动受限，横突、棘突旁压痛，患肢可有感觉障碍、肌力减弱、肌萎缩；当颈椎 5、6 神经根受累时，肱二头肌反射改变，颈椎 7、8 神经根受累时，肱三头肌腱反射改变；可有臂丛神经牵拉试验、椎间孔挤压试验阳性；病甚者，可出现上运动神经元受损之体征，如霍夫曼征、巴彬斯基征、阵挛等异常；当根性症状明显时，检查者仅用双手重叠放在患者的头顶部下压，即可诱发或加剧症状。

X 射线检查：为常规检查，应包括正位、侧位及双斜位

正位片：观察有无先天性融合、半椎体畸形，第七颈椎横突是否过长、有无颈肋、颈椎侧弯，钩椎关节有无增生，椎间隙有无狭窄，以及狭窄的程度等。

侧位片：观察颈椎曲线有无改变，弧度的异常出现在哪个节段，是否出现生理性前弓的不规整、变平、消失甚至是后凸；是否有骨赘形成，项韧带、纤维环以及前、后纵韧带有无钙化或骨化，椎管前、后径的大小等。

斜位片：椎间孔的前后径、高度，以及钩椎关节、关节突的增生情况，黄韧带有无钙化等。

肌电图检查：有助于对神经、肌肉疾患和周围神经损伤的诊断，判断其受损程度；有助于对上级神经元或下级神经元疾病的鉴别。

另外还有 CT 扫描、磁共振成像等检查。

三、按摩手法

1. 颈、胸椎整复法

应自下而上在脊柱上查找、整复，亦即，从心区的胸椎 7 始至颈椎 1 止。多选用坐位推正法和掌指推正法，亦可选用抬头摇正法、低头摇正法等。根据疼痛部位的不同，在相应的平面查找棘突的偏歪，予以校正之。手法应用中，要求是边整复，边在整复后的邻近部位施拇指拨揉法、拿法等松解手法半分钟左右，以便松解、稳定整复的关节和局部的软组织。（图 3-1）

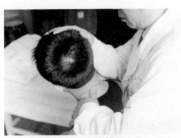

A 坐位推正

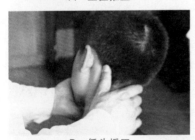

B 低头摇正

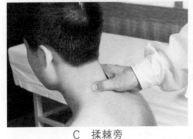

C 揉棘旁

图 3-1 颈、胸椎整复法

2. 松解颈背部的肌紧张

患者俯卧，胸前可垫一个薄枕。医者站其侧方，以患侧的肩背部为主，在胸椎 7 平面以上的背部，肩胛骨上、下，以及三角肌的位置，采用掌揉法、拿捏法、点按法等 5 ～ 7 分钟。当手法作用于疼痛、紧张明显的部位或穴位时，可适当增加刺激的强度和时间。由于颈椎与腰椎的功能活动密切相关，所以还

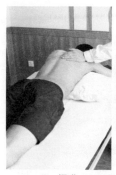

A 揉背

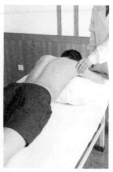

B 拿三角肌

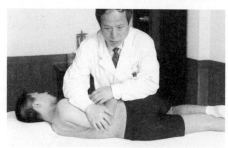

C 斜扳法

图3-2 松解颈背部的肌紧张

应当触摸患者的腰背肌，若其紧张度较高，可在胸椎整复手法的基础上采用腰椎斜扳法，以达通调三焦气血之效。（图3-2）

3. 疏通经脉气血

患者坐位。依颈部→肩部→上肢部的顺序，在颈、肩部施以拿法、揉法、拨法、滚法等4～6分钟，在上肢部施以压中府、压缺盆、点极泉、疏通上焦法和拨合谷等手法3～5分钟；（图3-3）（图3-4）接着，医者站其患侧，一手托肘，使上肢伸展、高举至180°，另一手与患侧的手掌相对并缓慢地按压，以使腕关节背屈约90°，然后在维持此角度的状态下，分别使其掌指面进行向前、向外、向内、向后方的背屈，每个方

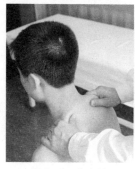

图3-3 拿肩并

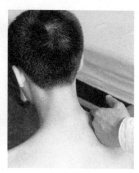

图3-4 滚肩

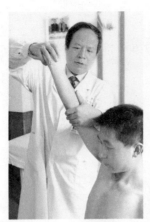 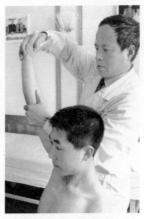

向各持续约半分钟，以达牵拉臂丛神经的目的。具体操作可参见上肢部手法。（图3-5）（图3-6）

图3-5　侧屈腕　　　　图3-6　后屈腕

附：　体会

欲使颈椎病的治疗达到最佳疗效，就要摆脱传统按摩思路的束缚。不可仅仅以颈部这一局限的区域为中心进行手法治疗，而是要转换观念，把颈椎和胸椎1～7的颈背部区域作为一个整体来看待，进而发挥好中医整体观这一优势，否则会陷入"头痛医头，脚痛医脚"的怪圈。在手法治疗时，通督正脊术将肩、背部当作一个基座来看待，并且把颈部和肩背部摆在同等重要的位置。假如只是依据常规的治疗方法，将手法的重点放在整复、松解颈肩部的区域上，却没有把胸椎1～7的背部紧张和不平衡通过适当的手法调整过来，那么颈椎的错动即使被整复，也难以获得稳定，也许当患者走出诊室没多久，刚刚通过手法治疗并缓解了的病痛又会逐渐发作出来；其次，采用整脊手法之后，还要在整复后的临近区域找寻紧张、压痛区，予以松解之，否则关节的稳定性难以保持；再者，还要仔细询问患者平时工作、生活中的姿态，找出诱发颈椎病的不良姿势，并指导其纠正和进行针对性的导引锻炼，那么患者在被动治疗和主动运动相结合思想的指导下，必然获得最快和最佳的疗效。

第三节　眩晕

以眩晕为主要表现的病症均归属于此范畴，它包括了不明原因的美尼尔氏综合征、高血压、椎动脉型和交感神经型颈椎病等。因形成此病症的原因较复杂，其机理到目前为止仍不甚明了。我们临床推拿中感到它们与颈椎的改变有很大的相关性，故此都将其归入颈椎病的范畴进行讨论。

一、病因病机

颈部的交感神经系统由两个主要部分构成，即交感链和椎神经。颈髓中没有中间侧角细胞，颈部的节前纤维，一般认为起自胸髓 1～5 的中间侧角细胞上行到颈神经节。所有的颈部交感神经都是灰色、无髓鞘的节后神经，它起自交感神经节，并在神经节内同胸髓发出的上行白色节前纤维相突触。颈交感神经的走行方向是：（1）伴随前根，沿着周围神经的前支和后支分布到它的支配区域；（2）节后纤维通向眼睛、颅神经、头颈部的动脉、锁骨下动脉和心丛；（3）一支经椎间孔回行，沿腹根与支配硬脊膜和椎管内韧带结构的脊膜返神经汇合。除返支外，所有的交感神经纤维都是椎间孔以外的神经纤维，它们在椎间孔以外同周围神经伴行。

颈部交感神经系统的第二部分为椎神经和椎丛。一般认为，椎神经沿椎动脉走行，位于横突的椎动脉孔内，若椎动脉走行的任何部分受到刺激，都会刺激椎神经。其可能出现的症状有：眩晕、面部和咽部的症状，包括眩晕、耳鸣、鼻功能失调、面部潮红、疼痛和咽喉感觉异常等一系列症状。

双侧锁骨下动脉发出的椎动脉及其分支组成椎－基底动脉系统。主要供给大脑后部 2/5 的区域，包括脑干、小脑、大脑半球后部以及部分间脑的血液，故又称脑后循环。椎－基底动脉系统还供应颈脊髓、神经根及其支持组织血流量的 90 %。椎动脉受压或受到刺激，会对脑部和脊髓的血液循环产生直接影响。当脊柱不稳定或骨赘形成时，可刺激或压迫椎动脉，从而影响到枕部脑皮质、小脑、脑干及颈脊髓等组织、器官的血供。特别注意的是，钩椎关节侧前方的退行性改变，可刺激或压迫椎动脉，产生椎－基底动脉供血不全的症状。压迫明显时患者扭曲头颈至某一角度，椎动脉的明显受压、缺血，引发眩晕，甚至猝倒，这也是诊断椎动脉受压的一个主要标志。

高血压是引发脑中风的主要病因，防治和控制高血压是预防脑中风的最重要一环，积极地控制高血压可使发病率和死亡率分别降低 40 % 以上。我国成人的高血压患病率在 10 % 以上，一般认为与高级神经中枢的功能失调有关。有时也可作为某种疾患的一个症状表现形式，如心血管系统、内分泌等系统所致的高血压，称为继发性高血压疾病。在症状上，往往以眩晕、头痛、心悸等表现为主。有人认为，颈上交感神经节附着于颈椎 1～3 或颈椎 2～4 横突的前方，当颈椎出现退化、失稳、错动时，横突的位置发生改变，进而造成周围软组织的失衡并发生无菌性炎症变化，引起交感神经节后纤维的兴奋性改变，使脑血管发生痉挛。若此种刺激持续存在，将继发性地影响脑血管舒缩中枢的功能，发展为全身性小动脉痉挛，使血压持续升高。另一方面，颈上、颈中及颈下交感神经节发出的心支，参与形成了心深丛及心浅丛，分布于窦房结及房室结，并随冠状动脉分布至心肌。故此，颈椎错骨缝对颈交感神经的机械性刺激，可加速神经兴奋，出现心悸、心跳加强、冠状动脉舒张，引发血压升高。此外，颈动脉窦位于颈横突的前方，当颈椎下段出现错动时，可引起横突周围肌肉的紧张，或横突的直接刺激作用，或是钩椎关节错动的刺激引起了斜角肌及周围肌肉、筋膜的紧张，进而牵拉、刺激颈动脉窦，使血压发生波动，有时会出现血压的突然升高或降低、头昏、眩晕、颈部僵硬感、心悸、胸闷、气短等症状。伴随眩晕型表现者，其颈椎曲度往往变直或反张，颈部的软组织，特别是下颌周围的皮肤等处于紧张状态，使周围交感神经的兴奋性发生改变，出现急躁、易怒等症状，进而影响到血压。

我们把眩晕为主要症状表现的病症多归结到颈椎病的范畴，并且从推拿的角度加以考虑和验证，觉得它主要是由颈部的椎动脉、交感神经受到刺激造成的，并在此认识的指导下进行手法治疗，常常可取得意想不到的效果。

二、临床表现

为多器官、多系统引发的一组症状群。除眩晕外，常常伴随颈肩痛、头痛、失眠、健忘、口唇麻木、眼部胀痛、视物模糊、瞳孔散大或缩小、复视，重者可失明；心前区疼痛、心动过速或心动过缓，以及胃肠功能紊乱；肢体、头顶部疼痛或麻木，肢体发冷或潮红，耳鸣、听力下降等。若是以椎－基底动脉受压为主者，还可有颈部压痛、功能受限，颈部活动之后出现症状加重，甚至在头颈旋转至某一角度时出现眩晕，甚至发生猝倒，若强行牵引颈椎，可能诱发或加重眩晕、恶心等症状。

X 射线检查：多有颈椎生理曲度的减少、变直甚至反弓，以及钩椎关节的增生等。

颈椎错动部位多在颈椎的中部，以颈椎 3 ～ 5 多见。

三、按摩手法

1. 松解局部紧张

患者坐位。医者站其后方，一手扶患者头部，另一手以拇指和并拢的食、中指指面相对用力，沿颈部两侧的棘突侧方之凹陷处，由风池穴始，至近肩井穴止，采用拿法和指揉法 3 ～ 5 分钟，当手法施用于紧张、肿胀明显的肌肉等软组织部分时（主要在颈中、上部的颈椎 1 ～ 5 旁），刺激量可适当增大，持续时间宜长久一些；接着，沿颈横突旁之医风穴至颈下部的横突旁止，以拇指揉、按一侧的或是拇指与食、中指面相对同时揉、按两侧横突旁的软组织约 3 分钟，手法

宜轻柔、和缓
和持久（有低
血压者不宜使
用）；最后，
以拿肩井法结
束，可达松解
颈、肩部软组
织之效。（图
3-7）

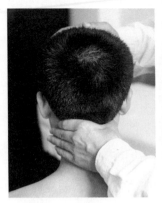

A 揉医风　　　　　　　B 揉横突

图 3-7　松解局部紧张

2.疏通上焦气血

患者俯卧。医者站其侧方，以掌揉法、拿法、点按法于胸椎7平面以上之背部、肩部以及三角肌 4～6 分钟（重点在胸椎 4、5 的夹脊穴、肩部、及三角肌后部的中、上方）；接着采

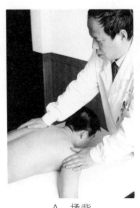
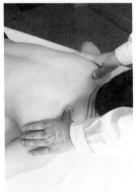
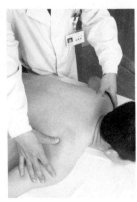

A 揉背　　　　　B 点肩井　　　　　C 点天宗

图 3-8　疏通上焦气血

用适宜的胸椎整复手法，以便整复胸椎错动处（多在胸椎 3 ～ 5 处）；然后，以拇指或中指同时轻缓地点、按两侧之天宗、肩井穴各约 1 分钟。（图 3-8）

3. 疏肝理气法

患者左侧身卧位（左下、右上）。医者坐其对面，以左手掌抚、按在患者右胁下的腹部区域（在章门穴下方），右手并拢之食、中、无名指的指面部按压在患者右侧的肩井穴上，然后缓缓用力向左手的章门穴方向扳、拉，在扳、拉肩井过程中应当用心体会手下的感觉，当右手反复而缓慢用力向左手的方向扳、拉时，可出现左右手之力相交会的感觉，这时要保持住此种感觉稍待片刻，有通降气血之效；当两手放松之后再开始下一次的扳肩井和放松的过程，如此反复施用 3 ～ 5 次，此手法一松一紧，可鼓动右侧之气机下降，达肃降肺气、涤荡胃肠之浊气的目的。上述扳肩井的手法结束后，再用右手扳、拉右侧背部的心俞或厥阴俞、膈俞、肝俞或胆俞，以及点压头部的头维穴等。施用以上手法时，医者往往有左手下患者腹部组织的松弛感或肠蠕动等触觉传感现象，如若无此感传现象，则应随后变通为右手置左掌下的位置，以左手的拇指或中指指针法点按患者左下肢内侧的三阴交、公孙穴，及右下肢外侧的阳陵泉、上巨墟等穴位各半分钟左右，多可产生医者右掌下的腹部触觉传感现象。操作结束后，患者有神清气爽，以及腹部和头颈部的轻松感。（图 3-9）

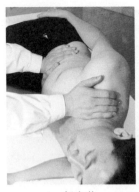

A　扳肩井

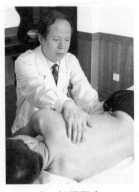

B　扳厥阴俞

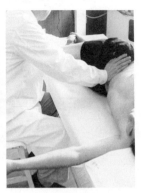

C　点太冲

图 3-9　疏肝理气法

4. 综合治疗

患者仍坐位。医者站其后方，采用定位较为明确的坐位推正法、定位摇正法等整复手法，一边整复错动之关节，一边在整复后的部位施以松解软组织的手法；接着，施以揉捏风府、拨天柱、压颈法、点极泉、点劳宫或后溪穴等手法。具体操作过程可参见常用手法中的颈肩及上肢部手法部分。（图 3-10）

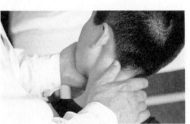

A　扳颈椎

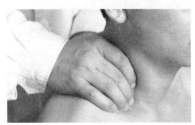

B　点缺盆

图 3-10　综合治疗

四、注意事项

1. 功能锻炼

（1）在生活工作中，要及时纠正习惯性的不良姿势，如避免在单一体位下持续工作的时间过久、睡过高或过低枕、躺在沙发上看电视，养成一种能够长期保持良好姿势的习惯；其次进行适当的功能锻炼，主要是针对颈、肩及背部的锻炼法；如非病情十分必要，不宜采取颈部长期被固定或制动的治疗方法。

（2）对于颈椎曲度改变者，只要坚持不懈地将不良姿态调整好，并坚持适当的功能锻炼，那么使颈椎恢复固有的生理曲度是完全可行的，这已经被许多医生的临床实践所证明。

2. 鉴别

应与肌萎缩性侧索硬化症、多发性硬化、脊髓肿瘤等鉴别，以免误诊、误治。对于发育性颈椎管狭窄的患者，轻微的退变及外伤就可能发病，若经过一定时期的治疗之后仍呈进行性加重趋势，甚至出现明显地脊髓受压问题，应劝其及早手术治疗，以免贻误治疗时机。

3. 情绪稳定

在治疗期间，尽力消除患者的急躁情绪。颈椎病的发生是缓慢发展的，其治疗和康复也需要一定的时间，不可能一蹴而就。

4. 配合治疗

（1）治疗中具体手法的选择和刺激强度要根据病情适当掌握，以柔和、深透为原则。

（2）根据病情的需要，可适当选择药物治疗、牵引、理疗、针灸等辅助方法。

（3）根据患者的详细病史、体格检查、X 平片检查，大多能做出明确诊断，确实在鉴别诊断上有困难的，可适当选用其他的检查手段，决不可过分依赖 CT和MRI等检查方法，以免增加患者的负担。

（4）在颈椎病的诊治上，一定要注重背部手法的松解、整复，否则患者病痛的康复就较困难，其疗效的稳定性亦不会理想，而且易于反复发病。

附：体会

有眩晕症的人，大多伴随烦躁、心慌、胸闷、自汗等植物神经功能紊乱的现象，所以腹部手法是必须采用的，它能使上下失调的气血沟通，达到疏肝理气、引火归元的效用，进而使功能紊乱之象消弭于无形。此类患者多存在心身紧张的现象，其肩背、腰臀部的关节和软组织较为僵硬，按摩时还要对周身关节加以松解，以及进行心理失衡状态的调节。从颈椎的X光片来看，眩晕者往往有颈椎生理曲度消失甚至反张等问题，以颈椎4、5节段以上多见。此时，一方面实行手法的治疗和嘱咐患者进行针对性的姿势调整，另一方面指导患者在睡觉前于仰卧位下，在其颈部的后下方垫一高度适宜的卷筒，以便起到校正颈椎曲度不合理的目的，卷筒的高度以垫于患者颈后并使之下颌稍微有些翘起为宜，这类人群大多不太适合颈椎牵引法。睡觉时换回普通荞麦枕头。此外，指导患者练习静坐功法也是一种不错的选择，不过在进行健身操等动功的锻炼方法时，动作的选择一定要合理，不宜采用流行的、左右弯曲头颈或旋转头颈的颈椎保健操锻炼法，否则会使颈椎病的症状表现越来越严重。

第四节 颈腰综合征

多见于中、老年人，或是颈椎病、腰椎病持续时间较久者。主要指颈部与腰部二者同时发病而言，目前青少年发病者亦不在少数。

一、病因病机

我们平时所谈大多是颈椎、腰椎，或是发生在某些具体节段上的病痛，这只是从局部的病理改变上进行了一些探讨，实际情景不会这么简单。临床上的很多病患都是相互混杂的。就人的脊柱而言，它是一个柔性柱体，能作多种曲线形运动变化，还起着保护脊髓、神经和椎动脉的作用。人体脊柱功能的正常发挥取决于脊柱结构、稳定性和柔韧性之间的相互作用，以及肌肉的力量、耐力和运动的协调性等。它的运动不是单一的，当人体为了完成某一动作，如拾、拿物品时，要靠整个身体，包括了脊柱的协调运动才能达到目的。若遇到一位被腰腿痛长年困扰的患者，仔细询问，往往伴随颈椎甚至活动幅度很小的胸椎的病痛，那么治疗之时仅从腰部考虑的话，疗效多不能令人满意，这如何解释呢？

胸椎的运动受肋骨架的限制，它与颈、腰椎相比，活动的范围很小，骶椎作为脊椎的主要组成部分，其活动度更小，基本上可忽略不计。故此，脊椎的运动主要由两个活动度大的部分，即颈椎和腰椎来完成，颈椎和腰椎亦因之呈现一致性的改变。当腰椎发生屈、伸等运动时，机体为了维系脊椎本身的平衡和协调，需要脊椎的另一部分产生相应的伸、屈运动补偿，这当然非活动度较大的颈椎莫属，反之亦然。故此在临床上，一方面要根据病症的不同，采取相应的治疗手段，如颈椎病，从颈论治；另一方面，从整体观出发，仔细询问患者的病情和进行各种检查，如劳损者，要仔细询问腰椎的病痛处，以及相关的部分是否存在不良反应，甚至从颈椎至骶椎进行全面检查，若发现脊椎的某些节段出现错动，则予以整复之。

二、临床表现

大多数的患者年龄偏大或病史较长，以腰部病痛为主者，多有腰骶部长期负重和体位不当等病史，常常以腰椎管狭窄症、腰椎间盘突出症、腰肌劳损等形式表现出来，并且伴有颈椎甚至胸椎的错动，以及相应的症状和体征；若以颈、肩部病痛为主要表现者，多有长期伏案等病史，易以椎动脉型或交感神经型颈椎病的形式表现出来，同时腰椎、骶椎，甚至是胸椎的错动，与之相对应的症状及体征也会有或轻或重地表现，而且是病情越重、病程越久，对脊椎其他部分的影响就越大，颈腰综合征的临床表现也就越突出、越明显。

三、按摩手法

治疗的原则是辨证施治，多采用"上通下达"的治疗方案。具体施行时，首先要寻找症结所在。以颈椎病为主要表现的，采用"从颈论治"的方法，基本同颈椎病的按摩法，以达通畅上焦气血之效，其后辅以治腰的按摩手法，以使下焦气血条达。当以腰椎病痛为主要表现时，则要采用"从腰论治"的方法，基本上同椎管狭窄症的按摩手法，然后辅以治疗颈椎和胸椎的按摩手法。

总之，对本病症的按摩必须坚持上下兼顾的原则，从整体上对脊柱的问题加以调整。在颈椎，治疗方法基本同颈椎病的治法；在胸椎，基本同胸椎后关节错骨缝的治法；在腰骶部，则与椎管狭窄症的按摩方法相近。在此基础上，还要对脊椎的其他部分进行检查、整复和松解，从而兼顾到脊椎的整体性和协调性。这就需要我们在临床上辨证施治，抓住主要矛盾，发挥好中医的整体观优势，只有这样才能达到最佳的治疗效果。

四、注意事项

1. 诊断要明确

诊断、定位必须明确，要与脊髓或脊椎部的肿瘤等相鉴别，以免误诊、误治造成事故。

2. 消除致病诱因

要改善或调整日常生活、工作中的不良姿势，宜睡硬板床。

3. 加强脊椎周围的肌力

主要是进行颈、背、腰肌和腹肌的功能锻炼。

4. 综合治疗

临床上我们遇到的大多数退化性病痛，在治疗上均适用于颈腰综合征的辨证论治，以及整体观这一原则，单纯的颈椎病或腰腿痛是很少见的，往往伴随其他的病痛出现。

第五节　颈部扭伤

包括了落枕和颈部的软组织损伤，发病以 30 岁左右的青壮年居多。

睡醒后发生颈部不适、活动困难等表现者，以落枕、失枕称之；若因头颈部外伤或扭伤所致者，则称为颈部软组织损伤或颈部扭伤。

一、病因病机

落枕常以急性颈肩痛的形式出现。患者多在某种特殊体位下，如：在持续低头位下工作之后入睡，睡过高或过低枕，以及睡卧当风，于醒后出现颈肩部不适；起床后头颈部进行倾斜、扭曲等不平衡状态的刷牙等动作时，就可能诱发落枕。这时患者多无明显的外伤史，仔细检查颈、肩部，可发现局部肌肉的明显痉挛和压痛，易发生在肩井、肩外俞等斜方肌、冈上肌的区域，一般无头晕、眼花、放射痛或神经系统症状。常常是突然发作，棘突偏歪可发生在头、颈前屈时受力最为明显的颈椎 4、5 处，其次发生在邻近的颈椎 3 和颈椎 6 的位置。棘突向疼痛侧偏歪者，大多属主要的棘突偏歪部位，有时亦可波及颈椎 7 和胸椎 1 的位置，这可能是此处属活动的颈椎与相对固定的胸椎交接处的缘故。在睡眠中，无论是枕头过高还是过低产生的颈项不适，以颈椎和胸椎交界处的受力最为明显，所以这一位置也容易发生关节的错动。

颈部的扭伤多出现在跌仆、扭斗及嬉闹等情景下，以致头颈部发生突然的侧屈、扭转，或是过度地前屈、后伸，在此极端扰动的过程中，会使原有的平衡受到破坏，患者又不能及时地对此失衡状态加以调整，以致引发颈部软组织的损伤和颈椎关节的错动。有时颈部损伤的早期症状不甚明显，常常会贻误治疗时机，或因为处置不当，给患者遗留下不必要的痛苦。颈椎关节的错动多发生于颈椎 4～6 的部分，因为这些椎间关节面的排列方向偏水平位，并且在头颈部前屈或后伸时，颈椎 4～6 间也是承受压力和扭曲力最大的部分，稳定性欠佳，容易发生退变和损害。

若在车祸或急刹车中，因惯性使乘车人在瞬间发生颈部过屈，进而造成损害。这时的错骨缝多出现在颈椎 4 以上。但应注意，在按摩前一定要与颈椎的脱位、骨折相鉴别，以免误诊、误治，引发医疗事故。

二、临床表现

落枕者，常在睡醒或起床活动后突感颈、肩部疼痛，头颈部向一方或多方的活动受限，动则疼痛加重，头常常偏向患侧，向某一方向活动时疼痛明显加重。

颈部扭伤者，多有明显的外伤史，尤以一侧的颈、肩部疼痛多见。头颈向患侧或疼痛较重的一侧倾斜，有时可出现手臂的麻木、疼痛等症状，以及明显的压痛和叩击痛的节段，此为棘突偏歪的主要部位。

X射线检查：多无异常改变，或有颈椎生理曲度变直、扭曲等改变。

三、按摩手法

1. 颈椎整复法

多选用坐位推正法和定位摇正法，手法要轻柔、和缓，但在颈肩部疼痛、肿胀明显的急性水肿期不宜使用或慎用。（图3-11）

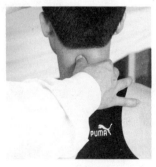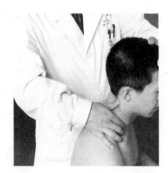

A　揉痛点　　　　　　　　B　坐位推正

图3-11　颈椎整复法

2. 施用颈部拿捏法

在颈后方的中、下部施以轻巧的拿、捏法，时间约3分钟；接着，用拇指面拨、揉整复后的棘突附近，以痛点区域为重点，时间为3～5分钟；然后施以拿肩井法，重点在患侧。对颈后部软组织痉挛、肿胀明显者，还要采用揉风池、揉风府、拨天柱等针对性强的手法。（图3-12）

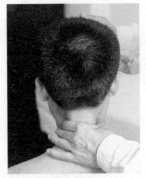

A　拿颈

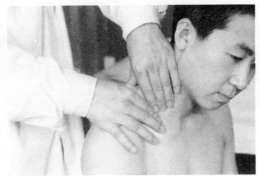

B　拿肩

图 3-12　颈部拿捏法

3. 牵引法

患者坐低凳上，全身放松。医者呈半蹲位站于患者身后，双手拇指分别抵、按在枕骨后下方的两侧（相当于风池穴），其余四指面顺势并拢、前置，托住其下颌的两侧，此时，医者的两侧前臂相应按压在患者两侧的肩上；随后，医者半蹲位下站稳，前臂向下压在患者

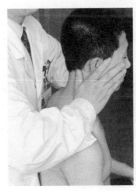

A　牵引

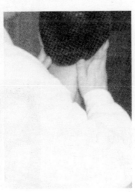

B　左旋

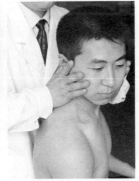

C　右旋

图 3-13　牵引法

肩上，两手臂协同用力将患者头、颈缓慢地向上托起、牵引。持续约半分钟后，在保持牵引力不变的条件下，使患者头颈进行向患侧及健侧方向的、水平位的、或左或右的环转运动，待患者头颈部能够放松后，再逐渐增大环转地角度，直至最大限度，反复操作 2 ~ 4 遍。本手法能达到松解肌肉痉挛和整复颈椎中、上部分小关节错动的作用。（图 3-13）

4. 压法

在采用了压颈法和压缺盆的方法后结束手法操作。

对于落枕者，医者一边拨、揉两侧的合谷、落枕穴（即外劳宫穴）或后溪穴各 1 分钟，一边嘱咐患者进行缓慢、小幅度的头颈部环转运动，这时多可使颈部的痉挛、疼痛缓解。（图 3-14）

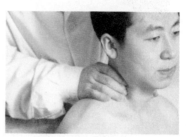

A　压颈

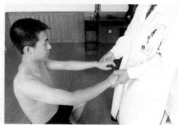

B　点外劳宫

四、注意事项

1. 明确诊断

一定要在按摩前进行详尽的检查，特别是 X 射线检查，只有排除骨折、脱位的可能性后，才可以进行按摩、整复、牵引。

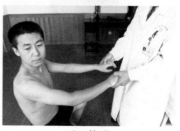

C　旋颈

图 3-14　压法

2.配合其他方法

患者早期应避免头颈部的运动，防止受凉，睡前可在患处用热水袋或热毛巾热敷，或服用适量活血化瘀、消肿止痛的中西药物。

（1）若患者颈、肩部肌肉痉挛、疼痛较甚时，手法的刺激强度宜轻不宜重、频率宜慢不宜快，而手法持续的时间宜长不宜短；反之，手法刺激量应适当加大。

在坐位推正法等整复手法应用前，如若患者颈部的肌肉痉挛较甚，应首先进行局部的松解手法，待痉挛、疼痛缓解后再行整复。对于落枕者，一般经1~3次的治疗即可治愈。

（2）要对患者进行认真、耐心的解释工作，解除颈部扭伤的诱因，否则致病的根本原因不除，会逐渐发展为颈椎病或颈椎间盘突出症等。平时应当保持正确的姿势，调整好枕头的高、低等。若为落枕频繁发作者，说明颈椎不稳，已经发生明显的退行性改变，是颈椎病的前期表现形式。

（3）当病情稳定后，患者应进行适当的颈、背部功能锻炼法。还要注意局部保暖，避免感受风寒而加重病痛或复发。

（4）落枕穴在手背部的第二、三掌骨间，与手掌内的劳宫穴相对应，亦即外劳宫穴。

（5）对颈扭伤者，可在按摩治疗结束后，行颈肩部的刮痧、热敷或离子导入等理疗方法，促进局部炎症、水肿的吸收和损伤的修复。

附：休会

落枕的病痛表现区大多在肩背上部，所以人们往往会误以为错动处就在颈肩结合处。我们在第一次编写通督按摩法的时候询问王老大夫，其结论亦如是，书中也是这样叙述的。但据此治疗总感到不太满意，后来在临床上对每一个患者的痛点进行仔细触摸和定位，反复研究临床验案以及查阅有关脊椎的各种理论书籍和论文，逐渐明确颈椎错动的部位发生在颈曲最大、活动最频繁的颈椎 4 ~ 6 处，据此思路进行治疗后，疗效极佳。

颈部扭伤以肌肉和韧带的损伤为主，所以早期不宜行牵引法，否则会使病痛加剧，只有待病情稳定后，方可进行低重量的牵引。有的人患病后还强行活动头颈部，或是做颈椎保健操，这样只能使病痛越来越重。正确的方法是完全限制头颈的运动。

第六节　寰枢椎半脱位

以外伤所致者多见，可发生于任何年龄段。如若发生在幼儿时期，多属自发性半脱位。此病在诊断和治疗上一定要谨慎对待，否则易造成医源性事故。

适宜于按摩的自发性半脱位，重点在儿童，其寰枢椎的错动没有合并骨折、脱位及寰枢椎之间韧带的广泛损伤和断裂，故名半脱位。此症必须及时加以治疗，否则关节错动的程度会呈进行性加重的趋势，最终还可能导致脊髓高位受压而危及人们的生命安全。

一、病因病机

1. 颈部或咽喉部炎症

常见于未完全发育成熟的儿童，可继发于咽喉或枕、颈部的感染。在外感或内伤后发生咽炎、急性扁桃体炎、咽后壁脓肿、中耳乳突炎、颈淋巴结炎等的感染、蔓延，或是经淋巴管反流，涉及上颈部和寰枢关节，从而引发关节囊的水肿、韧带松弛、颈肌痉挛，当出现不良姿势或在头颈部遭受到轻微外力时，极可能出现寰枢椎半脱位，并且多为单侧旋转性脱位。早期较易整复，若失治、误诊较久，会转变为固定性旋转畸形。

成人多继发于类风湿性关节炎，以及颈、枕部感染后侵及寰枢关节，并使之发生关节不稳。随着炎症侵犯的逐渐加深和颈部起稳定作用的软组织的紧张与平衡失调，关节的不稳会在头颈部受到一定的外伤刺激时出现寰枢关节的脱位。但是，这种损害有别于外伤性脱位，只要没有典型的神经症状，且疼痛可以控制，那么按摩、牵引可以治疗。

2. 外伤

任何头颈部的外伤均可波及上颈段，造成局部韧带、肌肉及关节囊的充血、松弛等损害现象，形成上段颈椎的不稳定因素。当头颈部时常处于一侧过度旋转位或是在突然地旋转、扭曲时，加上遭受到外力的直接打击或急刹车时，很容易发生寰枢椎的半脱位，此时可以按摩、牵引；假如遭受的外力过大或车速过快，可发生寰枢之间韧带广泛性损伤的寰枢椎前脱位，或是合并齿状突的骨折，此种情况禁止按摩。因此在临床上一定要认真、仔细地加以鉴别诊断，以防误诊、误治。

3. 先天畸形

齿状突发育不全，齿状突缺如、齿状突短小，或枕骨、寰椎融合等枕骨颈区的发育异常者，在外伤或是在轻微外力下就可能引发关节脱位的现象，且以寰椎向前脱位者多见，此症型按摩时应当慎重。此外，对于病理性脱位一定要转骨科诊治，以免对患者造成伤害。

二、临床表现

颈项部疼痛、僵硬，头颈活动困难，常向一侧倾斜，活动则疼痛加剧，轻压或轻微叩击头、颈时痛甚。患者多呈强迫体位，喜用双手托住下颌，以减轻头部的重量。

X 射线检查：开口位及颈椎 1、2 的侧位片可发现异常，多为单侧旋转性脱位。

触摸检查时，可有颈椎上段棘突的明显偏歪现象。在儿童，多为自发性脱位，常伴有局部的炎症和上感症状。

三、按摩手法

1. 颈部软组织的松解

揉风府、揉风池、拨天柱法，以及揉、捏颈中部和颈上部的软组织 6 ～ 9 分钟，手法宜轻柔、和缓。（图 3-15）

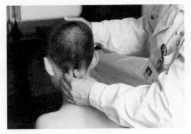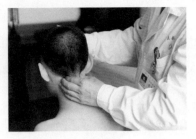

A 揉风府　　　　　　　　　　　B 揉风池

图3-15 颈部软组织松解

2. 颈椎整复法

多选用卧位摇正法：患儿仰卧，头部可稍微探出床头，但不得悬空。医者坐或站于患儿的头前方，双手分置颌下及颈后近枕部的两侧，之后双手同时用力，缓缓向头部的上方纵向牵引头颈约2分钟，然后在不使颈椎侧弯的前提下缓慢地向左和向右旋转、摇动患儿的头颈数次；待患儿头颈部能够松弛时，在牵引下，医者的双手协同用力，使其头颈向左和向右旋转至可运动的最大生理范围，如此反复旋转3～5次后多可使关节复位。（图3-16）

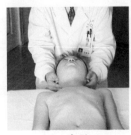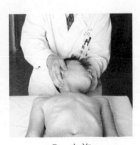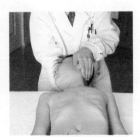

A 牵引　　　　　　　B 左旋　　　　　　　C 右旋

图3-16 颈椎整复法

应当注意的是：不论在手法操作前还是结束后，都不可使患儿头部悬空、放开，否则易造成人为伤害。这一手法也适用于成人，特别是在急性期水肿、功能障碍明显时，此为首选手法。若水肿、功能障碍不明显时，也可以适当选用坐位拨正法。

3. 祛风解表

伴外感症状时，应是祛风解表之法。

患者坐位。医者站其身后，先从肩胛骨内侧缘的肩外俞、肩井至厥阴俞的背部区域施以滚法或拇指点法、揉法等，两侧各约2分钟，然后施以颈项部拿捏法于风池至大椎一线。（图3-17）

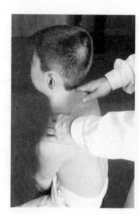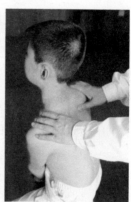

A 揉肺俞　　　　　　B 揉肩外俞

图3-17　祛风解表

四、注意事项

1. 讲究方法

治疗期间，可酌情选用颈部制动的方法。

2. 寰枢椎半脱位时应按照重症护理对待。

此时应绝对卧床休息。一旦复位不能成功，例如，经数次治疗均无效时，要改用其他方法，如手术等。

3. 手法不得乱用

一定要选用针对性强的和稳妥的手法。特别是在应用旋转复位手法时，手法的力度和向左、向右的旋转幅度要把握好，不得强行旋转头颈，否则后果难料。

附：体会

在使用整复手法前要施行松解手法。刚工作时我们遇到一个类似"落枕"症状的 5 岁孩童，他在上午游泳之后出现头颈部的活动受限，无明确地外伤史，近中午11：30时加重；只能双手托着头就诊，时不时还打着冷颤，平片显示寰枢椎半脱位。当时王老大夫采用整复、松解等手法20多分钟仍不见缓解，只好让小孩平躺下休息、留观。我们 12 点半从食堂回到诊室时，发现小孩已经完全正常了，问王老是如何治疗的，曰：再没治疗。随后恍然大悟，小孩游泳时身体欠佳，加上受寒诱发寰枢椎半脱位，伴随着局部软组织的痉挛、水肿，在未充分使用祛风寒、解痉挛的手法下使用整复手法，疗效自然不佳。当患儿经过适当休息后，痉挛自动缓解，寰枢椎半脱位在我们前期治疗的基础上也得以恢复。我科还发生过一件这样的失误，本院职工的一个孩子出现"落枕"症状前来诊治，因彼此间很熟悉，接诊者在未经拍片等诊断的前提下行按摩手法，效果不显，其后又至其他科室，确诊为寰枢椎半脱位。之后医院内就传言寰枢椎半脱位是按摩引发的，尽管我们的调查结果否定手法致病的可能性，但在诊治资料不全和存在过失的前提下，很难消除人们的疑虑。所以在施行手法治疗时，一定要遵循正常的诊治程序，以免产生不必要的麻烦。

第七节　下颌关节错缝

又名颞颌关节功能紊乱症，多见于我国的北方地区，以 20 ～ 40 岁的青壮年好发。

一、病因病机

从人体的正面观察，头部通常会向一侧倾斜。这是因为在人体直立位下脊柱的寰椎和枢椎大多是对合不全的，或是不完全对称的（约占 90%以上）。若仔细观察就会发现，本病的发生过程与头颈部动作的变化密切相关。假如人们在咀嚼硬物或大笑时，头颈的习惯性倾斜状态就会加大，尤其是在咀嚼硬物时，口腔部在偏侧用力之下，头颈的倾斜状态会更为明显。而大笑的过程中下颌关节处于张口过大的不稳定状态，所以在咀嚼硬物、大笑时，或是在咀嚼冰、冷食物的寒凉刺激下，易造成下颌关节功能活动的不协调，最终就可能引发下颌关节的错骨缝。与此同时，头颈的倾斜状态加大，甚至伴有头颈的后伸（如大笑时），这就形成了颈椎的扭曲，并使之处于一种力学更为不平衡的体态；加之，此时患者的注意力已经分散，而维持颈椎内、外平衡系统的周围肌肉和韧带等在这种突发的、不协调的状态下，很容易诱发出颈椎关节的错动。

以上我们所谈的是在某种诱因下颞颌关节功能紊乱症的发病过程。在病因上可具体归结为两种，即外伤和劳损。

1. 外伤或受凉

首先是下颌部遭受直接打击，其次易在咀嚼硬、冷食物或大笑等张口过大的动作时诱发。易发生于北方的缘故，可能与受凉有一定的关联。在感受风寒的情况下，肌肉、关节处于紧张和僵化状态，当张口用力不均衡时就可能诱发下颌关节的错骨缝。

2. 劳损

多为经常、反复的过度张口动作所致，例如歌唱演员、教师等。我们可以这样推论，如若工作和生活中有反复、持续的张口运动，就可能使下颌关节周围和头颈部肌肉、韧带等的平衡系统发生疲劳，进而引起下颌关节的不适、咽炎、颈肩痛等，再遇到外感风寒或大笑等不良姿态的诱因，最终就可能引发颞颌关节功能紊乱和颈椎某些节段的错动；而颈椎关节和下颌关节的错骨缝又反过来使头颈部的力学平衡在遭受到破坏的情况下，进一步加重下颌关节周围的损伤状态。故此，在按摩时，我们一方面要对局部进行治疗，另一方面还要调整颈椎关节的错动，以便改善头颈部的力学不平衡状态。

颈椎的错动大多发生在颈椎上段。

二、临床表现

常常在张口或咀嚼时发生疼痛，且多在一侧，有时伴有弹响或张口困难。大多有下颌关节的外伤或劳损史，可伴有颈肩部的不适感、咽炎、偏头痛、眩晕以及听力障碍等。

三、按摩手法

1. 局部松解

点按两侧下关穴周围的紧张、压痛点约 2 分钟，之后在下颌关节周围和颈上部的疼痛、肿胀处施以轻柔、和缓的按法、揉法、拔法等 4 ～ 6 分钟。（图 3-18）

2. 可采用中医骨科常用的整复手法

患者坐位。医者站其后方，以一手大鱼际的掌根部按压在患侧的颞部起到稳定作用，另一手大鱼际的掌根部则按住健侧的下颌近关节处，之后缓缓地用力向患侧挤、按，力度宜逐渐加大。与之同时，嘱患者在张口位下慢慢地闭合 2 ～ 4 次，多可将下颌的错骨缝整复。如仍不能达到整复效果，可采用下法。（图 3-19）

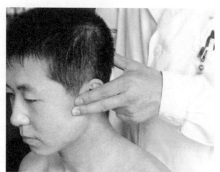

图 3-18　揉下关

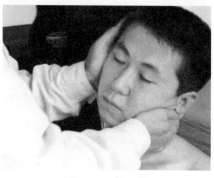

图 3-19　挤下颌

医者用等量的纱布把两手的拇指分别缠好（以防被患者咬伤）后，

缓缓地将两拇指相应探入患者的口中两侧，以便扣住患者的下颌，其余
四指顺势托、扶住两侧的颌下方，
随后两拇指同时轻缓地向下方用
力牵拉、晃动下颌，持续约1分钟；
接着在保持牵引力的前提下顺势
用力向上端提下颌关节，这时，
错骨缝多能自动复位，与之同时，
拇指快速滑入齿旁以防被咬伤，
然后抽出。采用上述手法时，医
者一定要仔细体会处于患侧的手
感。（图3-20）

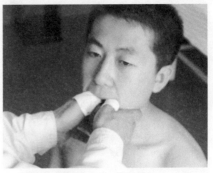

图 3-20　整下颌

3. 颈椎整复法

可选用定位摇正法或抬头
摇正法等整复颈椎偏歪的节段，
然后在颈的后上部施以颈部拿
捏法。（图3-21）（图3-22）

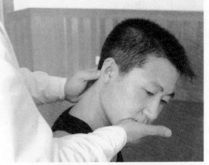

图 3-21　定位拨正

4. 点穴

指揉患侧的翳风、天柱、
风池穴3分钟左右，用拨、揉
法于两侧的合谷穴各约1分钟。
（图3-23）（图3-24）

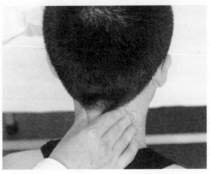

图 3-22　拿颈

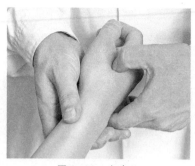
图3-23 点合谷

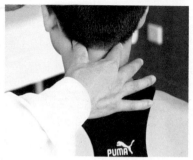
图3-24 揉风池

四、注意事项

1.运动适宜

纠正头颈的习惯性不良姿态，避免过多的语言活动或张口过大运动。

2.其他方法

（1）治疗期间避免咀嚼硬物或冰冷食物，可适当采用制动的方法。

（2）待病症稳定后，可进行适宜的头颈部锻炼，以及增加针对下颌关节功能的锻炼法。

附：体会

本症的治疗方法较为直接、明了，但手指伸入口腔之前必须用纱布缠好手指，以防医者的手指被咬伤。此外局部的松解手法也非常重要，在使用整复手法前必须充分松解局部软组织的紧张、痉挛，如此才能有事半功倍之效。

第八节　肋软骨炎

多发于青壮年，年轻女性尤为多见，日久可发生肋软骨的增生。

一、病因病机

当外感风寒或风热之邪、胸背部遭受到直接暴力以及在搬、抬重物用力不当等，均易诱发胸背部的扭伤，导致胸椎关节的错动，使相联系的胸椎部分发生损伤及炎症性的变化，甚至出现胸部前方肋软骨的错骨缝现象。

病痛的好发部位在第二至第五肋软骨的部分，以第二肋软骨处常见。因肋骨与胸椎直接接触，所以肋软骨的病痛必然与其相联系的胸椎有关。一般而言，外感之邪为患多为第二、第三肋软骨的炎症改变，胸椎的错动亦在肺区，即胸椎 2、3；还与女性身体素质较男性薄弱有关。当一侧上肢用力持物时，与上肢紧密相连的胸椎上段受到直接的牵拉，在偏侧用力过大、过久之下，引发胸椎的错动。若患者有明显的外伤史时，多以胸椎 4、5 的棘突偏歪为主。

二、临床表现

肋软骨增大、隆起，局部疼痛及压痛，严重时，咳嗽、深呼吸，以及同侧上肢的运动，均会使疼痛加重。多与外感风寒、风热之邪，或是胸胁部的扭挫伤有关。

三、按摩手法

1. 胸椎整复法

多选用坐位推正法、扳肩推正法等手法整复错动的胸椎，随后，在整复后的软组织周围施以掌揉法或点按法等 2～4 分钟。（图 3-25）

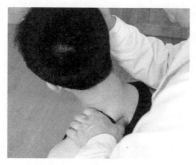
A　整胸椎

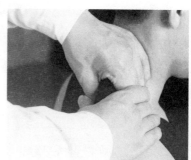
B　拿法

图 3-25　胸椎整复法

2. 松解局部紧张

患者仰卧。医者一手点、按，或是抚、按在患者腹部的中脘或中庭穴上，另一手的中指或拇指在肋软骨的肿胀、疼痛处轻轻地按、揉，或是施以指摩法，时间 3～5 分钟。在手法操作中，应先从肿胀的邻近部位始，

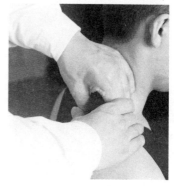
图 3-26　点极泉

然后再逐渐接近中心部位，这样最易起到消散肿胀的作用，也利于肿胀和局部炎症的吸收。（图3-26）

3. 松解三角肌

患者坐、卧位均可。医者一手持其上臂，另一手的拇指沿三角肌前缘拨、揉2～4分钟，当拇指拨、揉到三角肌的痛点时，揉动的力度可稍重，手法持续的时间稍长一些；然后点、按患侧的极泉、中府、云门穴，以及天突、膻中、中脘穴各约1分钟。（图3-27）（图3-28）

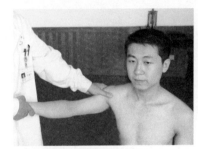
图3-27　揉三角肌

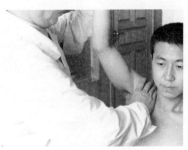
图3-28　点极泉

4. 宽胸理气

如果经上述手法治疗后，患者局部的疼痛、不适等症状仍不能明显改善，可采用宽胸理气之法。患者仰卧，医者坐其右侧方，以右手掌抚、按于患者胃脘处，左手的拇指面如同小儿推拿中的"开天门"手法一样，缓慢而有力地沿印堂至神庭穴一线用推法6～9次，以及点按天突穴约1分钟；接着，以左手掌抚、按于胃脘部，右手以拇指或中指指针法点、按左侧的照海、公孙穴和右侧的阳陵泉、丰隆或绝骨穴，时间各1分钟左右。（图3-29）（图3-30）（图3-31）

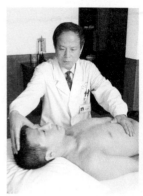
图 3-29 开天门

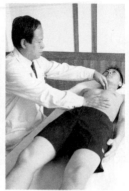
图 3-30 点天突

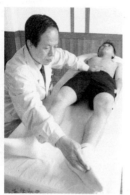
图 3-31 点公孙

四、注意事项

1. 有鉴别

应与化脓性骨髓炎、胸壁结核和肋软骨肿瘤等相鉴别。

2. 适当休息

要适当休息、避免风寒、减少上肢及胸背部的活动，以及避免偏侧用力的运动。

3. 合理锻炼

当病痛恢复和稳定后，可进行针对性较强的俯卧撑、引体向上等增强胸、背部肌力强度的功能锻炼法。

附：体会

我们的治疗手段主要从整复胸椎的错骨缝着手，效果很好。有的人认为，肋软骨炎是肋软骨部分的错骨缝造成，采用扩展胸廓之后又推、压胸前方的手法，以达整复胸部前方错骨缝的目的，也能取得良好疗效。（图3-32）两者的思路不同、手法各异，实则有异曲同工之妙。因为胸廓是作为一个整体存在的，当胸椎错骨缝出现之后，其胸前方的胸肋结合处软骨部分亦会发生相应的改变，二者之间相互影响，不论采取两种整复手法中的哪一种，均会对另一个错骨缝的部分产生间接的整复作用，所以很难说孰优孰劣。

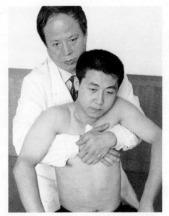

图 3-32 扩胸压肋

第九节 岔气

属中医内伤病中伤气或伤血的范畴，多发于青壮年，有时称胸胁迸伤，在北方多以努伤称之，诱因明显。

一、病因病机

当人们工作或劳动中的姿势不当，或是躯干上半部分或肩臂部突然用力的时候，躯体及呼吸运动不协调，很容易诱发胸椎关节的错动和胸背部的肌肉痉挛、损伤。例如，在提、扛、抬、卸重物或跳跃时姿势不正、用力不当或用力过度，均可诱发本病。

病损较轻时可表现为伤气，患者仅出现范围较广的轻微窜痛、胸闷不适、不敢深呼吸；重症者多表现为伤血，可伴有咯血或痰中带血。

1. 伤在上部者

多与上肢的活动有关。受到牵拉最多的部位以胸椎 4 小关节的错动为主，错动多以棘突的偏歪和后凸同时出现为特征。

2. 伤在下部者

多与站立位下弯腰拾、拿物件有关。由于受肋骨架的限制，相对固定的胸椎 9、10 与其下方连结的、相对活动的、近似腰椎功能的胸椎 11、12 同属腰背部的转折区域，所以也是最容易受到伤害和发生错动的位置。一般情况下，伤痛在哪一侧，棘突就向哪一侧偏歪。棘突偏歪的主要区域均在肝区，这与《内经》中"肝有邪，其气流于两腋两胁"相吻合。

二、临床表现

伤后出现的胸胁部疼痛可牵及背部，深呼吸或咳嗽时疼痛加重。疼痛范围较广，多无明显的压痛点，患者往往不能确切指出疼痛的部位。

伤气者，多伴有胸闷不适，不敢深呼吸；伤血者，可有痰中带血或咯血等表现。

以胸椎 4、9、10 的错动多见。

三、按摩手法

1.胸椎整复法

在棘突偏歪的痛点周围用拇指拨、揉法4～6分钟。当伤于胸背的上部时，可选用坐位推正法、扳肩推正法等整复手法；伤于胸背的下部时，多采用胸椎定位摇正法、掌指推正法等整复手法。（图3-33）（图3-34）（图3-35）

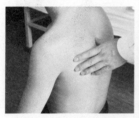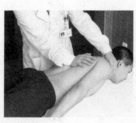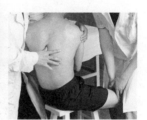

图3-33　拨棘旁　　　　图3-34　扳肩推正　　　　图3-35　定位摇正

2.伤在上部时以疏通上焦气血为主

患者坐、卧均可。医者一手持握患侧的上臂部，另一手沿着患侧三角肌的前缘和后缘用拇指面各揉、拨2分钟左右，当发现三角肌的边缘有明显痛点时，可在此痛点处反复治疗约1分钟，然后点、压中府穴约1分钟。（图3-36）

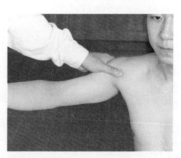

图3-36　揉三角肌

如果经上述治疗患者仍有明显胸闷不适的症状时，可采用宽胸理气之法。

患者仰卧，医者坐其右侧，右手掌抚、按于胃脘部，拇指相应的置于鸠尾穴上，接着以左手的中指指针法点按胸部的璇玑、膻中穴和两侧的中府或云门穴各半分钟左右，点、按过程中右手掌辅以适当的震颤手法，治疗效果会更好一些。在以上的手法操作中，假如医者的右掌下出现明显疏通感时，如肠蠕动感、松弛感，则胁肋部的疼痛症状可获得明显减轻。（图3-37）

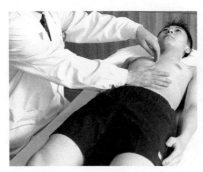 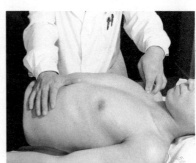

A　点膻中　　　　　　　　　　B　点中府

图3-37　疏通上焦气血

如果经上述治疗后还不能使症状明显缓解，则增加下列手法。

医者、患者仍保持原来仰卧的姿态，随后医者以左手掌抚、按于胃脘部，可同时配合适当的振颤手法，以右手的拇指或中指点按其左下肢内侧的三阴交、公孙穴，右侧的阳陵泉穴各0.5～1分钟，此时多可使患者出现胃肠蠕动的疏通感和胸胁部的舒适感，说明达到宽胸理气之效。（图3-38）（图3-39）

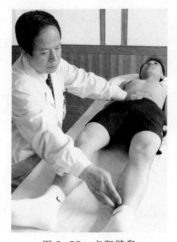
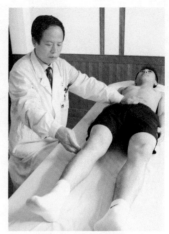

图 3-38　点阳陵泉　　　　　图 3-39　点三阴交

3. 伤在下部时以疏肝理气为主

经过第一步整复手法的治疗后，假如患者病痛仍无明显改善，则应采用疏肝理气之法。医者首先以两手的拇指同时点按患者背下方两侧的肝俞和胆俞穴各 1 ～ 2 分钟；接着患者左侧身卧位（右上

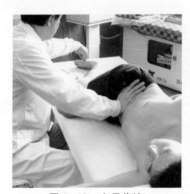
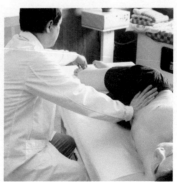

图 3-40　点足临泣　　　　　图 3-41　点公孙

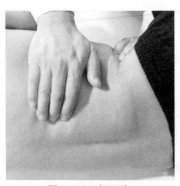

图 3-42　扳胆俞

左下），医者与之相对而坐，右手掌抚、按于腹部右侧胁下的章门穴，左手的拇指或中指点、按其左腿的太冲、公孙穴和右腿的阳陵泉、昆仑或足临泣穴各约半分钟，可在医者的右手掌下感到腹部的疏通感；若无此等改变出现，医者左、右手置换，以左手的掌指面抚、按于腹部，右手的食、中指面使用扳、拉法及点、压法于患者背部右侧的胰俞、肝俞、胆俞、大包、期门穴各约 1 分钟，医者左掌下的腹部疏通感多可引出，患者的疼痛等症状亦随之缓解，也就达到了疏肝理气、祛瘀止痛的目标。（图 3-40 ~ 图 3-42）

四、注意事项

1. 鉴别

要与胸膜炎、肺结核等相鉴别，以免误诊、误治对患者造成伤害。在 1990 年我们就遇到过一位胁肋部疼痛 1 月有余的患者，经多方求治无效，接诊后感到患者虽然有胸胁迸伤之表现，但病痛迁延日久，还伴随面部潮红、持续低烧和咳嗽，让其"拍片"以排除结核之可能，随后确诊并得到合理治疗。

2. 防止损伤

短期内应停止体力劳动（特别是上肢的运动）和各种剧烈运动，

以防发生再损伤。

3. 配合中药

应配合服用复元活血汤或是外用消肿止痛的正骨水等化瘀止痛之剂。

附：体会

岔气者大多有明确的外伤史，受伤时可有明确的不协调用力体态，这能帮助确诊。也有病痛不很典型的，仅仅表现为单纯的背痛。

治疗时以胸背部的松解手法为主，在患者坐位下进行一些胸椎整复手法前更是如此。这类手法既有整复胸椎的作用，又有扩展胸廓、疏通气血的效用，最直接的莫过于从后方抱住患者向上牵引、旋转胸椎的整复手法。我（贺振中）在北京某知名的中医院骨科毕业实习时，遇到一位壮年男性因胸痛就医，老医生检查了一下，就胸有成竹地说："这是一个典型的胸胁迸伤，他主要在胸椎4出现了错骨缝，我们只要把高出来的棘突压下去，病痛就自然痊愈"。我们触摸时也发现胸椎4棘突的明显后凸现象，接着老医生要求病人俯卧，直接用快速按压的手法整复错动的胸椎，随之对我们说，病人起来一定没事了。可是病人起床后仍然疼痛难忍，老医生有些许尴尬，护士亦偷笑。实际上，医生的诊治方法没错，只是整复前后的松解、疏通手法没有充分施行，以致疗效未能立竿见影。

第十节　胸椎后关节错缝

多以背肌筋膜炎或背肌劳损称之。不论是体力劳动者，还是在脑力劳动者，本病均属常见，随着年龄的增长，发病率也在增高。祖国医学多称"背痛"。

一、病因病机

主要在姿势不当下发生，如习惯性姿势不良或驼背，长期处于单一姿势下工作的电脑程序员、绘图员、摄影师、作家、会计、牙医、护士等，或是背部急性软组织损伤未获及时治疗，以及感受风寒湿邪、患有胃肠功能紊乱症等，均可能导致胸椎后关节的错缝，由此发生背痛等一系列症状。那么，其发病过程是怎样的呢？

胸廓本身固有的稳定性，使胸椎处于相对稳定状态，其脊椎关节的活动度很小，所以胸背部较颈椎、腰椎来讲极少发生损伤及关节错动。其实不然，脊椎作为人体的重要结构，如同杠杆一样，人体任何部分的受力或负重均会对其产生影响。上肢通过肩关节与胸、背部紧密联系，胸椎作为人体中柱的组成部分在其中起着杠杆作用。对于活动极为频繁的上肢来说，其左、右两侧的用力往往不均衡。人们习惯于右侧上肢偏侧用力的居多，所以肩背痛以右侧的最为多见，且胸椎4、5的错动最为常见。上肢活动在受力不均衡的条件下，会影响到起杠杆作用的胸椎（主要在胸椎上、中段），此时人体为保持平衡体态必须使胸椎发生侧弯、扭曲等改变，假如用力过猛、过大，或是偏侧用力持续的时间过久，就可能使胸椎的杠杆作用难以很好完成，从而造成胸椎关节的错动及周围软组织的疲劳损伤。岔气的发生，就属于这种姿势不当、用力过猛下的急性发作形式。

风寒等外邪易犯人体的上部，即肺的区域；胃肠功能紊乱者，多有胸闷等心气不舒、肺气不宣、肝气瘀滞之表现，故多在心区、肺区和肝胆区发现错动；而在电脑前、办公桌等坐位下持续工作较久者，易出现胸背前倾的不良姿势，且多伴随身体的扭曲状态，这时在胸椎的各个节段均可发现明显的关节错动部位。

总之，不论何种原因所致的胸椎后关节错缝，均可以发现多个脊椎节段的错动。错动在外感时多见于胸椎上段；姿势不当者，随持续疲劳的体态不同，其错动见于胸椎的任何部分；而胃肠功能紊乱者，多以胸椎中、下段的错动为主。

二、临床表现

单侧或双侧背部疼痛，以背部困重、僵硬不适为主，症状时轻时重，往往与气候变化相关。严重者可有肋间神经痛和胸、腹部的放射样疼痛等。病痛发生于背的上半部分，多伴随颈椎病，而发生在下半部分时，多有腰肌劳损。

三、按摩手法

1. 胸椎整复法

多选用分推法、扳肩推正法。使用整复手法前，首先在患者俯卧位下行背部的掌揉法、点揉法 4 ~ 6 分钟。整复时亦可采用下述手法：患者俯卧位，胸前可垫一个薄枕，下颏自然贴在床面上，两手平放于身体的两侧。医者站其侧方，一手掌指面向前置于背痛的一侧，另一手的掌指面向后置于相对应的背部另一侧（两手的掌根部必须是对称的），双手缓缓

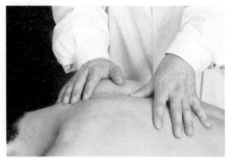

图 3-43　点揉

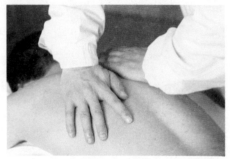

图 3-44　分推

下按并紧贴肌肤，随后双手同时沿指尖方向做快速而力量相反的推动或搓动，此时多可出现胸椎被整复时的弹响声。本手法宜在患者深呼气至最大限度时施以快速而小幅度的、方向相反的作用力，而且以掌根部置于背部痛点处的作用力为最重要。（图 3-43）（图 3-44）

2. 松解背肌紧张

掌揉法施于背部疼痛明显处 3 ~ 5 分钟。掌揉时手掌在背部的接触面积和揉动幅度要尽量大一些，操作过程如同乡村里用原始方法

制作面粉时常用的"磨盘"样运动一样，具体操作中亦可以双掌分置于背部的两侧同时揉动；随后以两手并拢之拇指与食、中指的指端相对用力，提、捏起背部侧方中上部的肌束，稍候片刻后滑开，即，使用弹拨背肌的手法，于背两侧的肌束各弹拨 2 ~ 4 遍。此弹拨手法的疗效较好，但刺激量很大，易使患者被弹拨处的软组织疼痛 1 ~ 2 天，其后疼痛、

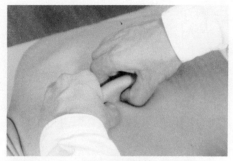

图 3-45　弹拨

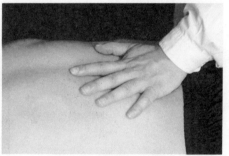

图 3-46　掌揉

紧张感自然消失，所以在弹拨前要向患者说明这一重刺激手法的后遗症，以免发生误解。（图 3-45）（图 3-46）

3. 健脾疏肝

胃肠功能紊乱者，可配合健脾和胃、疏肝理气之法。首先在胃脘部施以调胃法和托胃法各 3 分钟左右；然后以左手的掌指面抚、按于胃脘部或右侧章门穴下方的腹侧部分，与之同时，右手的拇指或者中指端点、按于左下肢内侧的三阴交、公孙穴和右下肢外侧的足三里、昆仑穴各约 1 分钟，医者以触觉掌下的蠕动感，或是患者有温热感传

达至背部为佳。这样，就可以使胸部与腹部、背部与腹部的气血达到上下和前后的相呼应，达到健脾和胃之效。（图3-47）（图3-48）

4. 其他治疗

外感风寒之邪所致者，可采用祛风解表之法，首先从背部的大杼穴至肺俞的区域施滚法、揉法或拨法约2分钟，然后在颈部和上肢部施以颈三部拿法、揉风池和风府法、拨合谷法以及点后溪法等5分钟左右。（图3-49）（图3-50）

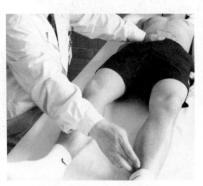

图3-47　点三阴交

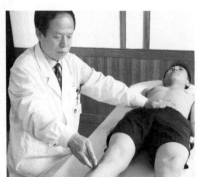

图3-48　点足三里

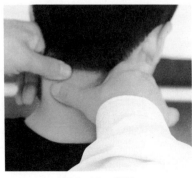

图3-49　捏颈

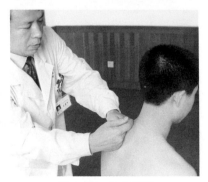

图3-50　滚上背部

四、注意事项

1. 姿势要正确

纠正习惯性不良姿势和随时保持姿势的正确性为最重要。

2. 功能锻炼

（1）加强肩、背部的肌力强度，以及避免感受风寒和保持情绪的舒畅。

（2）最好能睡硬板床，在治疗期间避免参加体力劳动和大运动量的体育活动。但是，要进行适当的肩背肌锻炼，并逐渐增加锻炼的强度。

附：体会

本症大多在各种不良因素的综合作用下产生，尤以生活或工作中的习惯性不良姿势为甚，所以按摩疗法只是治疗的一个方面，这要向患者解释清楚。

医者接诊后要耐心、细致地询问和检查，以便找出病损的原因和部位，其后根据患者的具体情况，有针对性地对其进行饮食起居、精神状态、功能锻炼等方面的指导。在患者接受按摩疗法的同时，只要医者随时与之交流，追踪其病情的变化，不断地调整治疗的方法和指导患者改正致病的诱因，如此多管齐下，定然取得良好的疗效，否则你会发现，病痛虽然不甚严重，但恢复起来却难上加难。当前，人们的生活节奏变化很快，而且负担重、精神压力大，沉肩驼背就是这一低沉、紧张状态的直观表现。它是身体语言的直接表达形式，既表明人们处在疲劳、萎靡状态下，反过来又会加重疲劳，随之而来的就是背肌劳损。所以怎样振奋起人们的精神、改变不良体态、把握好生活节奏、加强健身运动，才是治疗之本。

第十一节　漏肩风

本病好发于 50 岁以上的中老年人，故又称"五十肩"。多因漏肩当风、感受风寒湿邪致病，故名之为漏肩风，还称肩周炎、冻结肩、肩凝症等。其脊柱的错骨缝多发于颈椎下段和胸椎上段。

一、病因病机

肩关节是复合关节，属结构最为复杂的关节，比身体上任何一个关节的运动幅度都大。肩关节还使上肢与胸廓的运动相关联，其运动通常在肩锁关节、胸锁关节、盂肱关节和肩胛胸廓关节等多个单关节的、复杂的相互影响下完成。它使肱骨运动的空间超出了半球范围，因肩部的肌腱、韧带及肌肉受到上肢重力和肩关节大范围活动的牵拉，易使之造成劳损或急性损伤，特别是在肩关节发生退行性改变之后。

一般认为，肩关节周围炎多因年老体弱、筋骨失养，加之劳损、外伤或是在感受风寒湿邪之下，或是颈、胸部手术后，均会引发肩部的气血凝滞、筋脉拘急、不通则痛。实则，50 岁上下的人属于进入老年期的过渡阶段，正如更年期障碍的发生多在这个时期一样。人体的各种功能活动在这一时期易处于紊乱或不稳定状态，对肩关节来说亦是如此，这时肩部抵抗各种病邪的能力降低，加上它在结构上和功能上的薄弱性，很容易产生老化和病损。此外，肩周炎的发生往往与颈椎病难以分离，有时在临床上很难甄别，因为它们大多会伴随上肢的放射痛、颈肩痛等神经系统症状，X 线片显示出退化性颈椎病的亦在多数；从年龄及患病人群上来看，它以非体力劳动者发病为主也说明了这点，所以许多人把它称之为颈肩综合征。

从整体观的角度理解，肩周炎与颈椎病有不可分割的关系。我们把颈椎和上段胸椎作为一个整体看待，它除了要接受头颅的重力负荷外，还支撑着双侧的肩胛骨和上肢。当上肢用力时，使颈椎、胸椎受到牵掣，若偏侧用力的时间过久、力度过大，可使颈椎、胸椎上段的固有平衡受到偏侧方向的过度牵拉而发生失稳，进而出现脊椎错骨缝现象。患肩周炎之后，还会使上肢的偏侧用力现象更为明显，这又加重了颈、胸椎的错骨缝，所以，肩周炎患者往往伴有的颈背痛和上肢的放射痛等不易与颈椎病相鉴别的症状。

二、临床表现

多见于 50 岁以上的非体力劳动者，可有外伤、劳损、外感风寒湿邪等病史。肩部疼痛，昼轻夜重，常在睡眠中被痛醒，肩关节在各方向的运动均发生障碍；若病程过久，可出现局部肌肉的萎缩和肩关节周围软组织的广泛粘连，以致形成冻结肩（肩关节的活动非常局限），这时疼痛反而减轻或消失，并非预示病症的缓解。

三、按摩手法

以左肩受限为例。

1. 颈、胸椎整复法

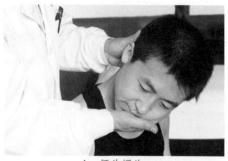

A 低头摇头

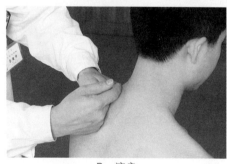

B 滚肩

图 3-51 颈、胸椎整复法

整复错动的颈椎和胸椎时首选坐位推正法，其次是掌指推正法、低头摇正法等，之后在左侧的颈肩部、背部施以拇指的拨法、揉法、按法或点按法为 3 ~ 5 分钟，以整复后的棘突周围痛点处为重点。（图 3-51）

2. 肩部松解手法

（1）患者俯卧。医者站其左侧，在患者左侧的背部、肩部，及肩胛骨上、下的秉风、天宗穴等处施以滚法、掌揉法 4 ~ 6 分钟，再采用整复胸椎的掌指推正法等整复错动的关节部位；最后可适当选用背肌的弹拨法或纵向捏脊法。（图 3-52）

（2）解除局部粘连

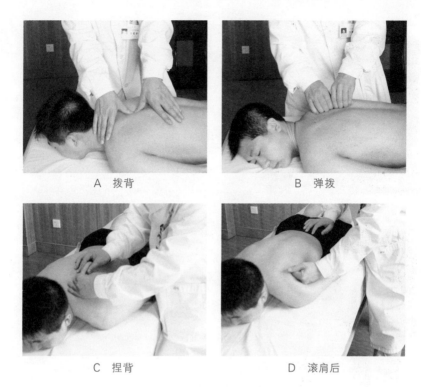

A 拨背　　　　　　　　　　B 弹拨

C 捏背　　　　　　　　　　D 滚肩后

图 3-52　肩部松解手法

　　患者坐在一个有较高靠背的椅子上。医者一手持握患者的左臂，另一手的拇指拨揉其肩前、肩外和肩后部的软组织各 2 分钟左右，范围在上臂近肩处 1 ／ 3 的部位，以感觉敏感的区域或穴位为重点；接着嘱咐患者靠在椅背上，医者以左手的拇指点、按患者左侧的极泉穴，右手扶住左肘，并使左上肢在伸展位下置于医者的肩上，随后医者的肩部和右手协同用力，缓缓地抬高患者的肩关节，直至患者的肩关节抬起至能够耐受疼痛的最大限度，持续片刻之后，再缓慢地放下肩臂。

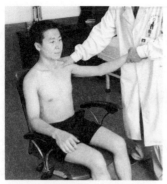

图 3-53　揉肩前

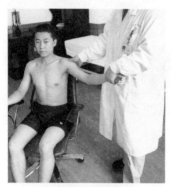

图 3-54　揉肩峰下

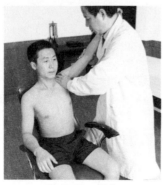

图 3-55　扳肩

如此尽力高举肩部的手法可反复进行 3 ～ 5 次。（图 3-53 ～图 3-55）

（3）松解手法。

医者站其左后方，右手扶其肩，左手持其腕、臂部，随即摇动、环转肩关节，幅度由小及大，直至肩关节活动至最大限度；接着双手持握患者的掌腕部，抖动肩关节 3 ～ 5 次。（图 3-56）

（4）点穴时，可采用在患侧压颈、点按中府或手三里、点揉合谷穴各约半分钟的手法，以便疏通颈、肩、臂部的气血。（图 3-57）

（5）肩部有持续疼痛者，可查其腰椎下段的棘突是否偏歪，若有，则予以整复之。随后，患者坐、卧位均可。医者以一手并拢的食、中、无名指指面部拨、揉患者左下腹乙状结肠的硬结处，时间为 1 ～ 2 分钟。（图 3-58）

这是因为，中医有"卫气出于下焦"之说，我们的理解是，此下焦应当指大肠部分而言，也就是乙状结肠的区域，拨揉此处可通调肺卫之气。肩周炎属卫

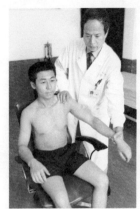
摇肩 1

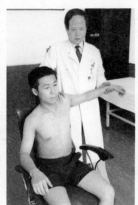
摇肩 2

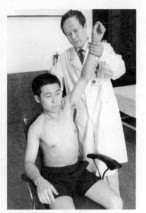
摇肩 3

图 3-56 松解手法

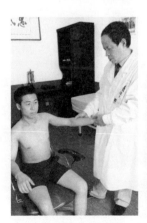

图 3-57 点手三里

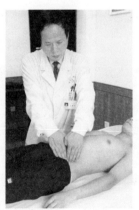

图 3-58 拨左下腹

气不固、感受风寒湿邪所致，采用此手法，可达调动下焦卫气之效。它对疼痛症状（特别是夜间疼痛）的改善有明显帮助。而腰椎 4 是大肠所主的区域，此处若有错动和压痛，应当调整之。

四、功能锻炼

这是肩周炎康复中必备的环节，否则即使通过按摩将肩部软组织的粘连松解开，仍有可能再次发生粘连而使疗效得不到巩固。把功能锻炼放在与按摩疗法等同的地位，所以会在按摩前对患者进行认真的解释、说明。根据病情的不同，可指导患者选择适当的锻炼方法。

1. 爬墙法

这是肩关节功能恢复中最为重要的一个锻炼法，能够松解局部肌肉、韧带等软组织的粘连，并使之维持稳定。

患者两足分开，面对墙壁站立，两手掌相应的爬、扶在墙上，手指自然分开；接着，如壁虎爬行状，患侧手同时沿墙面向上爬动，直至患侧的掌指部爬行到最大高度，此时肩关节会出现明显的痛感，维持在这一角度 6 ~ 9 息后，再沿着墙壁缓慢放下，这样反复地进行 4 ~ 6 遍。在爬行过程中，健侧的手掌以便维持身体的平衡，如此能避免患者在锻炼的过程中发生头颈或躯干的倾斜，防止诱发颈椎病和腰背肌损伤的可能性。不扶墙的单侧上肢的爬墙锻炼法易造成身体的不平衡体态，不赞成采用。（图 3-59）

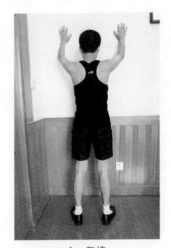
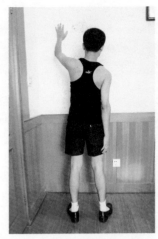

A　爬墙　　　　　　　　　B　不正确爬墙

图 3-59　爬墙法

每日应当将爬墙的高度记录下来，以便于了解自身肩周炎恢复的程度和提高对功能锻炼的信心。患肢上举的高度接近 180° 时，可转换为双手吊单杠以牵拉肩关节的方法，早期抓住单杠后两脚不必离开地面，当肩关节的活动度和耐受程度增大后，再进行双臂用力上拉的引体向上运动，这时肩周炎的后遗症亦可消除。

2. 摸头法

与上法的效用基本相同。

患侧肘关节屈曲，手臂沿颈、枕后部向对侧的方向摸动，活动度较大时可摸到对侧的耳前方。当手摸动到最大限度时稍持续片刻，随后肘、臂尽力外展肩关节数次后缓缓放下，如此反复活动 3 ~ 5 遍。锻炼中也可以健侧手拉住患侧的手或臂，使之更易于用力。（图 3-60）

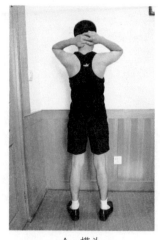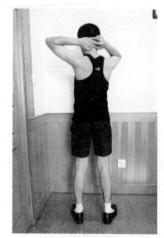

A 摸头   B 摸头扩展

图 3-60 摸头法

3. 体后拉手法

对肩关节旋转和后伸功能改善有帮助。

双侧的手臂向身后反背，健侧的手掌持握住患侧手的掌指或腕部，接着逐渐用力向健侧拉动，当移动至最大限度后再使患侧的手掌反转、掌心向腰背部紧贴；然后，再用力向上（颈背的方向）牵拉患手，直至最大高度后持续片刻，随后放松。可反复进行约 6 遍。（图 3-61）

4. 靠墙外旋法

患者背靠墙而立，两肘屈曲成直角，肩、肘尽力贴住墙体，两臂同时外旋，尽力使前臂靠近墙壁，可反复进行 4 ~ 6 次。（图 3-62）

5. 双臂扩展法

患者坐、立位均可。双手的十指在枕后的下方交叉，两臂首先尽力内收，随后再尽量外展，可反复进行 4 ~ 6 次。此方法一般在肩

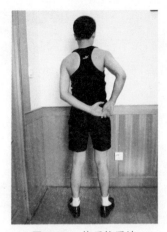

图 3-61　体后拉手法

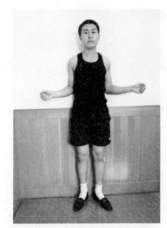

图 3-62　靠墙外旋

关节功能活动度恢复到一定程度后进行。（图 3-63）（图 3-64）

　　此外，在肩关节活动度明显改善后，还可进行适度的甩手动作、俯卧撑、吊单杠等强度较大的运动。进行功能锻炼时一定要注意保持身体的均衡，不得因为单侧患病而在运动中进行偏侧用力的活动；还

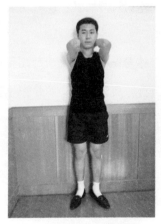

图 3-63　双臂内收

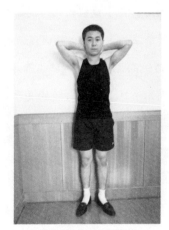

图 3-64　双臂扩展

要注意把握锻炼的节奏，有的人不分场合、时间，只要想起来肩部的病痛问题，就开始活动肩关节，以致肩关节在运动后不能得到合理的休整，此时一定要嘱咐患者，锻炼是有规律性的，肩关节运动之后下一次再进行锻炼的时间宜间隔 3 小时以上。

附：体会

肩周炎以肩关节周围软组织的粘连为特征，所以怎样解除肩部组织的粘连是手法的重点，这样做的结果就是加强局部手法的刺激强度。由于手法施行中加大了患者肩部的刺激性疼痛反应，易使患者产生误解，但我们不能为了避免疼痛反应而仅仅在肩关节周围使用柔和、平缓的松解手法，若如此，就会延误患者的康复时间。也有人认为，在肩部施以柔和的松解手法也能很好地治愈肩周炎。这与我们的说法没有矛盾，对处在急性期而没有发生明显粘连的早期患者来说的确如此，但是来按摩科的患者，大多病程较久、局部粘连、疼痛较为明显，此时还是以柔和的松解手法为主，只会贻误治疗的时机。

传统的说法是，盂肱关节是一个大球与一个较小平面的连接关系，就像高尔夫球与球座之间的关系一样。有的研究发现，肱骨头关节凸面与关节盂凹面之间的差异小于 1%，亦即两个关节面是相当吻合的，其稳定性较差的原因在于盂窝太浅，无法将肱骨头包裹在内所致。由于关节盂的关节面小，盂肱关节主要依靠肌肉、关节囊和韧带等软组织来保持关节的稳定。人到中年，肩关节就像脊椎关节一样出现明显退化、不稳，在外感风寒、外伤等诱因刺激下，肩关节周围起稳定作用的肌肉、韧带和关节囊就可能发生损伤、炎症等改变，所以治疗肩周炎时，需要从解决局部软组织的粘连和骨关节的退化两个方面着手，手法松解粘连和自身功能锻炼二者缺一不可。

第十二节　肩关节错缝

肩关节错缝亦可称为肩部关节错骨缝，不是指单纯的肩关节软组织损伤而言。这种肩部关节的"骨缝裂开"不属骨折、脱位的发生，肩周炎、肩峰下滑囊炎、肱二头肌长腱滑脱等诸多肩关节周围的软组织损伤性病患都包括在此范畴，治疗时均可参照本节的按摩方法。

一、病因病机

肩部关节由肩胛骨、锁骨和肱骨上端构成，它们组成了肩关节（即盂肱关节）、肩锁关节、胸锁关节和肩胛胸壁关节。此4个关节的每一个均能增加肩的运动幅度，总和起来比任何一个单关节的运动都要大。由于肩关节活动范围广泛和结构上的复杂性，所以它既是最灵活的，也是最不稳定和最容易遭受到损伤的关节。从理论上讲，上臂上举180°是可能的，但很少有人达到过这么大的幅度，有研究发现：一般男子上臂上举在167°～168°，女子在171°～175°之间，上臂的后伸幅度大约为60°，随着年龄的增长，肩关节的运动幅度会减小。日常生活中，完成梳头动作，上臂大约有148°上举，吃饭动作仅需要 52° 的上举。

肩部运动是由多个关节的协调运动来完成，最主要的是肩关节，它由肩胛盂和肱骨头构成，又称盂肱关节。肩关节的肩盂小而浅，肱骨头大而圆，它与刚性的球臼关节（如髋关节）相比有着更大的自由度，不过它的缺点也是显而易见的。由于它主要依靠四周的肌肉、韧带与关节囊维持其正常位置，随着年龄的加大，肩关节会逐渐发生退行性改变，肩部在遭受到风寒、长期磨损或暴力时，极易发生损伤性改变。肩部遭受磨损的程度和是否出现症状（如疼痛），与个人的体质、职业、外伤以及疾病等因素有关。因肩部组织的退变，以及肩关节解剖结构上的不稳定性，使长期从事上肢单一方向运动的人或重体力劳动者，尤其是需要持续进行上肢外展、上举运动的工作者，在反复的劳损或外伤情景下，易于发生肩部周围软组织的损伤。

研究发现：在肩关节的伸屈、旋转运动下，肱骨头总会伴随关节盂发生被动地相对平移运动，肱骨相对于关节盂的平均被动平移幅度是：向前平移 8mm、向后平移 9mm、向下平移约为 11mm。在正常的盂肱关节活动范围内，肱骨头与关节盂转动中心的距离始终保持在几毫米之间，只有在被动受力的情况下，松弛距离才增大。

可以这样假设，由于肩关节的稳定性主要依靠其周围的肌肉、韧带、关节囊等维持，当肩关节发生退化后，肩关节的活动范围加大，再加上周围某些肌肉、韧带或关节囊的损害，必然会引发肩关节周围的应激性反应，如炎症、肌肉痉挛等，从而使肩关节处于不稳定和容易发生错骨缝的状态。倘若在一定诱因作用下，如肩关节的过度外展、高举等，就可能导致肩关节的轻度移位，我们称之为错骨缝。至于肩关节的重度移位，即脱位，则不属本节讨论的范围。

根据病症的不同，我们一般把肩关节错缝分为前移型、下移型、后移型 3 个类型。

脊椎错动的缘由与肩周炎相近，以胸椎 1 ～ 7 为主，其次是颈椎下段。

二、临床表现

急性发作时，肩部损伤、错动的位置疼痛最明显，当肩前屈、后伸，或外展、外旋时疼痛加剧。前移者，以肩前痛为主；下移者，以肩外侧痛为主；后移者的疼痛范围较广泛。肩关节错骨缝在中风后遗症的患者中表现得最为明显。

前移型者，以肩后部关节的缝隙增大和肩前膨隆为主要表现；后移型者与之相反，以肩前的微陷居多；下移型者，以肩前外方，即肩峰与大结节之间的缝隙变大为主要表现，但此型之错骨缝以半身不遂者为主，大多不会伴肩部滑膜炎等软组织损伤时的明显肿胀、疼痛感。在检查时，应把患侧的肩关节与相对应的健侧部分进行对比，以便确定其错动与否，而压痛明显处则以损伤的区域为主。

肩功能活动：在急性损伤期，肩关节的主动运动受限明显，而慢性期则以被动运动的受限为主，如冻结肩。

X 射线片：无异常表现。

三、按摩手法

1. 松解手法

基本同肩周炎手法。在肩部周围施以拇指拨揉法或滚法等，以疼痛明显处的手法治疗为主，时间为 4 ~ 6 分钟。

2. 肩关节整复法

以右侧的肩关节为例。

前移型：患者坐位，上肢自然下垂。医者站其右后方，左肘屈曲，前臂自患者腋后插入，肘、臂部缓缓上提，以便向上牵引肩关节。同时右手持患者的右前臂，并使之肩关节前屈、外展约 30°，并沿着肘、臂的方向用力向下持续牵引肩关节半分钟左右。嘱患者尽量放松肩背部，当感到患者肩部松弛后，医者左臂猛然沿着肩缝的方向用力向上、向后端提和牵拉肩关节，而向下牵引肩关节的力量基本保持不变，此时往往会出现患者肩关节复位时的滑动感或弹响声，之后病痛即可获得明显改善。（图 3-65）

下移型：患者仍坐位。医者右手持握患者右前臂并使之外展 15° ~ 30°，左肘、臂自患者腋下穿入之后沿着肩缝方向缓缓向上端提，其后所余之手法步骤与前移型相同，只是向下牵引的方向与之稍有不同而已。（图 3-66）

后移型：基本同上述的手法操作步骤，只是向下持握右前臂的方向是在后伸、外展 15° ~ 30° 的位置。（图 3-67）

3. 颈、胸椎整复法

可选用坐位推正法。错动的节段多见于胸椎 2 ~ 4，但查找时应从

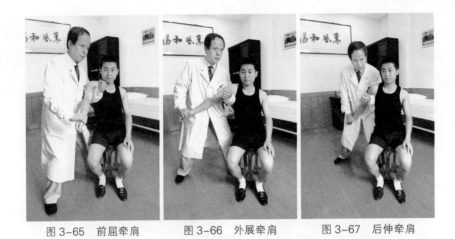

图 3-65 前屈牵肩　　　　图 3-66 外展牵肩　　　　图 3-67 后伸牵肩

胸椎 7 始至颈椎下段止，发现一个错动部位整复一个，随后在整复后的棘突旁敏感区域，用拇指拨揉法或点按法 3 ～ 5 分钟。（图 3-68）

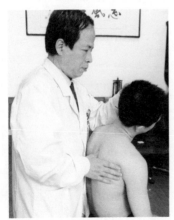

A　坐位推正

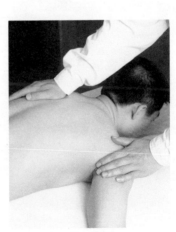

B　掌揉

图 3-68 颈胸椎整复法

4. 其他方法

用拇指端点、按法于患侧的缺盆、天宗、中府、手三里穴各半分钟左右，接着使肩关节做被动运动，速度要均匀，幅度可稍大一些。（图 3-69）

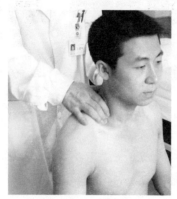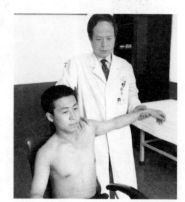

A　点缺盆　　　　　　　　　　B　摇肩

图 3-69　其他手法

四、注意事项

1. 适当运动

在急性疼痛期仅进行肩关节的少量活动（如爬墙法、体后拉手法），待疼痛缓解后，再逐步加大运动量，还要进行使肩关节功能恢复的（可参见肩周炎锻炼法）和颈、背部的各种功能锻炼，如引体向上运动，可以防止局部软组织的粘连和纤维化，并且对局部的粘连有很好的松解作用。

2. 按摩治疗要及时

治疗越早，效果越好，康复越快。医者在手法操作时，越是处在急性期，手法的力度越要柔和，而且时间不宜过长。一般而言，病程长者效果差，患者遭受的痛苦也要大一些。

3. 患者肩部应放松

医者在应用肩关节整复法时，一定要把握好患者肩部的松弛状态。注意局部保暖，在急性炎症期尚要配合热敷等活血化瘀的方法。

附：体会

只要是肩部的软组织损伤性疾病都可以归入此范畴。在应用整复肩关节错骨缝的手法时，处于腋下的前臂一定要顺着肩关节缝隙的位置向上牵拉，医者前臂不得有向肱骨方向顶、推的力量，否则前臂用力过猛、过大时，易发生肱骨的骨折问题。

第十三节　肱骨外上髁炎

最早多在网球运动员中发现，故习惯以网球肘称之。可因各种急、慢性损伤致病，往往与肘、腕部的不合理用力有关，常见于青壮年。

一、病因病机

当反复而持久地向某一侧旋转前臂、屈伸肘关节时，易使肱骨外上髁处产生劳损，就像小儿桡骨小头半脱位的发病机理一样。例如，喜欢拧衣服或剁菜的家庭妇女，乒乓球和网球运动员等。不论何种外伤或反复劳损所致的肱骨外上髁周围的软组织无菌性炎症，对其邻近的肱桡韧带及关节滑膜等都有直接影响，并产生局部疼痛、痉挛等一系列病理变化。

若在小儿，此部位的损伤以桡骨小头半脱位最为常见，在成人，网球肘亦存在与小儿桡骨小头般的错骨缝现象。手法治疗中，我们要把整复此错骨缝的手法作为一不可或缺的步骤。

外伤或劳损所引起的脊椎错动部位多出现在肺区的胸椎 2、3 处。

二、临床表现

多无明显外伤史，肘外侧的疼痛有时可牵及整个前臂或上臂，劳累后疼痛加剧，严重时不能端、提重物或扫地等。局部肿胀、压痛，网球肘试验为阳性。

三、按摩手法

按摩、整复局部的错骨缝之后，病痛的改善会较明显，欲持续维持这种良好结果却不太容易。有人采用局部封闭法之后进行肘关节制动 1 周的方法，获得较好疗效。那么整复错骨缝之后，再采用限制肘关节活动的方法，疗效也许会更好，可是这种长时间的肘部制动法往往不能被患者接受。

1. 胸椎整复法

棘突多向健肘的一侧偏歪，即，疼痛在左肘，则棘突偏歪多向右侧。可选用坐位推正法进行整复。（图3-70）

2. 局部松解和整复手法

患者仍坐位。医者站其患肘侧，一手托住患肘，拇指按压在肱骨外上髁的痛点上，另一手持握其前臂的中下段；随后医者托肘的拇指用力按、揉痛点，同时持臂之手由内而外、再由外而内平缓地旋转前臂，医者的两手在这一相互协调用力的状态下持续操作约3分钟；接

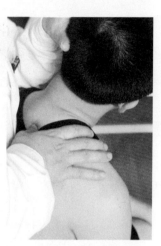

图3-70 坐位推正

着，在上述手法操作的基础上同时增加一个尽力屈、伸肘关节的动作，这样就可以达到整复局部错骨缝的作用。此手法最好能在牵引肘关节的基础上进行，时间约为1分钟。（图3-71）

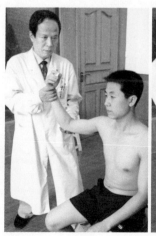 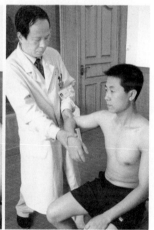

点压摇肘1　　　　　　　　点压摇肘2

图3-71 局部松解

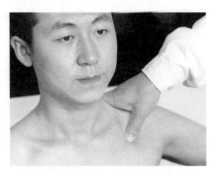

图 3-72　点中府

3. 其他手法

按揉或点压同侧的中府、曲池、手三里及合谷穴各约0.5分钟。参见肘、肩及上肢部手法。最后点压棘突偏歪旁的痛点2～4分钟，力度要适中。（图3-72）

四、注意事项

1. 医者动作一致

手法操作于肘部时，医者双手点压和旋转、伸屈肘部的动作要协调一致，不宜分解开来单独操作。

2. 配合其他治疗

（1）治疗期间要局部保暖，适当限制肘臂部的活动和用力，以利于炎症的吸收和错骨缝被整复之后的稳定。

（2）每日早、晚可用红花油和正骨水等外用药进行擦洗，以皮下出现温热的扩散感为度。

（3）若经保守治疗效果不佳，可选用"小针刀"等局部封闭疗法，但持续的疗效仍难以保证。

附：体会

网球肘的即时治疗效果较好，但疗效的稳定性较差，有时按摩后再采用针刺的方法可取得一定的成效，不过持续效果仍不太理想，后来根据"银质针"疗法的原理，在局部配合"围刺"加"温针灸"的方法，疗效不稳定的问题得到基本解决，大家不妨试试。

第十四节 桡骨小头半脱位

多见于 5 岁以内的幼儿。因常常是在肘部受到过度牵拉下发生，所以又名牵拉肘。

一、病因病机

肱桡关节由肱骨下端、桡骨小头和关节囊组成，桡骨小头被关节囊和环状韧带包绕。但在儿童时期，桡骨头上端尚未发育完全，桡骨小头的直径与下部的桡骨颈几乎相等，有时甚至要小于桡骨颈，此时的环状韧带又较为松弛，所以在不恰当的外力作用下，极易使环状韧带滑入关节间隙而致病。

二、临床表现

多见于 5 岁以内的婴幼儿，大多有肘部受到牵拉的外伤史。患儿不肯用手取物，常常拒绝接受检查，患肢可呈前臂旋前的半屈位状态，局部压痛，若时间过久或患儿年龄偏大时，可伴有局部肿胀的现象，有时可侵犯到前臂部。X 射线片不显示异常。

三、按摩手法

1. 整脊手法

如若患儿伴有明显的局部肿胀现象，即使在强行整复、复位以后，亦难使患肢的功能活动获得显著改善，而且强行施以复位手法也不易成功。这时应当这样处理。

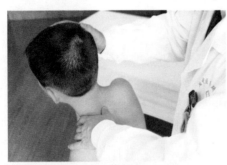

A　推棘突

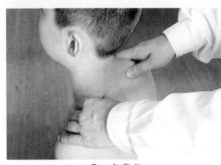

B　点痛点

图 3-73　整脊手法

查胸椎，多可发现胸椎 2～4 的某一或多个棘突的偏歪。采用胸椎整复法中的坐位推正法进行整复。因小儿发育不全，皮肤娇嫩，单纯采用拇指向对侧方向轻缓推、按棘突的方法即可达到整复错动部位的结果；接着在肘部疼痛的附近，用拇指揉、按、捏法约3分钟，再于背部痛点或棘突偏歪处点压或按揉约2分钟。（图3-73）

2. 整复手法

以左肘为例。

患儿坐位。医者与患儿相对，右手固定其肘部，拇指面顺势按压在桡骨小头处，左手则持其腕、臂部；接着左手用力沿前臂方向轻缓地牵引肘关节，同时屈曲肘关节并伴随前臂的旋后运动，而右手拇指随着肘臂的运动向尺侧稍稍按压桡骨小头。在此过程中，医者多可感到桡骨小头复位时的弹动感，表明复位手法操作成功。（图3-74）

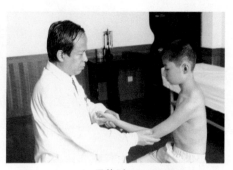

屈伸肘 1

3. 点穴

采用压颈法、压中府法和疏通上焦法，使之达疏通筋骨、行气活血、消肿化瘀之效。操作中，宜以单指进行，其力度和节奏要轻缓、柔和。（图3-75）

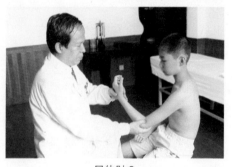

屈伸肘 2

图 3-74 整复手法

四、注意事项

1. 把握好原则

幼儿筋骨娇嫩，不论采取何种手法，都要把握柔和、轻巧的原则。

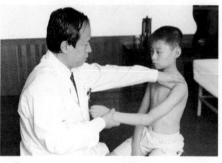

图 3-75 点中府

2. 掌握好时机

（1）医者在应用整复手法时，一定要仔细体会手下的感觉，以便掌握好整复的有利时机。

（2）在整复后的一两天内，要适当限制患肢的活动，其后可鼓励患儿进行适当的腕、肘、肩部的主动运动，当然，还要看病情是否稳定和肘部的损伤有没有修复。

（3）一定要告知患儿家长发病的原因，以免重蹈覆辙，否则易形成桡骨小头部位的习惯性损伤。

附：体会

要与肘臂部的骨折、脱位相鉴别。因为幼儿的问诊工作较为困难，所以进行详尽的检查和了解病史是非常必要的，否则易于误诊、误治。1999年一个4岁男孩，在家时突然发生肘臂部的肿痛、活动受限，局部拒绝触摸。其爷爷当时在家，问之，不能说清楚发病的具体缘由，小孩只是啼哭。因其原来有过桡骨小头半脱位的病史，我们检查后仍按照上次的经验对其整复，15分钟过去，还是未见多大成效，觉不妥，又反复追问了当时的发病情景，除牵拉患肘外，还有患侧摔倒、触地的病史，随后送医院拍片，确诊为骨折。

第十五节　肘关节扭挫伤

大多与肘部遭受直接暴力或间接暴力有关，属常见病和多发病。

一、病因病机

肘关节是复合关节，由肱桡、肱尺和桡尺近侧关节 3 部分组成。它们被包在一个共同的关节囊内，关节囊的两侧有桡侧和尺侧副韧带加强，关节囊的前、后壁较为薄弱。假如直接或间接暴力引起滑膜、关节囊、韧带等软组织的扭挫伤或撕裂伤时，易出现肘部的充血、水肿，若处理不当可导致骨化性肌炎，进而影响到肘关节的功能活动，所以早期治疗非常重要。

其错动的脊椎节段可在胸椎 1 ~ 7 处。如果疼痛部位在肘部的桡侧，则以胸椎 1 ~ 3 的错动为主，其他部分的损伤则以胸椎 4 ~ 7 的心区为主。

二、临床表现

多有明确的外伤史，肘关节周围肿胀、疼痛及功能活动受限，损伤处可有广泛的压痛。X 线片可除外骨折。

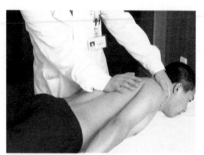

A　扳肩法

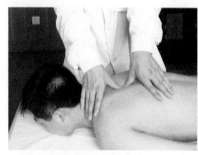

B　点揉

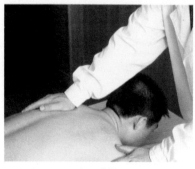

C　掌揉

图 3-76　胸椎整复法

三、按摩手法

1.胸椎整复法

可选用坐位推正法、扳肩推正法等，然后在整复后的邻近区域采用揉法、按法、拨法、滚法等 2 ~ 4 分钟。（图 3-76）

2.局部按摩

在伤后 1 周内，患肘的肿胀、疼痛明显，局部的按摩手法如下：患者坐位，医者一手扶住患肘，另一手持握其腕部；接着扶肘之手不动，持腕之手用力，随后进行轻柔、和缓的肘关节被动旋转、摇动，力度以患者不产生大的痛苦为原则，可沿顺时针和逆时针方向各摇动 10 余次。（图 3-77）

损伤 1 周之后，应在上述手法的基础上增大手法的刺激强度。医者应当在原有旋转、摇动肘关节的基础上尽力增大旋转、摇动的幅度，以患者能够耐受的最大疼痛度为限；接着医者两手相对用力，尽力地牵拉肘关节，并使患者

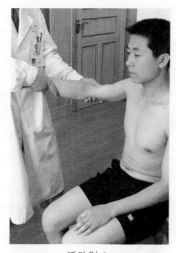
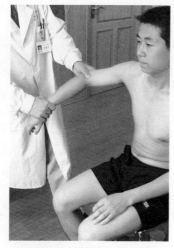

活动肘1　　　　　　　　活动肘2

图 3-77　局部按摩

肘部做最大限度的伸展，当患者处于不易忍受的角度时稍持续片刻，然后再放松，如此反复操作 4～6 遍；随后医者双手加大用力，尽力屈曲肘关节至最大限度，与此同时，持腕之手可进行左、右方向的旋转运动，以带动患者前臂进行旋前、旋后的被动运动；最后在前臂的旋转运动下，再缓缓地伸展肘关节，如此反复操作 4～6遍。（图 3-78）

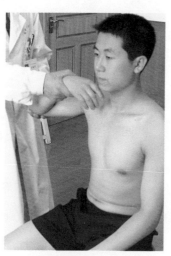

图 3-78　尽力屈肘

　　在手法操作中，一定要使患者肘关节的旋前或旋后运动与伸展、屈曲运动协调起来，以保持手法操作的连贯性和刺激量。

3. 通经活络之法

用轻柔、深透的搓法、拿法、揉法或按法于肘关节周围的软组织5分钟左右；随后，选用压颈、点极泉、疏通上焦法等手法；最后点、

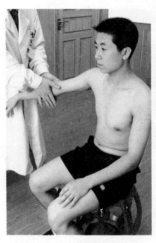

A 搓法　　　　　　　B 拿法

图 3-79　通经活络

按天宗和合谷穴各约 1 分钟。其手法操作主要是在患侧进行。（图3-79）

四、注意事项

1. 在急性水肿期

局部避免过早受到中等以上刺激强度的按摩，早期可选用摩法、擦法、推法等刺激范围大而表浅的手法，禁止用刺激量大的手法。待肿胀消退后，再进行局部适中力度的按摩方法。对损伤严重者，要做1 ~ 2 周的短期制动，以利于血肿和渗出液的吸收，局部宜外敷和内服一些活血化瘀剂。

2. 功能锻炼

要循序渐进，逐步增加肘关节的活动量和运动强度，切勿操之过急。

3. 局部热敷

热敷之前，可选择一些消肿止痛的外洗剂，用擦法、摩法进行自我按摩，亦可选用局部刮痧的方法。这些方法在临睡前进行为好。

附：体会

早期治疗的重要性必须向患者解释清楚，急性期与稳定期的手法选择也非常重要。有条件的话，最好能配合针灸加局部热疗的方法。假如肘关节的扭挫伤未能得到有效治疗，就有可能继发炎性骨化，出现异位骨。异位骨多呈块状不规则形态，类似于骨肉瘤，这时不必惊慌，只要耐心地对肘部进行按摩、中药热敷等，那么肘关节的活动度就会逐渐加大，异位骨大多被逐渐吸收，最终使肘关节恢复至正常功能。

第十六节 腱鞘囊肿

多发生于关节或肌腱附近，尤以腕、背部多见。可发生于任何年龄，女性居多，病因不明。

囊肿可单独存在或是几个连在一起，日久，囊肿与皮下软组织，如肌腱等发生粘连，缠绵难愈。试以腕部为例说明之。

一、临床表现

多发于腕、背部，囊肿一般外形光滑、生长缓慢、部位表浅，可明显地高出皮肤；推之，与皮肤无粘连，但与深部组织附着；很少疼痛，常伴有腕关节的软弱无力、酸痛；用针刺之，可抽出胶冻样黏液物。

脊椎错动多见于胸椎 4、5。

二、按摩手法

1. 局部挤压

（1）患者坐位。医者一手持握患者的掌背部并掌屈腕关节，使囊肿充分暴露出来，拇指面按压在囊肿的顶端，随之向下按压囊肿并向肘臂部方向推动，直至推动到某一无法移动的位置时止，另一拇指则置于囊肿的肘臂部一端，即近心端按压住囊肿；随即两手协同用力，以最快速度向囊肿的中心归挤，此时，多可使囊壁破裂、肿块消失，皮肤恢复如常；最后加压包扎。（图3-80）

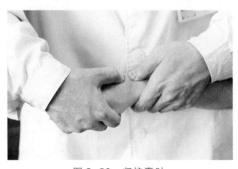

图 3-80　归挤囊肿

（2）若非按摩手法所能及，可用一个橡胶锤垂直向下快速地打击囊肿部位。操作时，患者掌心向下，掌腕部平整地放于桌面或床面上，当橡胶锤打击到肿块时，应当力到即止。它要求医者下手的动作灵巧、稳定，而且用力要大、速度要快、幅度要小。

2.胸椎整复法

多采用坐位推正法或掌指推正法整复胸椎错动处，然后点按两侧的天宗穴约 1 分钟。（图3-81）（图3-82）

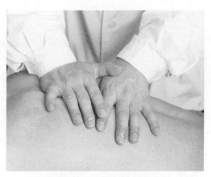

图 3-81 掌指推正

三、注意事项

1.要固定

在按摩后要进行短时期的制动，尽量避免腕关节的活动和患肢的负重。

2.挤压囊肿的手法

亦可改为：医者双手分置患侧大、小鱼际的近腕处并持握之，两拇指面相应地按压于肿块的顶端向肘的方向推动，直至囊肿不能移动为止。随后掌屈腕关节，两手的拇指同时用力，快速而有力地向肘部推、压囊肿，这样，多可使囊肿破裂、肿块消失。（图3-83）

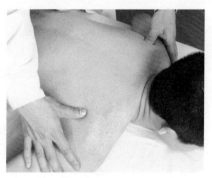

图 3-82 点天宗

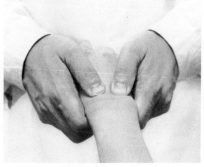

图 3-83 推压囊肿

附：体会

囊肿往往是由几个连在一起的小囊肿会聚而成，囊壁又较为厚实，用手指挤压往往很难彻底清除，用橡胶锤的效果虽好，但力道难以把握，患者大多恐惧这种方法。

第十七节　腕关节扭挫伤和腕关节劳损

腕关节扭挫伤，是指腕关节受到直接或间接暴力而致的软组织损伤，可发生于任何年龄。而腕关节劳损，是指腕部外伤后未能获得及时、有效治疗，或是工作、不良的用腕习惯等导致腕部长期的慢性损伤，以致发生缠绵不愈的顽固性腕部疼痛、麻木，例如腕管综合征。

多发生于中、老年人，在妇女最为常见。就目前临床所见，有年轻化的趋势，如长期在电脑前从事工作的文员，这也可能与人们参加的运动越来越少有关。

一、病因病机

腕关节由桡腕关节、下桡尺关节和腕骨间关节组成，在腕部的掌侧、背侧、腕骨间和掌腕间均有坚强、有力的韧带维系，它们起着稳定腕关节的功能。当跌仆时腕部突然的掌屈或背屈着地，或是在外来暴力的直接打击下，均可能造成腕关节周围韧带、肌腱等的软组织损伤，外力的直接作用还可使腕关节超出其正常的生理活动范围，进而造成腕关节的错骨缝。

腕关节的劳损，是指腕关节的慢性软组织损伤，多因急性损伤治疗不彻底而遗留的后遗症，或是反复而持久地使用腕关节，如厨师们长时间切割食物和炒菜、人们在电脑前长时间使用鼠标，均会使腕部的软组织产生慢性劳损。

因腕关节损伤的部位可能出现在掌侧，也可能是在桡侧等部位，故检查时应从胸椎 1 始至胸椎 7 止。其错动部位以胸椎 4、5 多见。

二、临床表现

1. 扭挫伤者

多有腕关节的外伤史，腕部疼痛、肿胀、活动受限，压痛在损伤处最为明显。

2. 劳损者

或有外伤史，局部疼痛，功能活动受限，肿胀不明显，时轻时重，局部可有压痛，有的还伴有手指的麻木、无力等症状。

X 线片：多无异常。

三、按摩手法

1. 胸椎整复法

多用坐位推正法、扳肩推正法等。也可以适当采用膝顶法。这一整复手法可在胸椎 4 ~ 8 的错动中使用。

患者骑坐于长凳上，肩臂呈自然、放松状态，或是双手交叉置于枕部后、下的颈后方；医者站其后方，一足可踩在长凳上，膝关节呈屈曲位，以膝部顶、按在棘突偏歪侧的斜下方，双手扳拉住患者的双肩或双臂；接着，医者双手缓缓、持续地用力向后扳、拉患者的肩背部，同时有一向后上的端、提肩背之力，此时医者的膝部应当向对侧顶、推偏歪的棘突；当医者双手的扳拉之力和膝部的顶推之力处于均衡状态时，首先在膝部顶、推之力不变的情况下双手用力扳拉住患者的肩部，同时使肩、背部进行适当向左和向右的侧屈与旋转运动，这样有助患者躯体放松，如果医者感到手法操作时的力度已经集中在膝部顶、推棘突的位置后，即扳肩和顶、推棘突的力在偏歪的棘突处会合时，随即进行一个稍增大用力的动作，可以使手法操作达到最佳的整复效果。（图 3-84）（图 3-85）

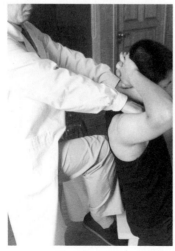

图 3-84 预备

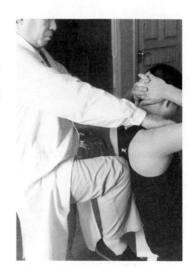

图 3-85 顶棘旋背

2. 局部松解

患者坐位。医者立于患腕侧的斜前方，一手持握患者的伤腕，拇指相应地按、压在腕部损伤处，另一手捏住除拇指以外的其余四指或是掌背部；接着，持腕之手的拇指按揉病痛处，另一手使腕部作顺时针和逆时针方向的环转运动6～9周；随后两手相对用力牵引患者的腕部，在牵引下使腕部向上、向下和向左、向右方向的摇动各5～7次。（图3-86）（图3-87）

若损伤部位在腕部的桡侧附近，则持握腕之手不变，但另一手应变换

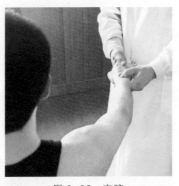

图3-86 牵腕

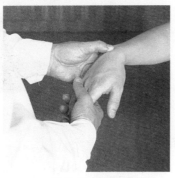

图3-87 摇腕

为捏住拇指及大鱼际，其后的操作过程和手法技巧同前一手法。在上述按摩中，不论是旋转还是晃动腕关节，都应使它的活动范围在尽力大的幅度下进行。（图3-88）

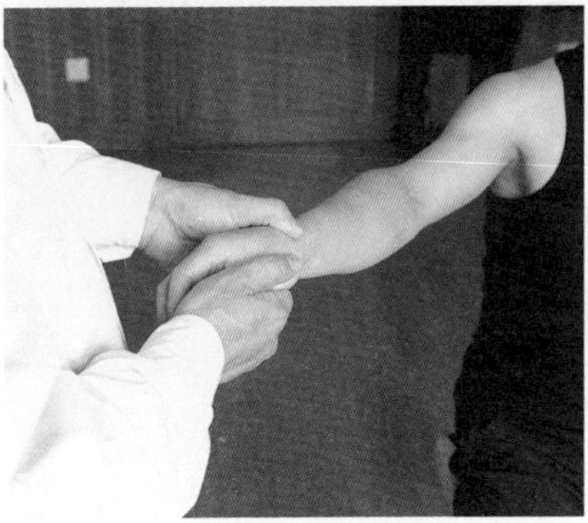

图3-88 摇拇指

3. 点穴

采用压颈、压中府、点极泉法和点、按天宗穴的方法，时间各 0.5 ～ 1 分钟，多施于患侧，以感传现象到达或越过患处为佳，参见颈肩及上肢部手法。最后，点按腕周围的合谷、大陵、阳池、神门、阳溪、太渊、外关等穴位各约 0.5 分钟。（图 3-89）（图 3-90）

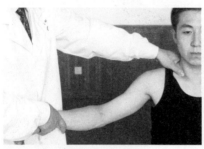

图 3-89　点缺盆

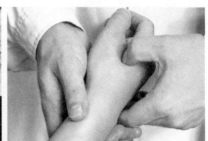

图 3-90　点合谷

4. 辨证治疗

假如是腕部的扭挫伤，局部肿胀、疼痛明显，应以一手的掌跟或鱼际按压在损伤处，另一手的掌跟或鱼际按压在与损伤处相反的对应部位；接着，双手同时用力挤压住腕关节，并用揉法或搓法施于腕部损伤处。（图 3-91）

若病程较久属劳损病症时，首先在损伤处用拇指拨、揉法 3 分钟左右，以及点、按背部两侧的厥阴俞、膈俞约 2 分钟，其后再用掌揉法。（图 3-92）

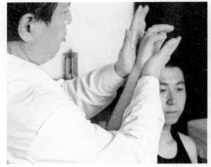

图 3-91　搓腕

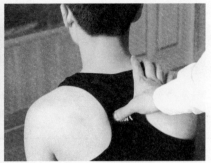

图 3-92　点厥阴俞

四、注意事项

1. 端正姿势

要告诫患者努力调整好工作时的姿势，在劳动中学会协调用力，以及进行适当的肩、背部功能锻炼。例如经常在电脑前工作的打字员。

2. 及早治疗

腕关节扭挫伤要及早治疗，并应在肿胀和疼痛缓解后进行适当的腕、掌、指部的功能锻炼。

3. 注意局部保暖

忌用冷水洗手，避免腕关节的过度运动，如提、端重物的动作。还可以佩戴"护腕"，限制腕部的活动。

4. 排除骨折、脱位

在治疗前，应排除腕部骨折和脱位的可能，否则易误诊、误治。

附：体会

腕骨是由舟骨、月骨、三角骨、头状骨等两列骨组成，两列腕骨间可以相互运动，腕骨的近侧列在桡腕关节处。相对于桡骨运动，腕是手的一个稳定支座，它可以传递抓握力量。腕关节的主要稳定结构是周围的韧带，其中掌侧韧带要比背侧韧带强大、丰富。由于人们的各种活动离不开手，手的活动又不可能与腕脱离开，所以腕关节的损伤、过劳是难以避免的，例如，腕管综合征的发生就与腕部的劳损有关。临床上，我们要在手法治疗的同时指导患者进行上肢的合理锻炼与用力，这样腕关节的损害就可以得到较好的康复。假如疗效欠佳，可采用局部封闭的方式治疗。

第十八节　桡骨茎突狭窄性腱鞘炎

本症多在腕或指部受到经常、持久性的活动或短期内活动过度所致，以女性居多，与职业有一定关联，症状表现上以桡骨茎突处的疼痛为特点。

一、病因病机

在桡骨下端的茎突上有一腱鞘，外展拇长肌腱与拇短肌腱通过其鞘内。对指、腕活动过多的人来说，两条肌腱在鞘内不断地活动、摩擦，当受到寒凉等不良因素的刺激，易于引起腱鞘及肌腱劳损性的炎性水肿，进而影响到拇指的功能活动，以及造成局部的肿胀、疼痛。

二、临床表现

拇指活动受限，桡骨茎突周围有疼痛，局部有轻度肿胀、压痛，多见于家庭妇女。

三、按摩手法

1. 坐位推正法

错动多出现在肺区，即偏歪棘突为胸椎2、3。可选用坐位推正法整复错动的胸椎，之后，以两手拇指面同时点、按两侧的肺俞、风门穴各约1分钟。（图3-93）（图3-94）

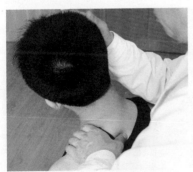 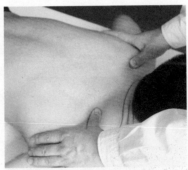

图3-93　坐位推正　　　　　　图3-94　点肺俞

2. 局部松解

患者仍坐位。医者站其斜前方，一手持腕，拇指相应地按压在疼痛部位上，另一手捏住拇指及大鱼际；接着，一边用拇指揉、捻疼痛、肿胀处，一边以另一手尽力环旋、摇动拇指，此时的速度宜缓慢，摇转的幅度宜大，时间为 2 ～ 4 分钟。（图 3-95）

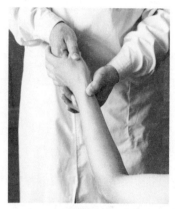 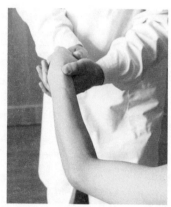

A 摇腕点压 1　　　　　　　　B 摇腕点压 2

图 3-95　局部松解

3. 在患侧压中府

点压中府时以感传现象达桡骨茎突处为佳。也可以采用疏通上焦法、拨合谷法，力度要适中，速度宜缓慢。（图 3-96）（图 3-97）

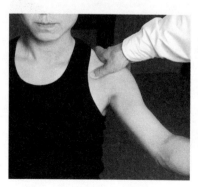 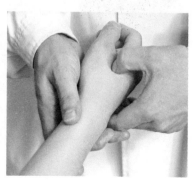

图 3-96　点中府　　　　　　　图 3-97　拨合谷

四、注意事项

1. 避免负重

治疗期间避免掌、指、腕部的过度活动和负重,例如,避免用力持、提重物。

2. 注意保暖

避免寒冷刺激,如避免用冷水洗物。局部要热敷,热敷之前可先用正骨水等外用消肿之剂涂、擦患处。

附:体会

桡骨茎突狭窄性腱鞘炎的病症虽然表浅,但治疗起来有时还是较难痊愈的,其疗效甚至不如局部封闭的方法,假如在按摩之后辅助局部针灸围刺和热疗的方法,疗效会非常理想。

第十九节　指间关节和掌指关节扭挫伤

指部关节的扭挫伤一般发生在外来暴力的直接或间接作用下,掌指关节扭挫伤多见于第一掌指关节处。本症在篮球、排球运动员和喜欢球类运动的青少年中最为常见。

一、病因病机

指间关节两侧均有副韧带维系,有限制关节侧向运动的作用。

当指间关节屈曲时，韧带松弛，此时指间关节可有微小的侧向运动，当指间关节伸直时，韧带紧张，指间关节基本无侧向运动。

掌指关节与之相反，当掌指关节伸直时，韧带松弛。其活动范围是：掌指关节向尺侧偏的活动度大于向桡侧偏的，而屈曲时，韧带则紧张，几乎没有侧向运动。

外来暴力作用于手指时，可引起指间关节或掌指关节的侧向运动。如果作用力大于掌指关节或指间关节侧副韧带的张力时，会造成侧副韧带的撕裂，甚至合并关节囊的撕裂损伤，严重者，可造成韧带的断裂性损伤和撕脱骨折。损伤多发生在单侧，两侧同时损伤者极为少见。掌指关节的损伤以第一掌指关节多见，其他的较少发生。这是因为拇指的掌指关节的活动程度较大，相对于其他手指的掌指运动能力，拇指无疑是最重要的手指之一。

脊椎错动以胸椎 2～7 多见，甚至可达胸椎 8 的节段。除拇指和食指的损伤多见于胸椎 2、3 的错动外，其余三指的损伤以胸椎 4～7 的错动为多见，而且以胸椎 4、5 的棘突偏歪最为常见。

二、临床表现

多有外伤史。关节周围剧烈疼痛、肿胀，功能活动受限，局部可有明显压痛。当侧副韧带断裂时，侧方活动的范围增大、关节不稳，或手指有偏向一侧的畸形，这不属按摩治疗的范畴。

X 线片可排除骨折及脱位的可能。当侧副韧带断裂时，掌指关节或指间关节的间隙增宽。

三、按摩手法

1. 胸椎整复法

可选用坐位推正法、掌指推正法等定位明确的手法。施整复手法后，可有局部损伤处的疼痛减轻等改变，接着在整复后的邻近区域采用掌揉法、点按法和滚法等松解手法约 3 分钟。（图 3-98）（图 3-99）

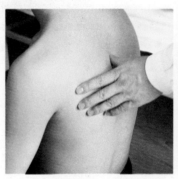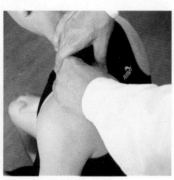

图 3-98　点按　　　　　　　图 3-99　拿肩

2. 整复局部错骨缝及松解手法

患者坐位。医者站其斜前方，一手拿捏住伤指关节近侧的指骨或掌骨，另一手的拇指和食指或食指与中指的中段拿、捏住伤指的末节；接着，双手用力做适当的拔伸、牵引；然后在牵引力不变的情况下屈、伸指间关节或掌指关节 4 ～ 6 次。手法操作应在关节活动允许的范围内进行。最后采用压中府、压缺盆、点极泉等手法。手法操作时，以感传现象到达手指为最佳（多在患侧进行）；接着轻轻点、按患侧或两侧的天宗穴约 1 分钟，当揉、捻患指 2 ～ 4 分钟后结束手法操作。

手法宜以柔和、轻巧为原则。（图 3-100）

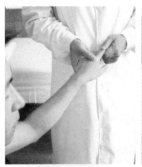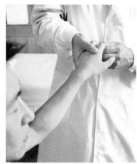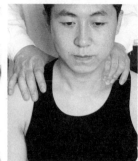

A　牵指　　　　　　　B　屈指　　　　　　C　点缺盆

图 3-100　松解手法

四、注意事项

1.适应证

按摩适用于侧副韧带的撕裂伤，或者是在韧带断裂愈合之后遗留疼痛、肿胀、功能障碍等的指间关节、掌指关节病症。按摩后采用制动或针灸围刺法，效果也许更好。

2.避免用力

在手法操作中，切忌粗暴用力或进行指关节的大幅度被动活动。

3.功能锻炼

待肿胀明显消退后，可逐渐进行指部关节的功能锻炼。

附：体会

在按摩的同时防止患指再次受伤，一定要限制伤指的活动，或是进行局部的制动，由于韧带功能的恢复过程较慢，按摩之后可在局部敷活血化瘀的药膜或膏药。有人观察，限制了局部关节的运动之后，疼痛、炎症反应虽然减轻，但是扭、挫伤恢复的时间会延迟。所以采用局部制动的方法是否合理，还需要进一步探讨。

第二十节　屈指肌腱狭窄性腱鞘炎

多因肌腱与腱鞘长期受到摩擦和刺激形成，又称弹响指、扳机指等。好发于拇指或中指，以家庭妇女为最多见。

一、病因病机

手为人体运动器官中最复杂、最精细的部分，手指的屈肌腱更是活动频繁和用力极多的部位。日常生活中，绝大多数动作都需要通过手指的运动来完成，如果掌、指用力过度，手指活动频繁，再加上受到寒冷的刺激，就很容易引发腱鞘的渗出、肿胀，进而发生退行性改变。出现这种改变之后，可使肌腱在狭窄处受压，而未被挤压的两端渐呈葫芦形膨大，当肌腱要通过时就会发生绞锁现象，勉强通过又会产生弹响或扳机样现象。由于拇指和中指是主要的受力部位，所以此二指的掌指关节为多发区。

以胸椎 4 的脊椎错动多见。

二、临床表现

初期，在晨起或劳累后手指活动受限，掌指关节的掌侧有酸痛及压痛，并呈逐渐加重趋势。当出现绞锁现象时，常常需要外力的帮助才能屈、伸指关节。

三、按摩手法

1. 胸椎整复法

多选用坐位推正法、扳肩推正法等，随后在整复了的痛点周围使用按法、揉法、滚法等治疗2～4分钟。（图3-101）

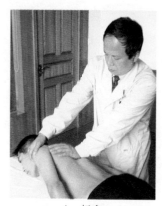 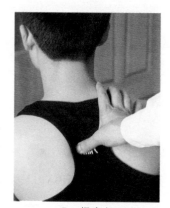

A　扳肩　　　　　　　　　　B　揉痛点

图3-101　胸椎整复法

2. 局部松解

患者坐位。医者站其斜前方，一手扶、按在患处的掌指背侧，另一手的拇指面按压于掌内指间关节的痛点附近；接着，两手相对地用力挤压，在相对挤压和点揉痛点的同时，可使患指腕部进行适当的被动环旋运动，以便加大拇指刺激痛点的力度与范围，同时亦能进一步把握好手法操作的柔和、灵巧感。刺激量以患处有温热、疏通感为度；最后拇、食指轻轻揉、捻患处周围 1～2 分钟。（图 3-102～图 3-104）

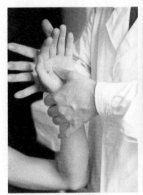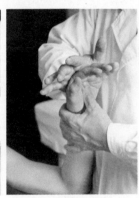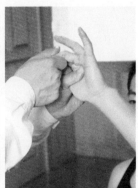

图 3-102　指压局部　　　　图 3-103　摇腕　　　　图 3-104　屈指点

3. 点穴

医者站在患者身后，按压其背部的肺俞、厥阴俞及压颈各 1～2 分钟，最后在拔伸、摇晃患指下，指揉患处痛点约 1 分钟。

四、注意事项

1. 避免疲劳受冷

避免患手的疲劳和受到凉水等寒冷刺激。在家可自我按压痛点，然后热敷患处。

2. 适当运动

适当进行掌、指部的主动伸屈运动。自我按摩时，手法的刺激量一定要大，当按摩结束后，再于局部外擦正骨水等活血、化瘀、消肿之剂。

附：体会

尽管本症诊治起来较为简单，但病程较久时，掌指功能的康复还是难以保证的。自从有了局部针灸围刺加热疗的方法后，这一问题就获得了较好的解决。

第二十一节　腰椎间盘突出症

这是我们临床按摩最多的病种之一，疗效较为可靠。多见于青壮年，因腰部积累性损伤所致者常见。突出部位以人体重心所在的腰椎 4、5 或腰椎 5 骶椎 1 间为多发。

一、病因病机

腰椎是人体主要的负重部位，所以它的椎间盘要较其他部位大，也最容易受到伤害。腰椎间盘由软骨板、髓核和纤维环组成。软骨板是厚约 1mm 的透明软骨，上面有许多微孔，属于椎间盘内水分、营养物质和代谢产物的出入通道，其内无神经和血供；髓核为胶状物质，含80％左右的水分，具有良好的弹性和膨胀性能（髓核在椎间盘中略偏于后方）；纤维环由许多层同心且呈环形的纤维组织构成，每层纤维相互交叉，并有附加的斜形纤维附着，纤维环的前侧比后侧厚，在纤维环的外层大多有窦椎神经支配。成人椎间盘内无血液供应，其营养物质由经椎体弥散进入髓核，躯体的活动和负重促进了弥散过程，随着软骨板的骨化，其渗透性减退，可加速椎间盘的退行性改变。椎间盘退变后，易导致纤维环的破裂和髓核组织突出，椎间盘突出后又使椎间盘进一步发生退变。

腰椎间盘突出症是指腰椎间盘的纤维环破裂和髓核组织突出后压迫神经根，引起一系列症状和体征。腰椎间盘突出症是引发腰腿痛的最常见疾病，有关它的发病率尚没有精确的统计。构成腰椎间盘突出的因素主要是椎间盘退变，也与腰部过度负荷、长期震动、脊柱畸形、急性损伤等因素相关。它可以出现两个主要的解剖病损，即椎间盘膨出和椎间盘突出。椎间盘膨出是指部分纤维环的松弛，椎间盘在受压时纤维环膨出椎体边缘；椎间盘突出是指纤维环破裂，髓核自破裂之处突出、脱出或分离。

人类椎间盘在20～30岁停止血供后就开始了缓慢地退行性变化过程。当人体姿势不正、扭伤，特别是积累性的损伤，可造成腰部受力的不均匀，若患者感受风寒湿邪等的侵袭，就会引发腰部的肌肉痉挛，使已经发生变性的椎间盘受到进一步损害，从而导致因椎间盘变性所形成的腰椎节段性不稳定因素加重；在此不良基础上，因外伤、疲劳等外因产生腰椎间盘的损害。

腰椎间盘纤维环的前壁有坚强的前纵韧带保护，使之不易在此处破裂或膨出；后壁虽然有后纵韧带，但后纵韧带自第一腰椎平面始就逐渐变窄，当到达第五腰椎和第一骶椎平面时仅余原有宽度的一半，而且椎间盘后壁的纤维环与后纵韧带的联系也比较薄弱，加之腰椎前凸和腰骶角的存在，使腰椎的稳定性自上而下依次递减；又因腰骶关节是活动范围大的腰椎与固定不变骶椎的移行部位，具有负重大、活动广、剪切力强等特点；腰椎4、5间与其联系又较为紧密，其特性与腰骶关节相近。以上诸多因素是造成腰椎5与骶椎1之间和腰椎4、5之间在解剖、生理上不稳定的缘由，故突出的部位多发生在腰椎4、5和腰椎5与骶椎1之间的后纵韧带两侧。

二、临床表现

以男性青壮年居多，大多有长期腰痛或是腰痛反复发作的病史。可有单纯性腰痛、或单纯坐骨神经痛、或腰痛与坐骨神经痛并存、或是马尾神经的压迫症等表现形式。休息时减轻，弯腰、下蹲、咳嗽及大便用力等又使疼痛加重。疼痛多见于臀部和大腿处，感觉异常多见于小腿部分。

1. 腰痛

绝大部分患者有腰背痛的表现。腰背痛可出现在腿痛之前，亦可在腿痛的同时或是之后出现。一般认为发生腰背痛的原因主要是：椎间盘突出刺激了外层纤维环和后纵韧带中的窦椎神经纤维。由于韧带、肌腱、骨膜和关节周围的组织均属于中胚叶结构的组织，对疼痛极为敏感，但这类疼痛感觉的部位较深，定位不准确，一般为钝痛、刺痛或放射痛。

临床所见的腰背痛可分为两类：一类是广泛的腰背部钝痛：起病缓慢，活动或保持较长时间的单一姿势后加重，休息或卧床后疼痛减轻，此类患者的纤维环多完整；另一类腰背痛发病急骤而严重：腰背部肌肉痉挛，腰部的各种活动受到限制，一般持续的时间较长，3～4周方能缓解，此类患者多为突然发生的纤维环全部或大部破裂及髓核的突出。

2. 坐骨神经痛

约95％的椎间盘突出症发生于腰椎4、5及腰椎5与骶椎1的椎间隙，故大多伴随坐骨神经痛。坐骨神经痛逐渐发生，疼痛可呈放射性，由臀部、大腿后外侧、小腿外侧至跟部或足背。有的患者为了减轻疼痛，松弛坐骨神经，行走时取前倾位，卧床时易取弯腰、侧卧、屈髋、屈膝位，严重者仅能取膝胸位姿势睡觉。坐骨神经痛可在某种姿势下，因活动或腹压增加而加重或出现触电般的放射痛。

在高位腰椎间盘突出时，可压迫相应的腰上段神经根，出现大腿前内侧部分或腹股沟的疼痛，此病症的误诊率较高。中央型腰椎间盘突出症，即属于间盘疝出者（非指"CT"等报告中谈到的中央型椎间盘突出），因压迫了突出平面以下的马尾神经，可表现为双侧坐骨神经痛、会阴部麻木、排尿和排便障碍，在女性患者可有假性尿失禁，男性患者可出现阳痿。此时非按摩等保守疗法所能及。有人即使经过按摩等保守疗法缓解或消除病痛，但没过多久又会复发，甚至更为严重。这时应及早转骨科诊治，避免因不恰当的按摩等治疗方法对患者造成新的伤害。

3. 体征

（1）脊柱的姿势改变及压痛点。

一般认为，腰椎间盘突出症是突出的髓核压迫或刺激神经根而引起的病痛。为使突出髓核的张力减少，椎间隙的后方会变宽，因而出现腰椎生理性前凹变浅，严重者，腰椎生理性前凹完全消失，甚至出现腰椎后凸。除脊柱生理性前凸的改变外，脊柱还可出现侧凸。

如果突出物在神经根的内侧，则腰椎凸向健侧，并使腰部向健侧的活动明显受限，而向患侧侧屈的活动受累却相对较少；相反，如果突出的髓核在神经根的外侧，则腰椎凸向患侧，并使腰部向患侧活动的幅度受限，而向健侧侧屈的受累却较少。总之，脊柱侧凸为保护性的，它使神经根脱离突出物，从而减轻神经根的受压程度，同时，脊柱前屈、后伸活动也要受限，但是后伸受限为甚，且疼痛更加明显。绝大部分由其他病因引起的腰腿痛患者，一般是脊柱弯曲明显受限，且疼痛较重，而后伸一般影响较小，疼痛较轻微。

腰椎间盘突出症的压痛点多在有病损椎间隙的棘突旁，早期疼痛、水肿较甚时，压痛可向同侧的臀部及下肢的坐骨神经分布区放射。因为深压时刺激处于背部肌肉的背根神经纤维，或是压力经椎板传导到神经根，使原来敏感性已经增高了的神经根发生感应痛。这种棘旁的放射性压痛点，一般在腰椎4、5椎间盘突出时较为明显，而在部分腰椎 5、骶椎 1 椎间盘突出症的患者中不甚明确。部分患者仅有腰痛和压痛，无放射痛；有的甚至在局部也无明显的压痛。

（2）神经根功能改变

早期为痛觉过敏，稍后痛觉减退，严重时患肢肌萎缩，受累神经根支配区的肌力下降，膝或踝反射改变。在休息后神经功能的改变不明显，有时为了临床的准确定位，可嘱咐患者加大活动后再行下肢的神经检查。

除有腰臀部的疼痛外，腰椎 3、4 间盘突出者，还可有大腿前外侧、小腿前侧部位的疼痛，压迫较甚时，可伸膝无力，膝反射减弱或消失；腰椎 4、5 间盘突出者，大腿和小腿后外侧疼痛，压迫较甚时，可出现拇趾背伸无力；腰椎 5、骶椎 1 间盘突出者，大腿、小腿及足跟外侧疼痛，压迫较甚时，可有足跖屈及屈拇无力，踝反射减弱或消失；中央型腰椎间盘突出的部位一般在腰椎 4、5 或腰椎 5 与骶椎 1 之间，多属间盘疝出，受累神经为马尾神经，可有腰背部及双侧大腿、小腿后侧的广泛性疼痛、僵硬，双侧的大腿、小腿及足跟后侧及会阴部的麻木，膀胱或肛门括约肌无力，踝反射或肛门反射减弱或消失。

（3）其他

直腿抬高试验：正常人在仰卧位下伸直膝关节，被动抬高下肢的活动度为 60°～ 120°，当抬高到最大限度时，仅有下肢后部的不适感。检查时，让患者仰卧，检查者一手握住患者踝部，另一手置于大腿前方以使膝关节保持伸直位，抬高肢体在 60° 以内时患者感到下肢坐骨神经分布区疼痛并有阻力，为直腿抬高试验阳性，这一检查方法是诊断本病的重要依据之一。如果抬腿仅是引起腰痛或下肢后部的疼痛不适，不能算阳性，而直腿抬高加强试验在此时就显得很重要了。

另外，屈颈试验在椎间盘突出症表现明显者可为阳性；而腘神经压迫试验在腰椎间盘突出症时为阳性，在其他肌肉因素等引起者为阴性。患者仰卧。医者站其侧方，使其患侧的髋关节及膝关节屈曲至90°后，逐渐伸直膝关节直到出现腰腿痛时，将膝关节稍微屈曲以使疼痛消失，再用手指压迫股二头肌腱内侧的腘神经，如若出现腰及下肢的放射性痛则属于腘神经压迫试验阳性。

（4）检查

X线检查：可见脊柱侧弯，腰椎前凸变平、变直，椎间隙左、右不等宽或是前窄、后宽，以及椎间隙变窄等。它除了作为诊断腰椎间盘突出症的参考外，也可排除腰椎化脓性炎症、结核及肿瘤等，属早期诊断腰椎间盘突出症中不可缺少的检查手段。

脊髓造影：目前已较少使用。

肌电图检查：在神经根压迫的诊断上，肌电图有其独特的价值。通过测定不同节段神经根所支配肌肉的肌电图，以异常肌电位分布的范围来判定受损的神经根，再根据神经根和椎间孔的关系推断神经受压的部位。椎间盘突出节段和肌电图所检查各肌肉阳性改变的关系为：腰椎4、5椎间盘突出，主要累及腓骨长肌和胫前肌；腰椎 5、骶椎 1 椎间盘突出，主要累及腓肠肌内侧头和外侧头；腰椎 3、4 椎间盘突出所累及的肌肉较多，股四头肌等可出现异常肌电位。

CT 扫描：在诊断脊柱疾病中属极为有用的检查方法，一般认为它的正确率在 90％左右。用于诊断椎间盘疾病时，至少要包括腰椎 3～骶椎 1 三个椎间盘，而且应当保持切割面与椎间盘平行。CT 不能确定椎管内肿瘤及蛛网膜炎，也不能区别瘢痕和椎间盘突出。CT 扫描的腰椎间盘突出，可有以下 4 种表现：

① 椎管内出现突出的间盘块，它的 CT 值低于骨但高于硬膜囊。

② 椎管和硬膜囊之间的脂肪层消失，这是最早发生的现象。

③ 神经根被推压、移位。

④ 硬膜囊受压变形。

磁共振成像（MRI）：可获得三维结构影像，阳性率较高，可了解椎间盘有无退行性改变、椎间盘是突出还是脱出，如果临床诊断困难时应采用 MRI。它还可显示椎管内有无新生物、蛛网膜炎。由于此项检查的价格较贵，不宜作为常规检查，应在其他检查仍有困难时适当采用。

三、按摩手法

中央型（即间盘疝出或脱出）椎间盘突出症所引起的马尾神经刺激症状不包括在此范围，若强行按摩治疗，应当慎之又慎，手法宜轻巧、柔和，决不得施重手法。

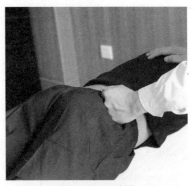

图 3-105　滚臀

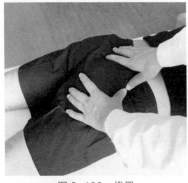

图 3-106　拨臀

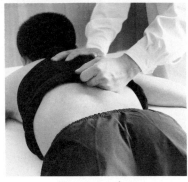

图 3-107　滚腰

1. 松解手法

多有臀部（以梨状肌为中心的）肌肉的紧张、痉挛现象，所以要在臀部紧张区施以轻柔、和缓的滚法、揉法、按法等5分钟左右，以便松解紧张、痉挛的软组织；其后，在腰背部施以中等刺激量的揉法、按法等4～6分钟，以便放松腰背部的软组织；对腰椎4、5和腰椎5、骶椎1椎间盘突出者，手法的重点部位应当在腰椎3平面以下进行；对于腰椎3、4椎间盘突出者，其肌紧张的区域一般包含了背下部，此时手法的刺激范围在胸椎10以下的区域；最后，指压或肘压肌肉松解腰部夹脊穴3分钟左右。（图3-105～图3-107）

总之，松解手法应根据患者病痛区和肌紧张位置的不同，进行有目的的和针对性强的手法治疗。

2. 整复手法

在患者放松的基础上采用整复

手法，对病症较重者使用常规整复手法有时难以成功，这时可采用牵引肘推法；一般情况下，我们以腰椎定位摇正法为主要整复手法，亦可根据病情和操作者的习惯，选用其他的腰椎整复法。但要注意，采用整复手法一定要慎重，若整复手法一时难以成功时，则在短期内停止使用，待患者疼痛缓解后再施行，或是采用较为柔和的斜扳法。（图3-108～图3-110）

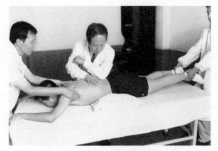

图 3-108 牵引肘推

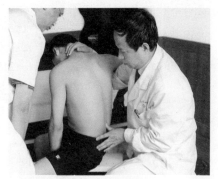

图 3-109 旋转摇正

3. 针对性松解手法

患者俯卧于枕头上使腰部充分暴露。医者站其侧方，以整复部位为中心施以掌揉法约3分钟；接着在患侧采用肘压大肠俞、腰阳关或关元俞、环跳或秩边、股门穴各1分钟左右，指压或指揉患侧的委中、阳陵泉、承山穴各1～2分钟；然

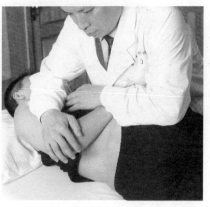

图 3-110 斜扳

后采用抖腰法：医者站在床的后方，双手分别持握其两踝或是患侧的踝部后，然后轻轻向后牵引下肢，此时小腿与床面呈 20°～ 30° 角，大腿与床面约为 10°，在牵引下轻缓地向左侧及右侧晃动患者的下肢，待患者腰以下部分能够放松时，随即进行一个小幅度的并向上、下方向快速抖动下肢的动作，操作中，要求术者抖动的作用力直达患者腰部。此手法的快速牵引和向上、下方小幅度抖动患肢或两下肢的动作是在同时和协同有序的情况下进行，它较抖动肩关节的手法来说难度稍大，每次可抖动 3～ 5次，并反复施用此抖腰或抖髋的手法 1～ 3 遍。（图 3-111～图 3-114）

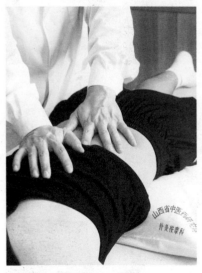

图 3-111　举揉

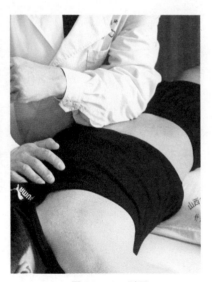

图 3-112　肘压

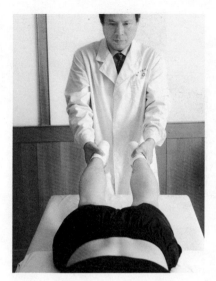
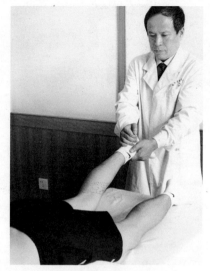

图 3-113　抖腰　　　　　　　　　图 3-114　单腿抖腰

4. 摇按骨盆法

在采用了腰椎整复手法中的摇按骨盆法后，嘱咐患者仰卧、屈膝、屈髋，双手交叉、紧抱双膝。医者一手托其颈、枕处，另一手抱持其双膝下或托其骶尾部，然后使患者被动地仰卧、坐起，即坐起和卧下这两个动作循环进行，还要求患者在仰卧位时尽量地将臀骶部抬高，并使之每卧下一次就应较上一次抬得更高一些。在抬臀的过程中，要求患者的前额尽力向膝部靠拢，如此反复滚动3～5次。（图 3-115）

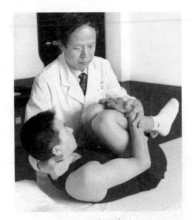
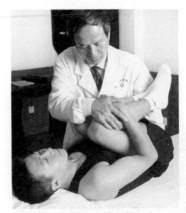

A 摇骨盆　　　　　　　　　B 托骶尾

图3-115　摇按骨盆法

此手法适用于患者急性炎症、水肿基本消失，或病痛明显缓解后的稳定期，或是在恢复期进行。

四、注意事项

1. 卧硬板床休息

早期应当卧硬板床休息，坚持每日按摩1次，待症状缓解后，再逐步进行适当的功能锻炼，绝不得动作过大、运动过度，或是进行不适当的运动；平时不得坐低矮的凳子或沙发等，否则易使患者的脊柱呈扭曲态，从而加大椎间盘内的压力。

若患者经过不懈的锻炼与姿势调整，养成了一种保持良好姿势的习惯，腰腿痛的复发率就会很低，其后的工作和生活与正常人无异，这时仍应当向其解释病痛较难复发的理由。在锻炼过程中，初期最好选择一些内养功的静坐方法，或是站桩等练习方式。

2. 诊断鉴别

治疗前应与肿瘤、结核及骨折、脱位等鉴别。在按摩治疗的过程中，不得因早期疗效欠佳而采取过激的手法。

3. 病情稳定后要适当锻炼

对于直腿抬高受限明显者，可增加下述手法：患者仰卧，下肢伸直。医者站其患侧方，以肩部扛起患侧的下肢，一手扶膝以使膝关节能够伸展，另一手持握足部或扶住大腿部，之后缓缓而被动地直腿抬高患侧的下肢，直至最大限度，接着强力而缓慢地背屈踝关节并保持这一状态 10 余秒钟后放下患肢，稍停片刻，再重复这一手法。此手法可以反复操作 2 ～ 4 遍，当患者病情稳定后，

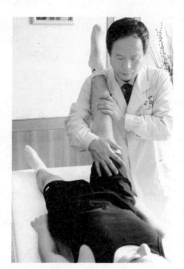

图 3-116　拨腿

再进行适当身体前倾、单压一侧下肢的锻炼。（图 3-116）

4. 综合治疗

对于一些处于损伤早期疼痛较甚者，往往会在牵引后出现症状加重的现象，此时应停止牵引这一辅助疗法，待病症缓解后再试行牵引。

另外，亦应适当配合中、西药物等治疗方法，以保证患者能尽快康复。总之，对本症的治疗，应当在采取按摩疗法为主要手段的基

础上施用综合的手段。

附：体会

腰椎间盘突出症作为按摩科诊治的主要病种之一，患者在按摩之前往往经骨科等相关科室诊治过，并且大多被告知：要进行牵引，若牵引不佳，必须手术，按摩等治疗是无效的，结果难料，甚至危言耸听："按摩会出危险的"。所以很多患者往往揣着忐忑之心而来，他们会问：我的病能不能好？是不是必须手术？好了以后还会复发吗？是不是只有手术才能彻底治愈？这时就要耐心与患者沟通，认真、详细地向其解释椎间盘突出症的成因、保守疗法的好处和手术治疗的误区，使之认识到，经保守疗法痊愈后复发的概率与手术痊愈之后并没什么不同，手术也不可能从根本上解决腰椎间盘突出症的问题，以便解除他们的顾虑。若顾虑消除，轻装上阵，一般经过一个疗程（大约 15 次）的治疗，患者的病痛即可恢复大半。

腰椎间盘突出症的诊治不得完全依靠"CT、MRI"等检查结果，一定要有全面、细致的"望、闻、问、切"过程，否则误诊、误治的结果难以避免。可是有很多医生仅根据"CT"等检查报告就武断地下了诊断书，无端地使许多人增加心理和经济上的负担，门诊上经常会遇到一些单纯腰扭伤者被误诊为腰椎间盘突出症来按摩的。当我们检查之后告诉患者：只是腰扭伤的小问题。让他抛弃"CT"或骨科诊断结果带来的恐慌，患者的心理负担减轻后，病痛也会随之减缓，一般经一周以内的短期治疗即可痊愈。还有的人像江湖医生一样表演其神奇的治病、驱邪伎俩，故意将腰背部软组织损伤诊断为椎间盘突出症，以便赚取更大的名声和金钱，他们会说："看看，你的椎间盘突出症我用不了几次就能搞定。"实际上这些人只是患了腰扭伤而已。2005年5月有个23岁的公司会计哭着告诉我：腰椎间盘突出症已经治疗了一个多月，一直好不了，每个月的工资都不够治病的开销。我查看她的"CT"片，发现只是"L4、5椎间盘膨出"，而报告为"L4、5椎间盘突出"，症状表现符合腰肌劳损，告知其只是椎间盘退变的实情后，情绪很快稳定，随后嘱咐她一边按摩治疗、一边锻炼和改善不良姿势习惯，3次后症状基本消失。像她这样的情况经常遇到，有的医生在诊治一些无典型病痛的患者时，仅仅根据"CT"显示出的"腰椎间盘突出症"影像，就动员患者住院、手术，甚至吓唬患者：只有手术才能把问题彻底解决，真使人感到悲哀。

第二十二节 腰 痛

腰痛是仅次于上呼吸道感染给人类带来不利影响的病患。据统计，患病率占人口的近1/3。多见于35岁以上者，以腰、骶部疼痛为主要表现，亦可称之为腰肌劳损。从体型上讲，身体单薄、瘦弱者，或是身体肥胖者较为常见。其康复的关键在于保持一个良好的姿势，否则病痛很难康复和稳定。

一、病因病机

多有腰部的各种急、慢性损伤史，以 35 岁以上的男性居多，对身体单薄或瘦弱者以及个子偏高易驼背者，以腰三横突综合征为主要表现形式；肥胖者以腰骶部困痛多见。

最根本的病因在于椎间盘的退行性改变，其发病诱因主要有习惯性姿势不良，工作及生活中长期维持某一不均衡体位，或是急性腰骶部损伤未能妥善处理，或是先天性畸形，如隐性骶椎裂、单侧腰椎骶化、两侧的腰骶关节不对称等，以及肾脏或盆腔内脏器的炎症性改变等，均可能加重或加速椎间盘的退行性变化过程，而且椎间盘退变会引发腰椎的节段性不稳定，更容易使腰椎或骶椎发生错动，从而诱发出各种各样的腰痛症状。我们把这类以腰部疼痛为主的退化、劳损性病痛通称为腰痛或腰肌劳损。

骶髂关节是一个极为稳定的关节，它需要极大的致伤力才能推动骶髂关节超出其生理范围所允许的活动度。一般的说法是，除妊娠外，真正造成骶髂关节损伤或劳损的机会是极为少见的。其实不然，据临床观察，骶髂关节的损伤或劳损是非常普遍的。这是因为，随着人们年龄的增加、疲劳、腰骶部损伤，以及孕、产等原因，均可能使维系关节稳定性的韧带和周围的肌肉等组织发生劳损和松弛、老化，随着时间的推移，骶髂关节就可能在外界条件的作用下产生错动。例如，盆腔内脏器的炎症改变，就会导致或加速骶髂关节的不稳定，进而发生错骨缝。

腰椎关节的功能紊乱与否，多由腰椎生理、解剖上的特点决定。

腰部的活动范围较大，承受着人体上半身的重力，又因腰椎前凸和腰骶角的存在，以及腰椎前方本身结构上的薄弱性，从而造成腰椎的不稳定因素，使腰椎的稳定性由上而下依次递减。又因为椎间盘变性的缘故，当姿势不当或直接损伤时，就有可能导致腰椎的错动，且错动的位置以腰椎 4、5 多见。而且点压、刺激第四腰椎横突上的腰眼穴疗效较好，就与腰椎 4 小关节的错动有关。

腰者肾之府，它包括了腰椎与骶尾部的范围。所以，我们所谈的腰肌劳损，在腰部以腰椎 4、5 多见，在骶尾部，则以骶髂关节的错动为多见。

二、临床表现

男性居多，常在 35 岁以上发病，多有各种急、慢性损伤史。腰痛缠绵不愈，时轻时重，可反复发作，久坐、久立或劳累后加重，休息则减轻，腰痛往往在凌晨发作或是被痛醒，当活动腰部之后疼痛减轻，之后才能再入睡。疼痛的轻重还与气候变化有关。若以骶髂关节错动为主者，除骶髂关节附近有压痛外，常在耻骨联合周围及臀上皮神经的区域发现压痛点和软组织的紧张、不适区。

三、按摩手法

1. 腰、骶椎整复法

多以腰椎定位摇正法为主要手法，有时也采用斜扳法、抖腰法等，有骶髂关节损伤者，尚需增加摇按骨盆法或腰椎后伸推压法。

（图 3-117）

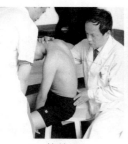 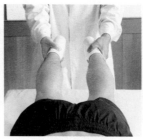 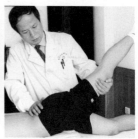

A 旋转摇正　　　　　B 抖腰　　　　　　C 后伸推压

图 3-117　腰、骶椎整复法

2. 掌、指部揉法、点按法

施于腰、臀部的疼痛区域。手法操作的力度宜深沉、有力，拨揉腰椎横突周围紧张区的手法最为关键，有时亦可以用双手同时揉动。（图 3-118）

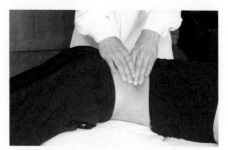

图 3-118　拨揉横突

3. 点穴

患者仍俯卧位。医者以两拇指同时点按两侧的肾俞、腰眼、秩边或环跳、殷门、委中、委阳、承山、昆仑或申脉穴各 0.5 分钟。根据病症的轻重，以及疼痛区域的不同，适当增减穴位和变换手法。（图 3-119）

4. 疏通下焦气血

患者仰卧。医者坐其侧方，一手的掌面或指面部抚、按脐上，另一手的拇指和中指面分置于患者下腹部两侧的大赫穴上，随即拇

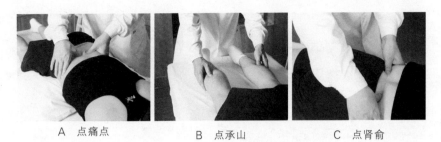

A 点痛点　　　　　B 点承山　　　　　C 点肾俞

图 3-119 点穴

指和中指同时用力，一边垂直向下点按、拿捏，一边向上部脐的方向推动腹腔内的组织，持续操作约 0.5 分钟后放松。如此点按、拿捏、推动、再放松，大约需要 2 分钟；最后抚脐之手下移至脐下方的小腹处，以便触觉腹内气机的疏通感（一般以感触腹部的肌紧张度为主），同时可配合适当的振颤手法，另一手的中指或拇指以指针法点、按左下肢内侧的曲泉、阴谷、三阴交穴和右下肢的阳陵泉、申脉穴各 0.5 分钟左右。此时患者多有小腹及腰部的温热感。此手法属温肾之法，对慢性腰痛有着极好的调整作用。（图 3-120）

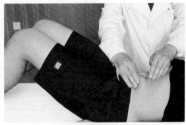

A 推脐下

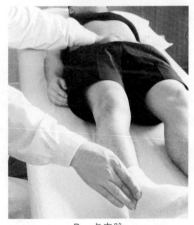

B 点申脉

图 3-120 疏通下焦气血

四、注意事项

1. 体位正确

姿势是造成腰痛的主要病因，所以在为患者按摩治疗的同时还要提醒其养成维持良好姿势的习惯。最好找出患者不良姿势的问题所在，随后嘱咐其纠正和调整工作或生活中的不正确体态，否则疗效欠佳。即使有人在治疗后病痛消失，但很快还会复发。如果再进行一些静坐或站桩的练习，那么不良姿势的纠正就非常容易成功。

2. 适当锻炼和保暖

功能锻炼是腰痛康复中的一个主要环节，必须加强腰肌、腹肌的锻炼，还要注意保暖，不得因热甚汗出而减去衣服，更不得汗出当风。

3. 睡卧

要鼓励睡硬板床。

附：体会

人们常说："病人腰痛，大夫头痛"。可见治愈腰痛的难度是很大的。据我们观察，腰肌劳损的主要原因在于习惯性的姿势不当，它包括坐位、卧位、站位，以及工作中的特殊体位。当不良姿势持续存在时，就会导致腰部受力的不平衡，进而引发腰椎小关节的紊乱、腰部软组织的紧张以及局部水肿等不良反应，故此，纠正姿势和改变不良的工作和生活习惯是治疗的根本所在。治疗前首先要了解患者平时生活和工作时的体位如何，例如，2004年曾接诊过一位50岁的家庭妇女，来此之前她也用过按摩、针灸、小针刀、药物等保守疗法一年有余，腰肌劳损的症状一直得不到缓解，有的医院根据其"CT扫描"的结果，依腰椎间盘突出症诊治之，诊治时指导她改善不良的驼背坐姿和习惯，效果良好。第三次治疗的时候，聊到她家里电视和坐椅的位置，才得知她看电视时沙发的朝向与电视偏离的角度很大，如果观看节目，她会一直处于身体歪斜、扭曲的不良姿势，随后嘱其调整沙发的朝向，一个疗程未结束腰痛即完全消失。之后她又介绍了几个同乡来按摩，追踪、询问她的情况，一直维持得很好。

　　我（贺振中）在北京中医学院上学时，同宿舍有个身体结实、具有运动员体形的同学却有着典型的腰肌劳损问题，往往凌晨5点钟起床活动腰部，之后再睡觉。我们为其按摩，甚至找到当时北京各中医院的高手，也不能解决，现在就理解了。他个子高，驼背尤甚，若驼背的问题不解决，腰痛必难除之，可谓华佗再世，亦无良方。

第二十三节　腰扭伤

　　多在体位不当、腰部运动不协调的情况下发生，属中医"跌仆、闪挫"的范畴。祖国医学以"闪腰"称之。在青壮年，以体力劳动者居多，中年以后则以脑力劳动者多见。对待此症，应首选按摩，疗效既好又快。

一、病因病机

腰椎的活动范围较大，承载着人体上半身的重力，是人体的重心所在。其前方为松软的腹腔，在其椎体的附近只有一些肌肉、筋膜和韧带，无骨性结构的保护；又因腰椎前凸和腰骶角的存在，每个椎体的稳定性由上而下依次递减。所谓的腰骶角，是指骶椎上缘与水平线构成的角度，常人的腰骶角为 40°～45°，一般认为，超出此范围则会失去稳定。

由于腰椎既是脊柱运动中负重大、活动多的部位，又是躯体活动的枢纽。假如人体用力的姿势不正确，易使身体的扭转、弯曲超出腰椎的正常活动范围，即超过了腰骶角的正常活动度，加上精神不集中，或是突然变换体位或扛抬重物，更易使腰骶部周围的肌肉、韧带等组织的协调运动遭受破坏，从而引发椎间小关节的不稳定，产生关节的错动和肌肉等软组织的损伤。

以腰骶关节即腰椎 5、骶椎 1 的错动为最常见，其次为腰椎 4 棘突的偏歪。

这是因为，腰骶关节由腰椎 5 和骶椎 1 构成，属活动范围大的腰椎与固定不变的骶椎之间的连接枢纽，也是腰椎前凸和骶椎后凸的移行部位，有活动广、负重大、受力强的特点；而且腰椎的稳定性由上而下依次递减，还常常存在着腰椎骶化、骶椎腰化、腰骶部和腰椎 4、5 间两侧关节突方向的不对称等现象，故此，腰扭伤以腰椎 4、5 的错动为多见。

二、临床表现

以体力劳动者或青壮年多见，多有明显扭腰或闪腰的外伤史。腰部疼痛或剧痛，当咳嗽、深呼吸时加重，活动不便，来诊的患者常以一手或双手撑、持腰部，迈步短小、步履迟缓；有的患者可在受伤时听到或感到腰椎错动时的弹响声。

三、按摩手法

1. 腰椎整复法

多选用腰椎定位摇正法和斜扳法。在施整复手法前，首先于患者腰痛明显的一侧行松解手法 3 ~ 5 分钟，如滚法、揉法和点法等。（图 3-121）（图 3-122）

2. 局部松解

患者俯卧于高枕上。医者站其侧方，采用掌揉法于患者腰骶部的疼痛区域，进行顺时针和逆时针方向的揉动各 30 ~ 50 周；接着在棘突旁和患侧臀部肿痛的区域施拨、按法等 3 ~ 5 分钟，手法的力度以患者有轻微痛感为

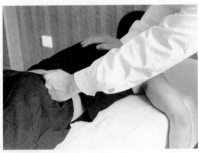

图 3-121　滚臀

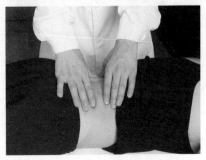

图 3-122　拇指拨腰

宜。（图 3-123）（图 3-124）

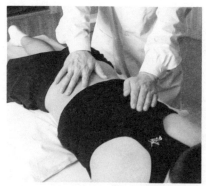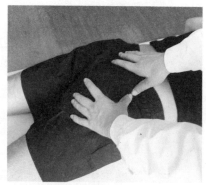

图 3-123　掌揉骶部　　　　　　　　图 3-124　拨痛点

3. 点穴

当疼痛以腰部中央区域为主时，应点按两侧的秩边、委中、飞扬和承山穴各约 0.5 分钟；若疼痛偏重侧方，则应点、按患侧的环跳、殷门、飞扬或昆仑穴各约 0.5 分钟；最后，在腰、背部施以劈法或轻巧的拍、击法约 15 秒，再拿捏两侧的跟腱约 1 分钟，结束手法治疗。（图 3-125）

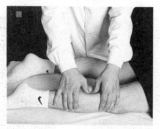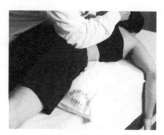

A　点承山　　　　　　　　　　B　点环跳

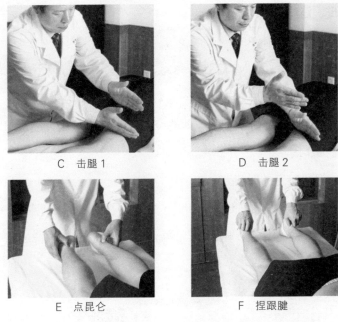

C 击腿1   D 击腿2

E 点昆仑   F 捏跟腱

图 3-125 点穴

4. 综合治疗

经上述治疗之后患者的症状仍无明显改善，可适当选用掌指推正法或牵引肘压法等整复手法，以及点、拨痛点和承山、飞扬穴各约2分钟，然后再采用腰部的背抖法1～3次。（图3-126）

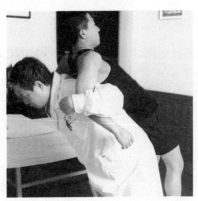

图 3-126 背抖

四、注意事项

1.卧硬板床休息

按摩后的两三天内应卧床休息，并告诫患者，上下床时，应尽量采取合理、平衡用力的姿势，例如，在俯卧或仰卧位姿态下坐起或爬起，避免采取侧身或扭转躯体的姿态起床，这对腰肌损伤的稳定有良好保护作用。

2.把握整复的时机

若患者腰骶部肿胀、痉挛明显时，可在其他手法应用结束，并使患者的腰肌痉挛松解开之后，再行整复手法。只有这样成功率才能提高。

3.局部放松

行背抖法前，让患者保持放松状态：在对患者行腰部背抖法前，一定要待治疗基本结束后进行。患者下床呈坐位，医者站立其后方，在患者的肩井、大椎穴及腰夹脊的痛点附近施用 2～3 分钟的揉、按法，当躯体能够放松后，再让其站起行背靠背的背抖法。

附：体会

你仔细观察就会发现，扭伤时的姿态与损害的部位密切相关。当损伤发生在腰的下方，患者往往是在弯腰欲起立的情况下诱发，假如损伤发生在腰的上方或胸腰结合部，其诱因大多与患者站立位下的上半身用力转身干活或伸展腰椎有关。扭伤属急性发作的病症，患者局部的水肿、痉挛较为明显，所以局部手法的力度要柔和，尤其是下压腰部的力量要小，否则越是下力气按摩，腰痛病症就越厉害。腰椎整复手法的施用原则亦如此，不得为了整复小关节的错动而强行扳动腰椎，假如强行整复，就有可能加重小关节周围韧带、滑膜的损害。

我（贺振中）刚从学校毕业时，自以为腰扭伤的治疗是小菜一碟，应用自己5年的推拿专业所学，一定能手到病除。可结果呢？这种看似诊治简单的病症，治疗时总有将近一半的患者在第一次按摩之后加重，其后再治疗时这种现象才会消失，观察其他医生的治疗结果也大多如是，有时不使用整复手法反而更好一些。于是就此问题向全国各地的高手讨教，均不得其解，以致工作的头几年就想当然地认为这是手法治疗后的正常反应，但内心很难接受。当编写本书时彻查各种资料，深入探询腰扭伤的机制，感到这是手法的某个环节出现过失所致，追根探源，推测是整复手法上的问题，但采用整复手法时又一直遵照规程进行，后来才豁然开朗：主要是整复手法前的准备过程不充分，没有将紧张、痉挛的软组织松解开就强行整复，这时就可能会加大损害。随之调整思路，于整复小关节错动前充分放松腰肌，难题随之而解。

第二十四节　腰椎管狭窄症

多见于中年以上的男性，主要是指腰椎管、神经根或椎间孔等狭窄所致的马尾神经或神经根受压的综合征。可因为骨性椎管或硬脊膜囊受压产生，但不包括单纯的椎间盘突出、感染或新生物导致的椎管内占位病变引起的狭窄。椎间盘突出如果与其他类型的狭窄同时存在，则包括在此范畴。

间歇性跛行是主要特征，且多以颈腰综合征的形式出现。

一、病因病机

狭窄多为骨性卡压所致。可有发育性椎管狭窄，表现为横径、矢径变小，较为少见；还有侧隐窝狭窄、椎弓板增厚等。好发于以下几个部位：

1. 关节下卡压

肥厚的上下关节突使神经根在关节突和椎体的后方受压。

2. 椎弓根扭曲

椎间盘退变可导致上方的椎体下降，使自椎弓根发出的神经根扭曲，神经被挤压于广泛膨出的椎间盘和上方椎弓之间的沟道内。

3. 椎间孔内嵌夹

椎间隙的狭窄可使椎间关节重迭，神经根易被上移的上关节突挤压。

4. 在中线挤压

主要是椎间盘长期退变的结果，致使纤维环出现弥漫性膨出、椎板向后重迭、椎间关节和椎体后缘的骨质增生等，使之向中线挤压、侵占，造成椎管狭窄，进而引发各种各样的病痛。这在老年人或是长期有椎间盘突出病史者中多见。

5. 黄韧带增厚

椎板间、椎板前方和椎板侧方均有黄韧带，当黄韧带增生肥厚时，可在侧方、侧后方及后方形成椎管狭窄。

6. 其他

硬膜外脂肪增生、纤维化、血管曲张等，形成椎管狭窄。

腰椎管狭窄症发病的根本原因在于椎间盘退变和随之产生的腰椎节段性不稳定，在没有得到及时、有效治疗的情况下，极易因外伤或慢性劳损等诱因引发腰椎间小关节的错动和刺激性炎症反应，因错动而产生功能代偿，如上关节突的肥厚。这就很容易理解，为什么椎管狭窄症的发病较缓慢，而且呈进行性加重的趋势。

最早的发病年龄多在 40 ~ 50 岁之间或更大一些。关节错动的部位亦好发于脊椎比较薄弱的腰椎 4 ~ 5 及腰椎 5、骶椎 1 区域，往往合并腰椎滑脱。

二、临床表现

男多于女，以中老年人居多。发病缓慢，病程长，呈进行性加重趋势。有或无外伤史，间歇性跛行。初起，以腰痛为主要表现形式，逐渐延及一侧或双侧的下肢，部分病人可有麻木或感觉减退区。压痛点多在狭窄区的平面内，但大多不甚明确，有时叩击此处的棘突，可出现向下肢传导的放射感。

三、按摩手法

治疗椎管狭窄症时一定要有耐心和信心，因为它的疗效不会立竿见影，这一点在治疗前必须对患者解释清楚。此外，针对性的功能锻炼也是不可或缺的一环。

1. 腰椎整复法

以腰椎定位摇正法为首选，其次可采用斜扳法和腰椎后伸推压法等；接着患者俯卧于高枕上，医者以掌揉法施于腰、骶部各 3 分钟左右，采用肘压法于两侧的环跳、殷门，指压法于患侧的承山、委中和涌泉穴各 1 分钟。（图 3-127、图 3-128）

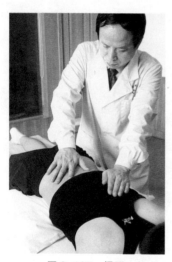 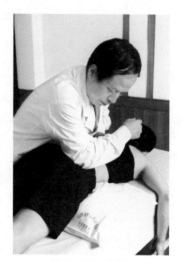

图 3-127　揉腰　　　　　　　　图 3-128　肘压

2. 松解手法

对于下肢酸胀、憋困明显者，可在下肢肌肉丰满处施以劈法，以及用掌或肘臂部操作的按揉法、搓法、拿法等放松肌肉和疏通

经脉。操作中由患侧臀部至足踝部按摩 5 ～ 8 分钟。（图 3-129、图 3-130 ）

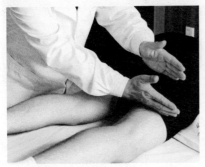
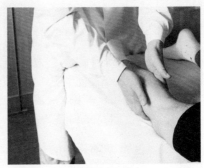

图 3-129　击腿　　　　　　　　　图 3-130　搓腿

3. 疏通下焦气机

对伴有小腹坠胀、黎明腹泻者，可选用健脾温肾之法。患者首先仰卧，医者坐或站其侧方，以中指指针法点、按中脘、关元、肓俞穴各 1 分钟左右；接着屈曲患者的膝、髋二关节，并使其足底顺势踩在床面上，腹部组织处于松软状态；然后医者以患者肚脐为中心，以掌揉法施于小腹及少腹部，进行顺时针和逆时针方向的揉动各约 2 分钟；最后医者一手扶、按小腹上，另一手以中指或拇指面点、按左下肢内侧的三阴交、照海穴，右下肢外侧的申脉、绝骨穴各 0.5 ～ 1 分钟，手法施用的时间和力度以患者有腰骶部的温热感或是舒适感为宜。（图 3-131、图 3-132 ）

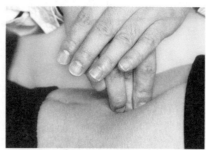

图 3-131　点中脘

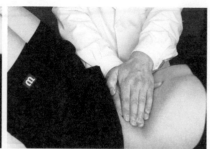

图 3-132　揉腹

四、注意事项

1.医、患之间应密切协作

医生要指导患者进行腹部及腰骶部的功能锻炼，增强其腰脊椎的前屈幅度、灵活性和肌肉强度。目的是使患者腰骶部的柔韧性逐步增大，腰、腹部的肌肉强度逐渐增强，使之能更好地维持腰椎的稳定。这一点对本症的康复至关重要。

2.纠正不良姿势

纠正工作或生活中的不良姿势，特别要避免体力劳动中的不合理姿势。不宜持续进行某种固定姿势下的疲劳运动，如持续弯腰洗衣物的动作。

3.鉴别诊断

应与肿瘤、结核等鉴别，以免误诊、误治对患者造成伤害。

4.坚持锻炼

可适当选择针对性强的导引法或是太极拳等动作平缓的运动方式。

附：体会

医患之间的沟通、理解，以及树立战胜病邪的信心在这里显得非常重要。21世纪90年代初期，王老大夫曾诊疗过一位山西省农科院的干部，病程3年以上，刚开始，患者行走十几米就要蹲下休息，治疗的头15次症状改善不甚明显。我当时觉得其后好转的希望不大，但王老大夫仍一直坚持为其治疗并进行说服工作，此人也很有耐心，1个月后，已经能行走50多米的路程。就这样，他一直坚持按摩治疗1年有余，之后轻松行走上千米不是难事。后来他又利用业余时间断断续续地在王老的家中按摩了1年多（此时王老已退休），其间歇性跛行现象基本消失。不过，我们现在的治疗手段又要进步一些，多采取包括运动疗法在内的综合治疗手段，一般在按摩治疗之后配合上温针灸、中药腾洗等保守疗法，可使疗程较原先缩短、疗效提高。当然，要想从根本上解决这一疑难问题，还要有一个不断探索的过程。

第二十五节　骶髂关节损伤

骶髂关节的损伤较为常见。中医学中的腰包括了腰椎和骶椎，所以骶髂关节的急性损伤属中医腰扭伤的范畴，其慢性劳损则包括在腰肌劳损之内。由于骶髂关节本身的特殊性，所以把它单独列出来讨论。

一、病因病机

骶髂关节是由骶骨和髂骨耳状关节面组成的微动关节，属脊柱与下肢联系的枢纽，对脊柱的稳定起重要作用，当患者病情严重时，常常伴有不同程度的脊椎侧弯现象。骶髂关节的组成较为特殊，部分属滑膜关节，部分属韧带结合性质。人们假如以单腿支撑体重，骨盆向下有位移，这说明在下肢的支撑状态下骶髂关节有运动。据报道，骨盆愈合期间，骶髂间有 2 ~ 3mm 的垂直移动和 3° 的转动，而多产妇女骶髂关节的运动幅度略大些，有骶髂关节障碍的患者，关节的运动幅度要小，当年龄超过 50 岁时，约有 76% 的人骶髂关节已经长合。

因为女性孕、产的关系，使维系关节稳定的韧带等软组织松弛，所以女性的骶髂关节要较男性的活动范围稍大。肌肉的强度不够、韧带松弛，会引发关节本身的不稳定，尤其是对孕妇、多产妇或体弱者。当她们体位不正、思想又无准备时突然发生躯体的伸屈和扭转活动（如转身时咳嗽），再伴随着局部的受寒、劳累等因素，就很容易发生骶髂关节的错动。其错动的幅度因个体差异等原因，在症状表现上有轻重的不同，但大多不会发生关节的脱位或半脱位这一严重问题，骨盆的 X 线片亦无明显异常，所以仅能理解为骶髂关节的错骨缝。

民间有"月子里的病，要月子里治"这一说法，在腰腿痛病症上这种说法更为普遍。我们觉得与此问题有关：妇女产后腰骶部及腹部的韧带和肌肉等软组织较为松弛，关节的活动度较大，若未经及时、有效、合理的锻炼，以保证身体恢复至正常状态，则会在侧身抱小儿、感受风寒湿邪，或是在工作、劳动中体位不当等不良诱因作用下，引发腰、骶椎关节的错动，进而产生疼痛不适。这时发生关节错动的幅度要较平时的范围为大，靠自然恢复是很难的，以致病痛缠绵难愈。假如单纯靠药物、卧床休息等方法治疗，很难使错动的关节恢复至正常状态。我们由此认为，"月子里的病"难治的主要原因在于腰、骶关节的错动。只要从错骨缝的角度理解，月子里的病就易于解决。将骶髂关节的错动加以整复，并通过姿势调整与功能锻炼提高骶髂关节的稳定性，那么骶髂关节的急、慢性损伤可以很快痊愈。

骶椎的错动可因倾斜角度的不同而表现各异，主要通过触摸骶正中嵴的位置是否偏离正中线进行判断。它大多伴有着腰椎的错动现象。

二、临床表现

急性损伤者，多有明显外伤史，腰骶部疼痛剧烈，转动不灵活，常以健侧负重。站立时，躯干向患侧倾斜，行走时，多用手扶住髋部；若为慢性损伤，则以骶部困痛为主，局部可有广泛的压痛及索条状异常反应物，X线检查可无明显异常。

二、按摩手法

1. 松解骨盆周围的软组织

在疼痛紧张处施以揉法、滚法、点拨法等手法，力度要适中，以患者有微痛感为度，时间需4～6分钟。（图3-133、图3-134）

2. 脊椎整复法

多选用腰椎定位摇正法、腰椎后伸推压法、斜扳法等手法整复错动的脊椎节段。首先让患者俯卧（下腹可垫一枕头），医者站其侧方，以掌揉法施于骶椎及腰骶关节周围3～5分钟；然后点按患侧的关元俞、秩边、

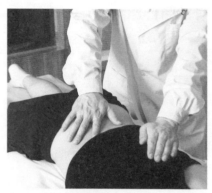

图3-133　揉腰

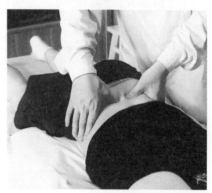

图3-134　点痛点

承山穴各约0.5分钟，施点、按、揉法于患侧梨状肌的痛点处2～4分钟，手法的力度宜重，以患者能够耐受为度。在手法操作中可根据患者身体强弱和胖瘦程度的不同，选择适宜的手法。（图3-135～图3-137）

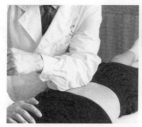
图 3-135　肘揉

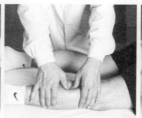
图 3-136　点承山

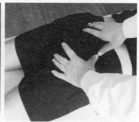
图 3-137　点梨状肌

3. 疏通下焦气血

若为慢性损伤,应配合健脾温肾之法:患者仰卧,医者站或坐其侧方,以掌揉法施于上腹、中腹和下腹三个部分各约 2 分钟,揉动时,医者的手掌与患者腹部的接触面积尽量大;接着,医者以一手的中指点按肚脐上方的水分穴或中脘穴,而另一手并拢的中指和无名指指面部按、揉脐下的关元、归来及水道穴各约 1 分钟;最后医者一手抚、按于患者的小腹部,以便感应其腹内的气机是否通畅,另一手的中指或拇指点、按左下肢内侧的三阴交、太溪穴和右下肢外侧的丰隆、申脉穴各约 0.5 分钟,以患者出现小腹及腰骶部的温通感为最佳。操作时抚、按于小腹之手可适当配合振颤手法。(图 3-138)

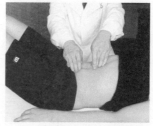
A　按关元

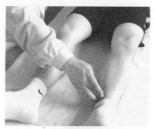
B　点三阴交

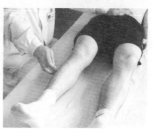
C　点丰隆
图 3-138　疏通下焦气血

四、注意事项

1. 卧床休息

急性者应卧床休息 1 周以上，局部注意保暖。

2. 把握整复手法的要点

急性损伤时，局部痉挛较明显，有时整复手法难以达到目标，可将松解类手法再保持一定的时间和渗透力，待其局部放松后行第二次整复手法，若整复手法仍不能成功，则应放弃，决不可强行整复脊柱。

3. 坚持治疗

对劳损性患者，要有一个长期治疗的准备。在治疗慢性损伤者的时候，医者必须有耐心，嘱患者在治疗过程中与医者密切合作，有选择地采取一些腰骶部及腹部的功能锻炼法，随着病痛的好转，再逐步增加运动的强度，即使病痛消失后，也应当把功能锻炼坚持下去。只有这样，患者的痛苦才能最终消除，还预防再发。

附：体会

对急性损伤者而言，在按摩手法结束后行背抖法，效果会更好一些；以劳损性表现为主者，往往与腰三横突综合征等腰肌劳损类的症状混杂在一起，其病因以姿势不当所致的多见，患者可表现为腰背部明显前倾的习惯性不良体态，此时调整姿势就成为决定疗效好与坏的前提；手法治疗亦不得集中在骶髂部分，要在腰、骶、臀、腹部全面施行手法才行。有很多人采用所谓整复骨盆错动的手法治疗腰、腹、下肢部的病痛，据说有不计其数的益处。我们认为，骨盆的矫正固然重要，可是骨盆被整复之后的稳定更为关键，人体的各种活动都要牵扯到骨盆，假如不优先考虑骨盆的稳定，整复之后的骨盆会更加不稳定，其复发之后的错动幅度也许较原来的范围还大，病痛会更为严重。骶髂关节劳损的另外一种诱因是女性的妇科疾患，其下腹或盆腔内的炎症改变使骶髂关节周围的软组织受到浸润，从而造成骶髂关节的不稳、错动，这时妇科疾患就成为要解决的主要问题。

第二十六节　骶尾部扭挫伤

骶尾部扭挫伤较少见，多为骶尾部受到直接碰撞，产生局部挫伤或骶尾关节的错骨缝，甚至是骶尾部或尾骨的脱位或半脱位。

一、病因病机

骶尾关节属微动关节，平时有一定的活动度，当臀部突然着地时，造成尾骨的过度前屈，引发骶尾关节或尾骨的脱位、半脱位等问题。但是，当直接暴力不足以引发脱位或半脱位时，却可以使骶尾部发生轻度的位移，即错缝，此种状况下的X射线片一般不会显示明显异常。所以多以骶尾部挫伤或错骨缝称之。

二、临床表现

多有骶尾部受到直接外伤的病史，有许多青年女性在没有明确诱因的情况下发生，这可能与女性的身体不太强壮有关。患者坐、卧和行走等均感困难，局部疼痛、肿胀，压痛明显。X光片多正常。有时患者可出现肛门内异物感。触诊检查时，可有骶尾关节处的高低不平感。

三、按摩手法

1. 局部松解

患者俯卧高枕上，此时枕头宜垫小腹处。医者站其患侧方，两手的拇指面分别按压在骶尾关节的两侧，然后以指揉法施于疼痛、肿胀明显的部位3～5分钟，手法宜轻柔、和缓。（图3-139）

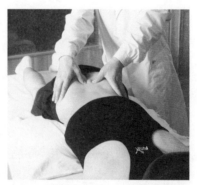

图3-139　点骶尾

2. 局部整复

接上式，医者以一手的掌跟部按压于骶尾关节隆起或偏歪的部位，另一手叠覆其上；接着，嘱患者咳嗽，与之同时（在患者咳嗽的时候）医者双手用力，以

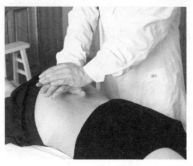

图3-140　推骶尾

掌跟部向下方或对侧的斜下方快速推压，此手法反复操作 1 ～ 3 遍后，多可使骶尾关节的错骨缝现象，亦即骶尾关节的高低不平得以解除。（图 3-140）

如果采用上述方法疗效仍然欠佳时，可采纳下列手法：医者一手的掌跟部抵、按住骶尾部隆起或偏歪的部分，而另一前臂自患侧大腿前方伸进后，以手掌托、扶在对侧大腿的一侧，随即缓缓抬起并拢的两下肢，使之依次向左侧、右侧，以及向上方和下方晃动，当医

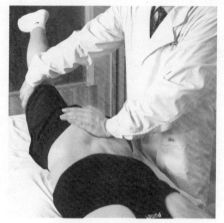

图 3-141 扳腿推

生感到晃动之力达到掌跟抵压的部位后，保持在此位置不动，随后嘱患者咳嗽，同时抵压骶尾部的掌跟向下用力或向对侧方向推、压。应用此手法的过程中，医者两手的动作要协调，并应在诱导患者躯体放松的情况下进行。（图 3-141）

3. 整复手法

如果经上述治疗后患者的病痛仍无较大好转，可选用与整复尾骨脱位相近似的手法。患者俯卧高枕上，使尾部充分暴露。医者戴一个塑料手套，以食指或中指向其肛门内探入，在骶尾关节的位置轻轻揉、按 1 ～ 2 分钟；接着以指面部向骶尾末节轻轻地拨动 3 ～ 5 下即可。在拨动中，医者指下可感到患者肛门内近骶尾关节处有明显的硬结或

突起物，此为错骨缝之表现，用手指拨动此处时，只要将突起物按压平整即可。

4. 点按治疗

点按两侧的白环俞、秩边、承山及昆仑穴各 1 分钟，以患者病痛处有温热、舒适感为宜。

5. 选用适当手法

若骶尾部扭挫伤未能得到及时、有效的治疗，往往使病痛迁延难愈，还会遗有肛门内的异物感、局部胀痛等症状。这时可适当选用整复手法中的摇按骨盆法、腰椎定位摇正法等。

四、注意事项

1. 早期应卧床休息

待病情好转、稳定后，进行适当的腰骶部及臀部的功能锻炼法，运动量不宜太大，也不要进行下蹲练习的动作。

2. 把握好时机

在应用整复法的过程中，一定要把握好手法操作的时机，否则难以奏效。对患者急性期的按摩要点是：时间要短、手法要轻柔。

附：体会

临证中偶尔会遇到的尾骨部分有异常感的人，以女性居多，只要排除了骨折和脱位的可能，治疗起来并不复杂，遵照前述之按摩手法或思路进行按摩后，效果应当不错。这对早期患者来说的确如此，若为病程较久的，其骶尾部的错骨缝很难整复，这可能是局部关节已经长合的缘故。另外，有习惯性弯腰驼背的人，特别是体格较弱的女性，经常有骶尾部的不适感，此大多不属骶尾关节的错骨缝，而是腰骶部的紧张、牵拉感放射到尾骨所致，而且与"脾有邪，其气传于两髀"的说法相通，多可在胸、腰椎结合处找到紧张、僵硬和错动的区域，这时只要将其松解、整复，骶尾部的异常感可自然消失。

我（贺振中）曾遇到一位摔倒后发生骶尾轻度脱位的女孩，因为马上要结婚，所以家人非常担心。可骨科医生说，除手术外没有好的办法，用手法整复后还会复发，若实在不想手术，结婚之后也许能很快痊愈。她母亲很不满意骨科大夫的说法，要求我诊治。我去妇科要了一副手套，带着一位进修的女医生，让其用局部整复的手法对其治疗。10分钟之后女医生到客厅告知整复失败，我看她满头大汗，觉得是紧张导致手感不佳的缘故，嘱其仔细查找肛门内突起、结节样的反应区，然后推、压之，再进入，3分钟就解决了问题。

第二十七节　耻骨联合分离症

多发于分娩前及产后的妇女。单纯的外力很少造成此类损害，有时亦称产后耻骨联合分离症。

一、病因病机

骨盆由耻骨（左右各一）、骶骨及尾骨组成，借耻骨联合、骶髂关节和坚强的韧带紧密连接。耻骨联合位于两侧的骨结节处，其间有纤维软骨在中线上连接起来，还有坚强的韧带围绕和加固，特别是在耻骨联合的上方和下方，故此，它的损伤和分离等问题是极为少见的。不过在妇女怀孕期，特别是在分娩的前后，因内分泌的影响，会造成耻骨联合周围的韧带松弛，而在怀孕后期受胎儿重量的影响，或是在分娩的过程中，均可使骨盆发生暂时性扩大，进而形成耻骨联合及两侧骶髂关节的轻度分离，这不属病态。假如妇女的产程过长、胎儿过大、接生粗暴、姿势不当和腰骶部受寒，均有可能引起骨盆的耻骨联合分离和骶髂关节的错动，最终引发局部损伤处的疼痛和骨盆的功能障碍等异常。

二、临床表现

耻骨联合周围疼痛，行走困难，单腿不能负重，腰骶部酸痛，局部压痛，有时可触及分离间隙。X射线片：可有耻骨联合的关节面粗糙，耻骨联合间隙增大等。

在触诊中，以检查骶正中嵴是否偏歪为标准，若偏歪，说明骶髂关节有错位。亦可根据骶骨与两侧髂骨相对位置的变化，分为骶髂关节向前或向后的错动。例如向前错动时，患侧的髂后上棘位置偏高，反之则为向后错动。

三、按摩手法

1. 松解腰腹肌紧张

患者俯卧高枕上。医者站在患者侧方，于腰、骶、臀部痛点周围或是疼痛敏感区采用拨法、揉法、滚法等 2 ～ 4 分钟；接着患者仰卧，下肢呈半屈曲位，医者坐或站其侧方均可，以轻缓、深透之掌揉法施于下腹及侧腹部，时间为 3 ～ 5 分钟。（图 3-142）

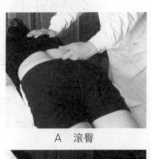

A　滚臀

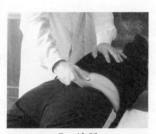

B　滚骶

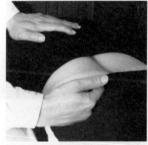

C　滚梨状肌

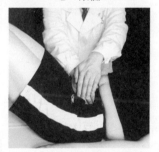

D　掌揉小腹

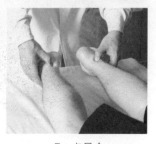

E　点昆仑

图 3-142　松解腰腹肌紧张

2. 整复脊椎的错动

脊椎错动的部位除骶椎外，尚伴有腰椎，甚至是胸椎的错动。此类患者的体质大多柔弱，肌肉、韧带亦较为松弛，所以在应用脊椎整复手法时，一定要技巧高、定位准确、力度以适中为宜。多选用腰椎定位摇正法、腰椎后伸推压法等整复方法。在定位整复时，可从脊柱错动的最下方始，按由下而上的顺序一一加以复位。（图3-143）

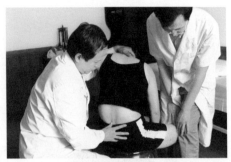

图3-143　坐位摇正

3. 点穴

患者俯卧，医者以双手拇指面同时点按两侧的秩边、承扶、殷门、承山和申脉穴各1分钟，点按申脉穴的时间稍长一些。（图3-144、图3-145）

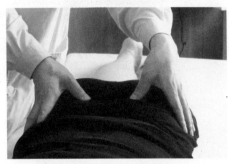

图3-144　点骶髂

4. 温肾通络

患者仰卧，医者采用指

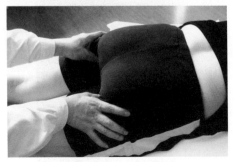

图3-145　点承扶

压冲门法之后，再施以腰椎整复法中的摇按骨盆法。（图 3-146、图 3-147）

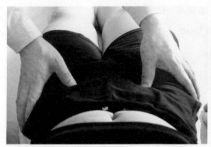

图 3-146　点冲门　　　　　　　　图 3-147　摇骨盆

四、注意事项

1. 注意保养

反复发作的可能性极大，在按摩整复后的短时期内，一定要避免动作过大的、易疲劳的活动，最好能卧床休息。局部注意保暖。

2. 整复手法

应用整脊手法时，一定要讲究技巧，决不可施以强力。

3. 针对性的锻炼

待病症稳定后，可进行适当的、运动量逐渐增大的、针对腹肌与腰臀部肌肉及韧带强度的功能锻炼。

附：体会

除女性孕、产的原因外，也与产后的功能锻炼不足和哺乳时的姿势扭曲等因素有关，所以在诊疗时一定要嘱咐其保持合理姿势，以及进行适当的功能锻炼。再者，错动部位虽然发生在耻骨联合处，但骨盆是作为一个整体存在的，它的任何位置变化都会影响到其他的关节，所以在手法治疗时要有整体观思维，不可局限于耻骨联合的错骨缝这一狭隘角度。

第二十八节　梨状肌损伤

多见于中、老年人或体质较弱者，它往往与髋关节滑囊炎或髋关节错骨缝、腰椎间盘突出症等并存。当臀部梨状肌受到损伤后，常常累及坐骨神经，引起大腿甚至腰部的疼痛症状。近来单独出现的梨状肌损伤已经很少见。

一、病因病机

梨状肌分布于小骨盆的内侧面，起于骶椎2、3、4的前面，与骶髂关节的前纵韧带和骶神经的1、2、3支相连，经坐骨大孔，止于股骨大转子的顶部；它与坐骨神经、阴部神经等相邻，当这部分肌肉发生急、慢性损伤时，易影响相邻的神经，进而产生腰腿和少腹部的疼痛等。

尽管骶椎与梨状肌直接相连，但骶髂关节本身有着固有的稳定性，所以梨状肌在姿势不当、突然的跑跳或跨越（如打羽毛球）、扛抬重物等情景下发生的扭伤，其关节的错动不会首先发生于此处，却可能出现在与骶椎相邻的、相对活动的腰椎。外感风寒及盆腔内脏器的炎症改变使骶髂关节受到影响，以致破坏骶髂关节的稳定性，此时就有可能在外力的作用下引起骶椎的微小错动。其表现，以慢性间歇性病程、疼痛、功能障碍为特点，不过在某种不协调的激烈动作下（如下肢突然过度外展、外旋），有可能发生骶椎的明显错动。

梨状肌损伤多以骶椎的错动为主，其次可涉及腰椎 4、5 和胸椎 11、12。

二、临床表现

大多有受凉、扛抬重物，或是下蹲位下突然站起的损伤史，有时伴有盆腔内部脏器的炎症改变。通常累及一侧的臀、下肢以及腰骶部疼痛。自觉患肢变短、行走跛行。

检查时，可触摸到痉挛、肿胀、肥厚、成条索状的梨状肌，局部压痛明显；有时在直腿抬高 60° 以内时疼痛明显，但超过 60° 之后，疼痛反而减轻；梨状肌的牵拉和抗阻力试验可呈阳性。

三、按摩手法

原则上采用整脊和松解梨状肌紧张并重的手法。

1. 脊椎整复法

选择腰椎定位摇正法和斜扳法等。当复位不易奏效时，可以施滚法或揉法于腰臀部疼痛、肿胀区 3 ～ 5 分钟，然后再施以整脊法。

（图 3-148、图 3-149 ）

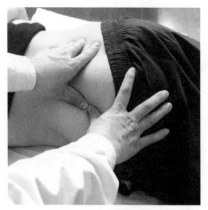

图 3-148　拨梨状肌

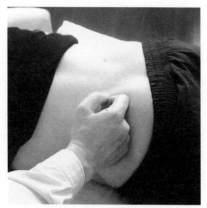

图 3-149　滚梨状肌

2. 松解局部紧张

患者仰卧。医者站其患侧方，一手持患侧小腿的远端，另一手扶膝；接着双手同时缓缓地用力屈曲膝、髋二关节，使膝部向腹部、踝部向臀部靠拢，并使患侧臀部离开床面，否则会对髋关节造成过大的压力；随之轻缓地向左、右旋转和摇动髋关节，之后缓慢地伸展下肢，反复操作 2 ~ 4 遍，同时也可以选择摇按骨盆法；最后患者仰卧，下肢伸展，医者一手扶、按上腹部，另一手以中指指针法点压关元穴，以达胸、腹内气血通畅之效。（图 3-150 ）

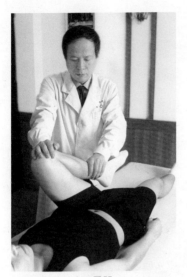

A 屈腿

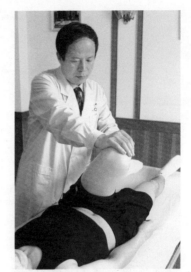

B 摇腿 1

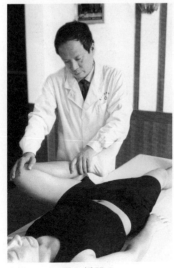

C 摇腿 2

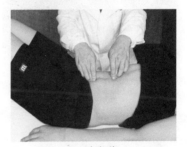

D 点气海

图 3-150 松解局部紧张

3. 点穴

患者俯卧于高枕上，医者站其患侧方，以拇指或肘臂部的揉法、拨法于肿痛的梨状肌区域3～5分钟，力度以患者感觉有轻微痛感为宜；接着以掌、指揉法施于腰、骶、臀部的敏感反应区2分钟左右；最后施点、按法于患侧的秩边或环跳、承扶或殷门、承山或飞扬穴各1分钟，点穴时有感传现象出现为最佳。（图3-151、图3-152）

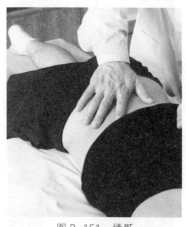 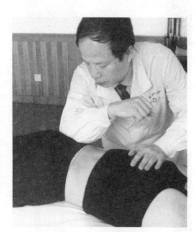

图3-151 揉骶　　　　　　　　　图3-152 点环跳

四、注意事项

1. 不可施重手法

在梨状肌区域施松解手法时，决不可因梨状肌的位置较深而采用重手法或是用蛮力。

2. 适应症

对伴有腹部及下腹部为主的困胀、疼痛等异常表现者，或是伴有盆腔内以及泌尿、生殖系统的病患时，一定要适当地选用点法、揉法于四满、归来、水道、中极、水分、水泉、然谷、足三里和足临泣等穴位，一般选用其中的 3 ~ 5 个穴位即可，每穴点按约 1 分钟。

3. 急性期要卧床休息

除卧床休息外，当病症缓解后，可配合适当的功能锻炼法，其中以增强关节柔韧性的锻炼方法为主。

4. 要辨证施治

对于冠心病、高血压和体弱多病者，在按摩、整脊时一定要慎重，手法宜轻柔、和缓，还要避免复感风寒之邪，以免外来因素加重病痛。

5. 配合中药的内服外治法

一定要配合内服和外用活血化瘀、消肿止痛之药剂，也可以在局部适当采用热敷、刮痧、针灸等手段，以保证病痛的及早康复。（图3-153）

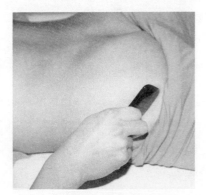

图 3-153 梨状肌刮痧

附：体会

梨状肌综合征的按摩以局部手法为重点，所以对局部肿痛区的手法刺激时间要稍长一些，假如再配合局部温针灸的疗法，消肿的效果会更好。对梨状肌肿胀非常明显者，除按摩外，最好内服和外用局部腾洗的活血化瘀之剂，只有这样才能使之达到最佳、最快的疗效。

就目前来看，单独发生梨状肌综合征的患者很少见，它往往和腰椎间盘突出症混杂在一起，或只是作为腰椎间盘突出症的一种症状表现形式，在按摩治疗时要引起注意。

第二十九节　髋关节错骨缝

以 4 ~ 10 岁的儿童多见，常常在患儿剧烈跑、跳的活动中，或是抬腿过大的情景下发生。

一、病因病机

髋关节是一个完善的球凹关节，在解剖结构上相当稳定，股骨头深陷在骨盆的髋臼内，其发生损伤的机会很少。但在儿童的生长发育期，骨骼发育不全、骨盆及髋关节周围的肌肉、韧带较为松弛，假如髋关节过度外展、骨盆倾斜过大，会使维系小儿原有平衡的肌肉、关节功能受到破坏，进而造成髋关节周围软组织的损伤和髋关节的错骨缝，故此，我们还可以把它称之为髋关节损伤或髋关节滑膜炎。

主要是髋关节的错骨缝，而脊椎错动部位多在骶髂关节和腰骶关节处。

二、临床表现

多有下肢过度运动的损伤史。患儿可有一条腿长、另一条腿短的感觉；站立或是行走时骨盆有倾斜现象，轻者跛行，重者行走困难；髋关节周围疼痛，可沿着大腿内侧向膝部放射，或者是患儿主诉不清；患肢多呈外展、外旋位，局部（主要在臀部）软组织紧张、肿胀，并有明显的压痛。

髋关节的 X 线检查：骨及关节间隙正常。

三、按摩手法

1. 局部松解

患儿俯卧。医者站其侧方，以拇指或是掌根等部位轻缓地按揉、拨动患侧的臀部 3 ～ 5 分钟，以松解局部软组织的紧张和痉挛。（图 3-154）

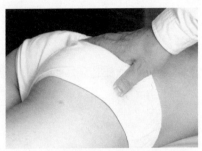

图 3-154　拨臀

2. 辨证论治

可采用轻巧的腰椎定位摇正法于脊椎错动处，随后在腰、骶部施以柔和的掌揉法，时间为 2 ～ 4 分钟。还有许多患儿伴有伤风等表现，此时可配合揉捏风池、大椎穴等祛风解表的手法。（图 3-155、图 3-156）

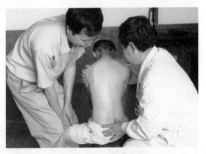

图 3-155　坐位摇正

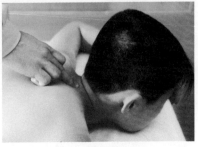

图 3-156　揉大椎

3. 整复局部的错骨缝

假如采用上述手法之后患儿的病痛仍未明显改善，必须施以整复髋关节错骨缝的针对性手法：患儿仰卧，下肢自然伸展。医者站其侧方，一手持握患侧踝部或小腿的下段，另一手扶、按在膝的前方；接着在膝关节伸直位下屈曲髋关节，并保持一个沿着大腿轴位方向的牵引力，在持续牵引髋关节的前提下，小幅度的向内、向外以及向上和向下的方向来回晃动髋关节数次；之后尽力屈曲膝、髋二关节。操作中膝和足跟部各自向腹部和臀部靠拢，并在屈曲至最大限度时稍停顿片刻，随后缓缓伸展、放下患肢。此手法可反复进行1～3遍。（图3-157～图3-159）

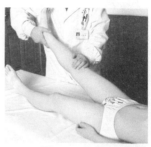

图 3-157　预备

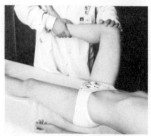

图 3-158　屈腿

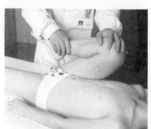

图 3-159　尽力屈腿

4. 大腿部松解法

最后在大腿内侧、前侧和后侧的软组织上采用拿法、揉法、按压法等3分钟左右。（图3-160）

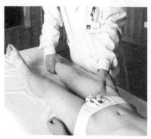

图 3-160　拿法

四、注意事项

1. 配合治疗

在按摩后的 1～2 天，患儿宜卧硬板床休息，即使病痛不明显，也应在短期内避免参加大运动量的活动，不宜有跑、跳等动作；局部要保暖，可在髋部和患侧的腹股沟适当热敷。

2. 对症治疗

如果疗效欠佳，应当考虑其他疾患的可能性，这需要进一步检查，因为本症的疗效相当快捷和明显，一般经 1～3 次的手法治疗即可痊愈。

附：体会

有的临床医生会把患儿自觉两腿长短不一的变化作为一个客观指标，并在检查时进行比较，并以此炫耀其疗效。患儿下肢的长度不可能在髋关节错骨缝下发生改变，其长短不一的假象是臀部紧张、骨盆倾斜造成的，只要摆正身体的位置，就能避免这一假象出现。

股骨头完全由髋臼包裹，髋臼的关节面和曲率半径与股骨头的关节表面非常适应，所以髋关节基本上不存在平移运动。由韧带加固的髋关节囊是人体最为强大的关节囊，它约束和限制股骨头与髋臼之间的相对位移。在日常的步行、跑步、骑自行车、坐下和屈腿时，髋关节运动是平稳的，主要局限于矢状面这个单一平面的屈伸活动上；当进行"屈体跳起"等跨度大的运动时，包含髋关节的收展运动，这时髋关节需要周围软组织提供强有力的约束保证。在小儿发育不成熟的阶段，髋关节的骨性结构不完善，周围的韧带和关节囊松弛，不能对髋关节的移动提供足够的约束或限制，以致诱发髋关节的错骨缝。故此在整复髋关节错缝的同时，一定要向小儿的家长交待清楚，短时期内应当限制小儿做幅度较大的和剧烈的活动。

第三十节　膝关节的急慢性损伤

膝关节的急性损伤、水肿大多属膝关节创伤性滑膜炎。膝部在扭、挫伤下会发生关节滑膜层的损伤、充血和水肿等。可发生于任何年龄，慢性损伤者，以中、老年人或妇女多见，大多属于膝关节骨质增生症、退行性骨关节病、骨性关节炎和髌骨软化症等。

一、病因病机

膝关节由股骨下端、胫骨上端和髌骨构成，是人体最大、最复杂的关节。膝关节的关节囊宽大、松弛且薄，其纤维层的内面由滑膜层覆盖，属全身关节中滑膜最为丰富的区域。滑膜富于血管，血运充足，滑膜细胞的分泌液营养软骨、润滑关节。如果膝部突然遭受暴力打击或跌仆扭伤等，就可能损伤膝关节的滑膜，引发充血、损伤性的炎症和渗出等变化，进而出现急性滑膜炎的表现，此时若不及时加以治疗或是处理不当的话，会转为慢性。对于经常下蹲、持续行走和站立（如商店的营业员）的人，在年轻时就可能出现膝关节的退化和骨质增生，从而发生膝关节的反复性损伤，形成慢性滑膜炎，这时多伴有反复出现的急性发作病史。

多以腰椎下段的错动为主，病程较长时，错动部位可影响到胸椎 11、12 和骶椎，这时患者腰背部的肌紧张及病理反应物（如索条状物）亦较为明显。

二、临床表现

多在上、下楼梯时出现膝部疼痛。急性损伤者，可有明显的外伤史，膝关节局部肿痛明显，活动受限；慢性损伤者，多有长期劳损的病史，膝关节周围疼痛、肿胀，局部有明显的压痛点，可伴有膝软无力、股四头肌萎缩等；对髌骨软化症患者来说，以 30 岁左右的女性多见，膝部软，局部有疼痛，单腿下蹲时，膝关节不能持重，此为骨关节炎的早期表现形式。

三、按摩手法

手法操作应以膝关节周围和腰骶部关节这两个区域并重，对伴有肌肉萎缩者，尚要配合健脾生肌之法。

1. 整脊

急性损伤者，首先采用腰椎定位摇正法，慢性损伤者，应在患者俯卧位下于腰、臀部施用揉法、滚法等，以便松解软组织的紧张，其后选用斜扳法等整复腰、骶椎的错动；接着医者在患者俯卧位下，于其腰、臀、腘窝处施掌揉法、拨揉法约 3 ~ 5 分钟。（图

3-161、图 3-162）

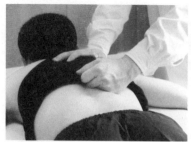

图 3-161　滚腰

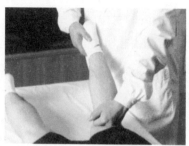

图 3-162　滚腘窝

2. 局部手法

患者仰卧。医者坐或站其侧方，以拇指或中指点按法、揉法于髌骨周围的膝眼、鹤顶、曲泉、血海、梁丘和阳陵泉等穴位 4～6 分钟左右；接着，在无明显下压力下轻缓地摩动髌骨 1 分钟，再于膝周围的大腿下 1/3 和小腿上 1/3 区域施拿法、擦法 3 分钟左右；然后医者一手扶住患膝，另一手持踝或小腿的远端，在患者能耐受的条件下尽力屈曲膝关节，同时平缓地旋转、摇晃小腿 1 分钟左右，之后伸展膝关节，其操作过程就如同"麦氏征"的检查方法一样，在伸展膝关节的同时向内侧或向外侧旋转膝关节，此手法可反复操作 2～4 遍，切忌使用粗暴蛮力，或是进行幅度过大、速度过快的屈伸动作；最后，医者两手的拇指及食、中指并拢，其指端如"虎钳状"掐或扣住髌骨内、外侧面的下方，力达髌骨关节腔内，指下有髌骨捏、提起来的感觉，随之保持此关节腔的负压状态 1～3 分钟。这时患者可有酸、麻、胀感传导至膝关节内部、小腿，甚至达到足部的现象，此手法可反复操作 2～4 遍。（图 3-163）

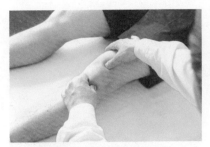

A 点鹤顶膝眼

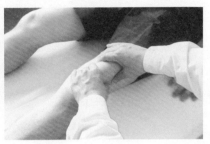

B 拿腿

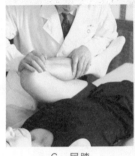

C 屈膝

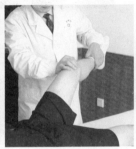

D 摇膝

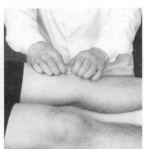

E 捏髌骨

图 3-163 局部手法

3. 点按治疗

施点按法于患侧的脾俞、肾俞、关元俞、环跳、承扶、股门、委中或委阳、承筋及冲门穴各 0.5 分钟，点按承扶、股门、冲门穴时可稍持久些。（图 3-164）

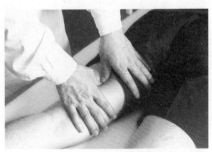

图 3-164 点股门

4. 对症治疗

肿胀明显或有股四头肌萎缩者，可采用中指指针法点按关元、中脘、肓俞各 1 ～ 2 分钟，以感传现象传达至膝部或过膝为最佳。（图 3-165）

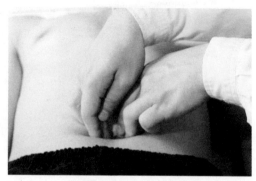

图 3-165 点肓俞

四、注意事项

1. 急性期肿胀明显者

切忌在局部长时间地进行揉法、捏法等刺激强度和范围较大的手法，适当采用点、按法等刺激量适中的手法。

2. 急性期

患者在急性期可进行股四头肌和腓肠肌的有节律收缩与放松锻炼，时间约 5 分钟。锻炼时，患者最好能够坐在床边进行单纯的或负重条件下的伸展膝关节练习。在慢性期，可适当增大运动量和活动幅度。如膝关节并拢后进行平缓的下蹲再站起的伸、屈运动 3 ～ 5 次（动作的锻炼不要进行过多、过久），以及在仰卧位进行持续单腿或双腿抬高 30°～ 45° 的运动。（图 3-166）

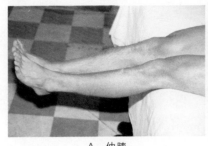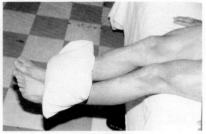

A　伸膝　　　　　　　　　　B　负重伸膝

图 3-166　急性期

3. 局部保暖

局部保暖，适当的局部热敷，或是内服、外用活血化瘀之剂，但要避免肢体的过度活动。

附：体会

单纯的膝关节滑膜炎较为少见，大多伴随膝关节的退化性改变，即髌骨软化症、骨质增生症等，假如能结合"银质针"疗法，效果要较单纯的按摩法好得多。很多人会问，我没有专用的银针，怎么办？实际上，专用的银质针只是导热作用比较好，如果采用我们常用的毫针，其疗效一样能够得到保证。

膝关节出现增生、肿胀之后人们最喜欢采用的锻炼方法，是在半蹲位下环转、摇动膝关节，或是尽力下蹲，以使膝关节屈曲至最大限度，然后再站立起来，以屈伸膝关节。这是两种最不可取的膝关节锻炼法，只会越锻炼，越加重膝关节的病痛。据观察，正常步行中，人体膝关节内的压缩力大约是自身体重的一半；上楼梯时，膝关节内的压缩力是体重的 2.5 ~ 3.3 倍；深屈膝，膝关节内的压缩负荷是 7 ~ 8 倍的人体体重。可见在屈膝角度不断加大之下，其负重也会成倍的增加。而且膝关节最稳定的姿势是在膝关节充分伸展的位置下，这时较为平坦的股骨关节面与胫骨关节面密切接触，并使身体的重量分布在一个较大的关节和软骨表面上；膝关节的屈伸运动是股骨绕胫骨关节面的滚动或滑动的过程，当膝关节由充分伸展位转变为屈曲位时，胫骨和股骨关节面的接触点同时向后运动，负重也随之发生变化，以致随着屈膝角度的加大，关节变得不稳定，股胫关节间的接触面变小，关节面的负重加大，更刺激已经出现病损的膝关节，使膝关节的损害不但得不到预期的修复与好转，反而在人们不断地屈伸锻炼中发生膝关节的再损伤。

还有髌股关节，当膝关节屈曲超过 20° 时，髌股关节发生明显的关节面接触，随着膝关节屈曲角度的加大，滑车的两缘将髌骨"夹紧"。在膝关节的屈曲运动中，髌骨的关节面摩擦加大，负荷强度增加，刺激髌骨上的关节软骨，使其增生、增厚，以承受更大的压缩负荷。总之，膝关节负重下的屈伸运动不能作为膝关节的常规锻炼方法，这种运动形式对膝部的股胫关节和髌股关节都会造成伤害，这一定要向患者解释清楚。

第三十一节　膝关节侧副韧带损伤

多在膝关节半屈曲位时突然遭受外翻或内翻应力的情况下发生，有时可伴有半月板的损伤。

一、病因病机

膝关节是人体关节中关节面最大、负重量较多的部位。它的关节囊松弛，关节的稳定性主要依靠周围的韧带和肌肉维持。由于存在膝关节生理性的外翻和膝的外侧易受到外来暴力影响，所以临床上以内侧副韧带的损伤为多。我们主要谈的也是内侧副韧带损伤。

在膝关节完全伸直或完全屈曲位时韧带保持紧张状态，关节稳定；膝关节半屈曲位时，周围的韧带松弛、关节不稳，此时小腿若骤然外展或者外旋，或是膝外侧受到外力的冲击，极易引发膝内侧副韧带的损伤，甚至合并内侧半月板或前交叉韧带的损伤。

向健侧偏歪的腰椎错动多见。

二、临床表现

多有明显的膝部受伤史，或有跛行，疼痛往往局限于膝关节的内侧，局部轻度肿胀，损伤处压痛明显，如为韧带完全断裂，则膝关节丧失稳定，有过度外翻现象，局部可触及凹陷缺损。

当被动外展膝关节时，膝内侧可出现疼痛。

三、按摩手法

1. 腰椎定位摇正法

主要选用腰椎定位摇正法整复错动的部位，其后令患者俯卧，医者施掌揉法于腰骶部2～4分钟，以便疏通督脉气血；然后点压秩边、殷门、承山穴于患侧，各约1分钟。（图3-167）

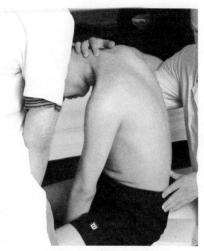

图3-167　旋转摇正

2. 膝周围松解手法

患者仰卧，下肢伸展。医者站其侧方，一手持握踝或小腿的远端，另一手扶膝并顺势以拇指或中指按压损伤处；接着，屈曲膝、髋二关节，当足跟部尽力向臀部靠拢后稍停顿片刻，随之在大腿外展、外旋下伸直膝关节，还可以在膝半屈曲位时轻缓地环转、摇动小腿，可反复操作3～5遍；最后在患处及邻近部位用掌或拇指面缓慢而持续地施揉法、按法约2分钟，在揉、按的过程中最好顺着肌纤维的走行方向，按摩的手法宜轻巧。（图3-168、图3-169）

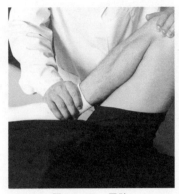

图 3-168　屈膝

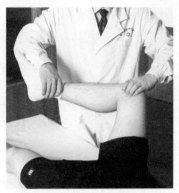

图 3-169　摇膝

3. 点穴

用左手大鱼际按压患侧的冲门，达疏通下焦气血的作用。（图 3-170）

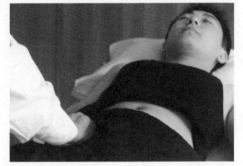

图 3-170　压冲门

四、注意事项

1. 防止损伤

早期应尽量避免膝关节的活动，以防发生再次损伤。但在病情稳定后，可进行适当的下肢功能锻炼。

2. 局部按摩

局部按摩的时间宜短，刺激量不宜大。按摩结束后采用局部刮痧法，疗效会更好、更快一些。

3. 膝外侧副韧带损伤

可参照本节的治疗方法。

4. 禁忌证

若为韧带完全或大部分断裂者，不宜进行按摩。

附：体会

膝关节内侧副韧带损伤的诊断、定位都较为明确，采用封闭、按摩等疗法均可，但治疗起来却没这么简单，往往缠绵难愈。我们的理解是：此韧带作为膝关节稳定的重要组成部分，其活动的范围非常窄小，随着年龄的增大、骨关节退化、运动量减少、身体灵活性降低，其平衡功能必然受到影响。当人体的平衡功能减弱后，足、膝部往往呈外展位站立、行走，即人们常说的"八字步"，这在肥胖和缺乏运动的人中间显现的最为明显。此种体位虽然增大了身体的触地面积，更好地维持了自身重心的平衡，但是这一体位会使膝关节的内侧副韧带较中立位时处于更为紧张、牵拉的状态，若为受伤的韧带则难以得到休养。在治疗之时一定要嘱咐患者改善站立、行走的姿势，以使膝关节尽量保持中立位，保证损伤的韧带能够松弛，从而使其获得充分的休养和修复。据我们观察，按摩与姿势调整结合，可以在短时间内治愈内侧副韧带的损伤。

与主要依靠周围肌肉活动来维持稳定的肩关节相比较，膝关节的稳定性主要靠交叉韧带和侧副韧带等提供静态的约束维持。内侧副韧带是关节外翻角的初级约束组织，由浅层内侧副韧带和深层内侧副韧带组成，其中浅层内侧副韧带是膝关节内侧的主要稳定器。当膝关节的屈曲范围超过某一角度后，内侧副韧带起点和止点间的距离加大，韧带的张力增强。随着膝关节屈曲程度的加大，浅层内侧副韧带前部纤维的张力增加，斜向后方走行的纤维应力降低，临床上常常出现膝内侧前部处于股薄肌和半腱肌下面浅层的内侧副韧带前部纤维损伤。深层的内侧副韧带粗而短，位于浅层的内侧副韧带之下，由连接股骨、内侧半月板和胫骨外周垂直走向的纤维构成，属后内侧关节囊的主要组成部分，是膝关节运动的次级约束组织，它的损伤往往伴随关节囊的损伤性炎症改变。了解这些机制，对按摩有很大帮助。

第三十二节　膝关节半月板损伤

多在膝关节不协调地旋转和屈伸活动下发生半月板的损伤。常见参与运动量大而剧烈活动的青年，如运动员、学生等。

一、病因病机

半月板是膝关节内的半月形软骨盘，充填于股胫关节间，起稳定关节、减少摩擦、缓冲震荡等作用。在外力作用下，特别是在膝关节的伸、屈活动中，因膝部突然旋转或内、外翻，极易破坏膝关节的平衡，进而造成半月板的损伤。或是工作性质的关系，使关节面长期磨损，亦可能导致半月板的积累性损伤，如长期处于站立位的售货员。

二、临床表现

多有明确的外伤史，在损伤时，可有关节内的弹响声出现。膝部疼痛、肿胀、关节活动受限，在损伤的关节间隙有明显压痛。当膝关节活动时多有关节内的弹响、关节绞锁等现象发生。

麦氏征多呈阳性，病程长者，伴股四头肌的萎缩。

脊椎错动以腰椎下段为主，病程长的，会影响胸椎下段及骶椎。

三、按摩手法

1. 脊椎整复法

多选用腰椎斜扳法等。在采用整复手法前，应当在腰、骶部施以 3 ～ 5 分钟的滚法、揉法等，以松解腰部的软组织，以利于整复手法的进行。（图 3-171、图 3-172 ）

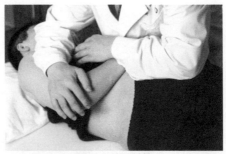

图 3-171　斜扳

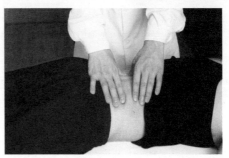

图 3-172　揉腰

2. 松解膝关节

患者仰卧。医者站于患侧，一手扶住患膝，另一手持握小腿的下段或踝部，随后屈曲膝、髋二关节，并使之内收或外展，同时还可以配合小腿的内旋和外旋运动。当缓慢而有力地将膝、髋两关节屈曲至最大限度，若手法不熟练，只能在中立位下进行屈曲膝、髋关节的动作。在此极限位置稍待片刻后伸展下肢，接着重复上述平缓内收、外展膝关节的动作，以内、外旋转小腿的动作为主，操作过程中可以配合牵引膝关节的手法，此屈、伸膝关节的手法反复操作 3～5 遍，做到缓慢、轻巧而有力，不得施以暴力。最后，在膝眼、髌骨边缘及膝周围寻找痛点和穴位，施指针法、指揉法、搓法、摩法等 6～9 分钟，以达活血化瘀、消肿止痛之效。（图 3-173～图 3-175）

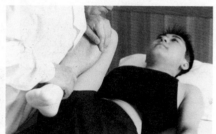

图 3-174　尽力屈

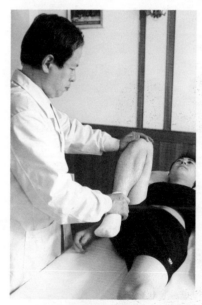

图 3-173　屈膝

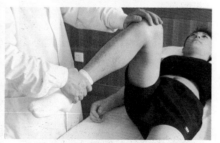

图 3-175　外展膝

3. 健脾生肌

对伴有股四头肌萎缩或肿胀者，在患侧大腿的中、下段施揉法、拿法、滚法等放松手法 3～5 分钟后，让患者仰卧位。医者施以健脾生肌的调胃法、托胃法、指压中脘等手法；接着医者　手抚按于患者的胃脘部或脐上，另一手点、按患侧的伏兔、箕门、梁丘、血海、膝眼和阳陵泉等穴，以达健脾疏肝、活血通络之效，每穴点按约 0.5 分钟，点按的力度稍重一些，抚按腹部之掌部还可以配合振颤手法。（图 3-176 ～图 3-179 ）

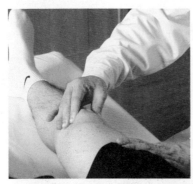

图 3-176　捏膝

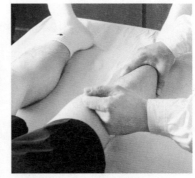

图 3-177　滚膝

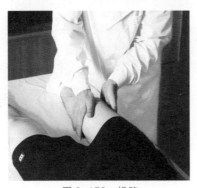

图 3-178　搓膝

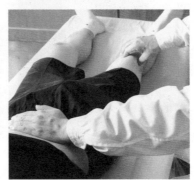

图 3-179　扶胃点血海、梁丘

四、注意事项

1. 按摩配合锻炼

本病的康复应以按摩治疗和患者自身的功能锻炼相结合为佳。功能锻炼选择收缩股四头肌、膝关节的屈伸以及直腿抬高运动为主。对伴随下肢寒冷感或是足膝部怕冷者，可在临睡前半小时，以较热之温水浸泡双脚和局部热敷 15 ～ 20 分钟。

2. 局部保暖

局部应保暖，适当减轻劳动强度，减少运动量，以避免膝关节的反复损伤。

3. 适当运动

在治疗的后期，可指导患者进行半蹲位下的持续站立或站桩等练习。

附：体会

膝关节半月板损伤在临床上较为少见，很多疑似患者往往是由骨关节炎或关节内游离体引发的，当膝关节的肿、痛消失后很容易鉴别。

人们进行膝关节锻炼法的时候大多选择下蹲后直立，或是在半蹲位下摇动膝关节的动作，这些运动方式易加大膝关节内的压力和磨损，引发半月板的再损伤。由于半月板软骨组织的再生能力、修复能力非常差，如果发生损害，软骨就很难得到完整修复，故此保持膝关节的稳定、防止半月板的再损伤就成为临床上要解决的主要问题。在发生半月板损伤后，如果还进行像"打乒乓球"这种对膝关节刺激明显的运动，就显得不合时宜了。

位于胫骨平台上的半月板属于膝关节的软组织，它的周缘肥厚，与关节囊内面相附着，至中心则逐渐变薄，具有承受膝关节主要负荷、吸收震荡、提供膝关节的稳定和本体感受等作用。在膝关节屈曲时，半月板向后移动，膝关节伸展时，半月板向前移，可是内侧半月板的外周均与关节囊愈合，它的中部通过关节囊、内侧副韧带的深层与股骨和胫骨紧密连接，以致限制了内侧半月板的移动，从而增加了内侧半月板与内侧副韧带发生撕裂伤的风险，所以临床上以内侧半月板的损伤多见。

第三十三节　腓肠肌劳损

多为腓肠肌的慢性积累性损伤。常见于走路过多、站立时间较长者（如纺织女工），或是行走中姿势不均衡者。

一、病因病机

腓肠肌为小腿后侧强有力的肌肉，起于股骨内、外侧髁的后面，与比目鱼肌会合后共同组成跟腱，止于跟骨的后部。当腓肠肌突然强力收缩、踝关节过度背伸时，可造成急性扭伤。此时若不及时、恰当地加以治疗，或是长期的远距离行走等，均可能形成慢性劳损，多合并腰肌劳损等腰椎退化性病症。

损伤多发于腓肠肌的起止部和肌、腱联合部，若遇风寒等外邪侵袭，病症会加重。

其错动部位以腰椎 5 和骶椎 1 多见。

二、临床表现

急性损伤时，局部疼痛、肿胀，以足尖部着地行走，不敢以整个足底负重。慢性劳损者，以小腿后部的胀痛为主，过度活动或劳累则加重，休息后减轻，有反复发作史。腓肠肌上有广泛而轻重不同的压痛点。

应与椎管狭窄症和脉管炎等鉴别。

三、按摩手法

1. 脊椎整复法

多选用腰椎定位摇正法和斜扳法。（图 3-180）

2. 松解局部紧张

患者俯卧。医者一手持握患侧踝前或足底，以使小腿抬起，小腿与床面呈直角，另一手握足跟部；随后反复

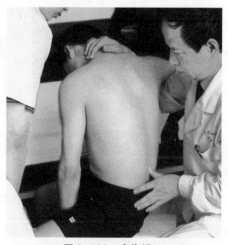

图 3-180　定位摇正

使足部背伸和跖屈 5 ~ 7 次，操作的幅度要大、速度要慢；接着持足跟部之手由足至膝，依次沿膀胱经、胆经和胃经的走行方向施点法、拿法、揉法、推法和击法等，当作用于敏感的穴位上，时间可

稍长、力度亦可大一些。在每条由足至膝的经脉走行上反复操作4～6遍，有时还采用掌跟或鱼际推法。（图3-181）

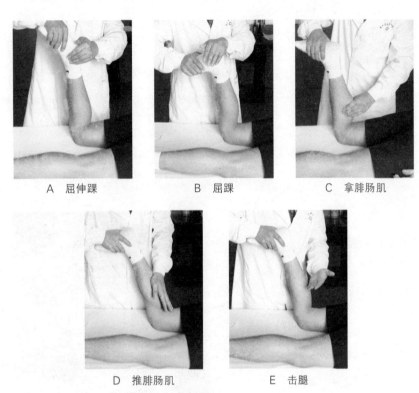

A 屈伸踝　　　　　B 屈踝　　　　　C 拿腓肠肌

D 推腓肠肌　　　　　E 击腿

图3-181　松解局部紧张

3. 点穴

患者俯卧。医者站其侧方，以掌揉法于腰骶部3～5分钟；接着点压患侧的秩边或白环俞、环跳、殷门、委中、委阳、承筋、承山及飞扬穴等各0.5～1分钟；最后，轻柔地拿、捏两侧跟腱和点压两侧的涌泉穴约2分钟。（图3-182）

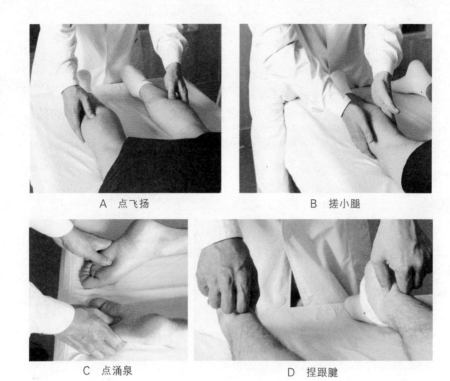

A 点飞扬   B 搓小腿

C 点涌泉   D 捏跟腱

图 3-182 点穴

四、注意事项

1. 预防为主

加强体育锻炼，主要是在疼痛、损伤稳定后适当加强膝部的运动量，以便增强肌肉的耐受力和促进损伤的修复。

2. 诊断要明确

若为腓肠肌完全断裂者或是大部分断裂者，应及早手法治疗，此非按摩所能及。

3.防寒保暖

配合中药熏、洗患处,以达活血化瘀、消肿止痛之效。

4.配台治疗

对于病程较长、年老体弱者,尚需采用温肾健脾之法。宜在腹部,特别是下腹部施以柔和的拿法、揉法、按法等,对下肢起到滋润、温养作用。

附: 体会

腓肠肌劳损以小腿后部的疼痛、不适为主要表现形式,与民间常说"筋短了"的症状相近。此为下肢筋脉失养所致,其根本的病因还是在腰部,即肾区,所以治疗上以强肾为本。自身要避免行走、站立过多、过久以及受到局部寒凉的刺激,加强腰、腿部肌力强度、韧性和耐力的锻炼;其次是手法治疗的原则,要标本兼治,即腰腹部与腿部的手法同等重要。

第三十四节　踝关节扭伤

多在踝部周围起稳定作用的韧带受到过度牵拉时发生,是临床上常见的一种损伤。它以外踝扭伤多见,可发生于任何年龄,青壮年居多。

我们对这一损伤发生的前后过程进行过比较详尽的分析、推测,对为什么通督正脊术能够通过脊椎部位的按摩达到治疗四肢远端病痛的效用，在认识上可以提供一个容易让人认同的解释。

踝扭伤以腰椎 3、4、5 的错动多见，多伴有踝部距骨的错骨缝现象。

一、病因病机

踝关节同其他的下肢大关节一样，参与了躯体的运动和承载。它由胫、腓骨的下端和距骨滑车组成，近似于单轴的寰关节，背屈和跖屈时它的转动轴是可变的，瞬时转动中心都非常接近地落在距骨体内的某一位置。而且踝关节是先天稳定的，不像膝关节那样主要依靠韧带和肌肉来维持它的稳定，其中内侧副韧带，即三角韧带是一个非常强大的韧带，可为内踝提供强有力的支持。外踝的外侧韧带是由三条不连续的独立韧带呈扇形分布加固关节，其中前方为距腓前韧带，中部为跟腓韧带，后部为距腓后韧带，这三条韧带起自外踝，较为薄弱，分别向前、向下和向后内止于距骨与跟骨，对稳定外踝起着重要作用。由于距骨滑车前宽后窄，当背屈时，较宽的滑车前部嵌入关节窝内，此时踝关节较为稳定；在踝关节跖屈时，较窄的滑车后部进入关节窝内，使足踝可以进行轻微的侧向动，但关节就不够稳定了，稳定功能主要靠力量薄弱的外侧韧带来维系，所以踝扭伤的发生多在外踝。常常是在下楼梯、下坡或踏空等跖屈状态下发生。

应当注意的是，患者在受伤前后常出现一侧下肢反应迟钝或是有不适的感觉。我们根据多年的临床观察感到，在此之前腰椎关节的功能已经发生了紊乱，进而使下肢的运动及感觉功能受到影响，这种情况出现后一般不会引起人们的重视，却为踝关节的损伤埋下隐患。我们在此认识的基础上对患者腰椎采取整复手法后，外踝损伤所造成的疼痛和下肢的异常感就会得到明显改善，甚至消失。

　　踝关节外侧韧带的损伤与患者受伤时的姿势密切相关。人们在行走或奔跑中，若一脚落地时道路不平，或是从高处下跌时脚底踏空，均易形成踝关节的突然内翻、内收，进而产生外侧韧带的撕裂伤。在外踝受伤的同时，患者多没有精神上的准备，此时身体的协调性在突然遭受到破坏的情况下，会反射性地产生身体重心的过度外移、骨盆旋转及倾斜过大，导致患者摔倒或突然下蹲、双手扶地。产生的后果是：在踝关节受伤的同时，处于躯干正中的脊椎之稳定性受到破坏，其中对处于身体重心处的腰椎影响最大，由此易于发生腰椎小关节的错动，以致影响下肢及踝关节功能的恢复；其次是，有的患者在扭伤前因为工作或生活中体位不当，使处于人体重心附近的腰椎发生功能紊乱现象（即错骨缝），进而影响下肢的功能活动和协调性，以致为踝关节的损伤埋下隐患。

　　通常的情况是，踝关节损伤的当日是不宜进行按摩的，这是从局部按摩角度考虑之后做出的判断，而且仅从局部损害的角度进行辨证按摩，也会使患者病损的恢复时间延长，即使在症状消失后，还会有很多患者在进行较大运动量的活动时再次发生踝关节的损伤。这是因患者身体的协调性受到破坏后没有得到有效调整的缘故，假如对患者外踝损伤部位按摩的同时，亦对腰部功能紊乱的现象加以调整，那么，不论是在扭伤的当时，还是几天以后进行治疗，其疗效均令人满意，踝关节出现再次损伤的可能性也很低，而且是，按摩治疗的越早，效果越好。

我们的前辈王中衡老先生在 1987 年 3 月初曾诊治了一位约 40 岁的外院神经科男性医生：右踝外侧疼痛 3 年有余，时轻时重，跑、跳时尤为明显，且踝关节的损伤反复发生，X 射线检查排除了骨折、脱位。经他处按摩及局部封闭等治疗，疗效均欠佳；触诊时，可发现腰椎 4 棘突偏右，腰椎 2、3 棘突偏左，整复腰椎的错动后，再进行局部的适当按摩，其症状完全消失。1 年后又遇到这位医生，他说一直很好，未曾复发。

二、临床表现

多有典型外伤史，以足内翻所致的踝关节外侧韧带扭伤常见，局部疼痛、肿胀，重者行步艰难，需经他人搀扶方可行走，常蹬空、跛行，足内翻、跖屈时病痛加重，X 线片可除外骨折。

常有外踝前下方隆起的现象，此为距骨错骨缝之表现。

三、按摩手法

1. 整复手法

整复错动的脊椎部分多选用腰椎定位摇正法、腰椎后伸肘压

法等，随后以掌揉法施
于腰骶部2～4分钟。（图
3-183、图 3-184）

2. 局部松解

患者俯卧。医者站
其患侧方，一手持握患侧
的足底，使小腿抬起（最
好能与床面垂直）；另一
手的拇指按、压在外踝肿
胀的最高点并用力向内推
动，同时向左、右和向上、
下四个方向活动踝关节；
接着自损伤处始，主要在

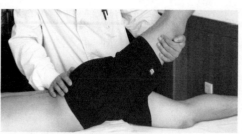

图 3-183 后伸扳

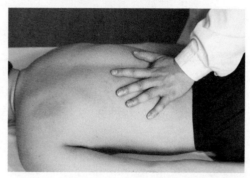

图 3-184 揉腰

损伤所属的经脉走行一线，由踝关节始，沿着小腿达近膝部止，以拇
指面反复按压之，当经过重点穴位时，按压的时间可稍长一些、力度
亦可大一些。如此由踝至膝反复施以按法或推法 10～20 遍，达疏通
经脉之效；最后在患处邻近部位寻找 3～5 个痛点，分别点、压 0.5
分钟左右，力度不宜过大。（图 3-185）

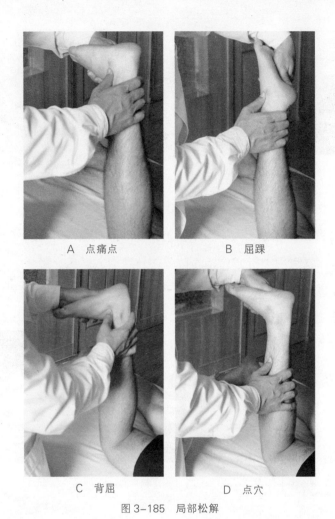

A 点痛点   B 屈踝

C 背屈   D 点穴

图 3-185 局部松解

3. 点穴

点、按两侧的大肠俞 1 分钟，秩边、环跳、委中、阳陵泉、绝骨、丘墟、申脉穴各 0.5 分钟左右。（图 3-186）

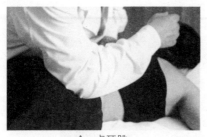

A　点环跳

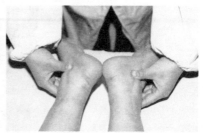

B　点压申脉

图 3-186　点穴

4. 整复局部错骨缝

医者站于患者床尾的患足位置，一手自足踝内侧伸入踝前方的足背部，同时用中指或食指面按压在外踝前方高起之距骨上，另一手持握患足的跟部；随后医者两手协同用力，轻缓地摇动踝关节，当患者下肢处于松弛状态，足踝部又处在中立位时，快速用力沿纵轴的方向向后牵拉踝关节，此时，多能听到或感到距骨错骨缝复位时的弹响声；最后抖动下肢 3 ~ 5 遍。（图 3-187）

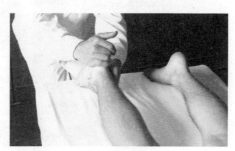

图 3-187　牵踝

四、注意事项

1. 整复原因

按、压肿胀处最高点的方法是针对踝关节错骨缝而言的。踝扭伤者大多伴有距骨向外突出的现象，肿胀处最高点往往是突出的主要部位。

2. 短期限制活动

在伤后短期内应限制足踝部的运动，以避免踝关节再次发生损伤。

3. 功能锻炼

当患者损伤基本恢复后，适当进行足踝部功能锻炼。在仰卧位下，可进行踝关节的跖屈和背曲运动；坐位可进行足部放沙袋负重的屈伸运动。

4. 其他

其他部位的踝关节韧带损伤，可参照上述的按摩手法。

附：体会

踝关节扭伤的治疗即要考虑韧带的损伤和腰椎关节的错动，也要顾及踝关节的错骨缝，亦即距骨的错动，只有这样才能达到好的和稳定的疗效。有关研究显示：踝关节的基本运动是背伸和跖屈，转动轴通过内、外踝的下方，从前、上、内侧延伸到下、后、外侧；但是踝关节转动轴不是一个简单的瞬时转动轴，具有多个瞬时转动中心，所有的瞬时转动中心都落实在距骨体内的某一位置上，且瞬时转动中心有 4～7mm 的移动范围；距骨在胫腓骨关节窝内可有三个方向的平移运动，它处于足与小腿之间这一特殊位置，其上没有肌肉附着，很大程度上依靠横跨距骨和止于远程的韧带、肌肉、肌腱的复合结构来保证。踝关节的被动稳定性取决于以下因素，首先是距骨滑车和胫骨关节面的骨性结构约束；其次是关节内外侧软骨凹陷表面的约束；

最后是胫骨、腓骨、距骨和跗骨之间的韧带连接。外侧韧带通过施加一个均匀性韧带作用力，维持着距骨与胫腓骨关节面之间的固有稳定性，当足跖屈时，距骨有向后的位移，所有的外侧韧带纤维紧张，同时伴随踝关节的内翻和内收运动。总之，踝关节的运动中心在负重的、相对活动的距骨上，当踝关节发生运动的同时距骨也出现相应的移动，当踝关节失衡和起稳定作用的韧带、关节囊受损时，距骨就可能随之发生错动或错骨缝，其外在的表现是距骨高出外踝表面。

由于距腓前韧带纤维是使距骨外旋的主要结构，在踝关节变换中起重要作用，所以外踝损伤主要表现为距腓前韧带的损伤和与之相连的距骨错动。

第三十五节　足跟痛

多因长期站立、行走而使足跟部发生慢性劳损。以跟骨底部或跟骨结节处多发，常见于年龄偏大者。

一、病因病机

足跟在步行过程中落地产生的反作用力首先作用于足跟，所以足跟痛可在长途跋涉或是负重行走后，或者是在长期站立及足跟接触于硬物时发生，致使足跟的某些部位产生劳损性改变，或者在参加奔跑、跳跃等剧烈运动时，足跟部被硬物硌伤，引起足跟部的挫伤等病损。

　　祖国医学认为，骨为肾所主，久立则伤骨。《灵枢·经脉》篇说：主肾所生病者，足下热而痛。足跟痛与年龄和职业有着密切关系，在年老体弱和长期站立、行走的情况下极易发生肾气亏损。所以说，足跟者，肾所主，肾亏则气血津液不得滋养足部而发病。脊椎的错动部位以腰椎 5 多见。

二、临床表现

　　多见于中、老年人或肥胖者。足跟痛以晨起站立时明显，活动片刻后减轻，若负重过多又会加重病痛。足底部可发现多处压痛点，有时局部伴有轻度的肿胀。

三、按摩手法

1. 脊椎整复法

　　多选用腰椎定位摇正法，其后，让患者俯卧，医者以掌揉法于腰骶部，时间为 2 ~ 4 分钟。（图 3-188、图 3-189）

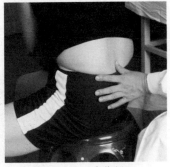
图 3-188　定位摇正

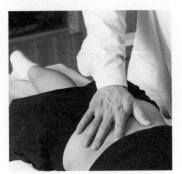
图 3-189　揉腰

2. 局部松解

患者仰卧、俯卧均可。医者一手持握患者的足背，另一手抓住足跟，随后缓缓、尽力加大环转、摇动踝关节的幅度，最好能在牵引下进行，可摇动 5 ~ 7 周；然后在足跟部寻找 3 ~ 5 个痛点，以拇指点、揉各痛点约 1 分钟，刺激强度宜重不宜轻，以患者有明显痛感为宜。（图 3-190 ~ 图 3-192）

3. 点穴

采用补肾的点关元法之后，患者俯卧，医者点压患侧的秩边、承扶、昆仑、太溪、仆参穴等各约 0.5 分钟。（图 3-193）

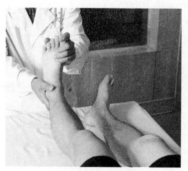

图 3-190　牵踝

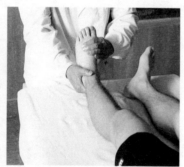

图 3-191　摇腰

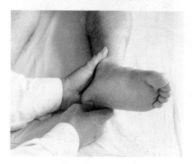

图 3-192　点痛点

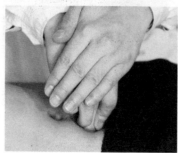

图 3-193　点关元

四、注意事项

1. 热敷

坚持睡前用热水浸足 15 ～ 20 分钟，浸泡之前最好能点、揉局部痛点 5 分钟左右，力度以出现明显的疼痛感为佳。

2. 功能锻炼

加强膝、踝及腰骶部的功能锻炼。

3. 减缓局部刺激

可于两鞋内的足跟下分别垫一等厚的棉垫，棉垫内可放置一些艾叶、硫黄粉等温阳通络的中药。

4. 经验疗法

有人提出，每日以足跟的痛点处踏较硬之地面 2 ～ 4 分钟，直至疼痛明显缓解为止。踏地的力度以足跟痛点处有明显的痛感为宜，据说疗效不错。

附：体会

我（贺振中）当学生时在某中医院的骨科实习，发现他们在足跟的痛点部位采用强刺激手法，之后足部可出现明显肿胀现象，过几天水肿消退之后，患者的跟痛症明显减缓。这种方法的效果虽好，但施行手法时患者太痛苦，大多数人难以承受，我们一般在局部采用刺激量适中的点、按法后，再结合腰腿部的手法，也能取得较好的疗效。再者，足跟痛还与鞋底的硬度是否合理、两只鞋的高度是否一致等有关。有的人在跟痛症出现后于足下垫一个软垫以便减缓跟部的压迫，却使两只鞋的高低出现落差，影响身体的平衡感，其疗效不但欠佳，也许还会引发其他的病患。鞋底弹性好坏的重要性我深有体会，以前我买过一双口碑不错的皮鞋，可是穿上新鞋的第二天就出现了右脚的跟痛问题，怀疑鞋底有问题，仔细感觉和检查，发现鞋底内部有一层海绵，海绵的下方很硬，当行走快、步伐大时，海绵的缓冲作用不够，跟骨下方直接碰撞到海绵下方的硬橡胶，以致引发了跟下滑囊炎，于是我垫了一副厚度适中的棉鞋垫，跟痛随之消失。

双足步行过程中足跟首先着地，然后将足传递的力迅速移动到前脚掌。但是在人们年龄增大或是变得肥胖之后，身体的平衡感减弱，足触地的瞬间不能及时、快速把足传递的力转移至前脚掌，致使足跟部分的触地时间延长、受力加大，最终引发劳损样改变。所以我们在治疗足跟痛的同时还要观察患者的步态，发现问题并对其不良的行走姿势加以调整，常常能达到不治而愈的结果。

第三十六节　跖筋膜劳损

足弓能够缓冲地面对身体产生的反作用力，可以减少或缓解震荡对躯体的刺激作用。

一、病因病机

原有的常识是：足、踝是连接下肢与地面的一个并不复杂的附属结构，它较手的功能要少得多。现有的研究却认为，足的结构要比手更为精细。因为足的内在结构和复杂动力学组织能吸收振动、提供运动的稳定性，在直体和步行情况下推动身体前进。以步行过程为例，足跟首先着地，然后迅速移动到前脚掌，当下肢准备摆动时，足下的作用力又移动到足底的内侧部分。由此可见，处于足底的跖筋膜在其中起着重要作用。而先天平足或是在负重行走下，足弓要承受较大的负荷，使足弓拱形略有减少，造成足底部肌肉、韧带的紧张、牵掣，当足部压力过大或持续时间过长时，或者足部在突然不协调用力的作用下，都有可能产生局部的损伤。另外，长途跋涉及鞋底过薄、过硬，亦可使足底部软组织的协调性遭到破坏，从而发生损伤。由于跖筋膜对维持足弓的生理状态起着重要的作用，所以损伤多为跖筋膜的损伤或是劳损，在临床上多以跖筋膜劳损称之。

腰椎 4、5 的错动为主

二、临床表现

以足底部酸痛、胀痛为主，若长时间持续行走，疼痛加重，甚则牵及小腿部的肌肉紧张、疼痛或是跛行，休息后减轻。患者有时可有两条腿长短不一的异常感，局部的压痛及疼痛较为广泛。

三、按摩手法

1 脊椎整复法

多选用腰椎定位摇正法和腰椎后伸推压法等，当选择后一种手

法时，宜在牵拉小腿的情况下进行；随后以掌揉法、按法、拨法于腰椎整复后的部位约 3 分钟。（图 3–194）

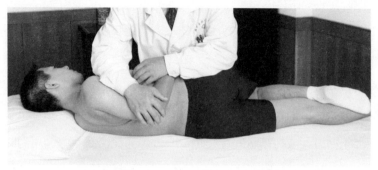

图 3–194　斜扳法

2.疏通气血

患者俯卧位。医者站其侧方，一手垫于足背的下方，另一手施滚法、拇指拨法、按法或揉法于患侧的足底部 4 ~ 6 分钟，作用的部位以痛点为主，刺激强度以患者有微痛感为宜；随后点压患侧的秩边、承山、然谷、绝骨、涌泉穴各约 1 分钟；接着患者仰卧，医者与施行髋关节软组织损伤的手法一样，尽力屈曲膝、髋两关节至最大限度，在此位置下持续片刻，随即顺势而快速地伸展下肢，以达疏通下肢关节、气血的作用，此手法可反复进行 1 ~ 3 次。（图 3–195、图 3–196）

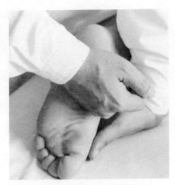
图 3-195　滚痛点

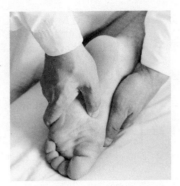
图 3-196　点痛点

四、注意事项

1. 保暖

局部要注意保暖，适当休息，避免剧烈运动。当病痛基本恢复正常后，可进行针对足部及小腿部肌力强度的功能锻炼。

2. 穿鞋要合适

认真检查鞋子的大小是否合适，观察鞋底是否过硬、过高或是存在高低不一的现象，亦可在鞋内可垫一双较为松软的垫子。

附：体会

足弓的纵长方向是桥型结构，由内、外侧纵弓系统组成。跟骨、骰骨和外侧的两块跖骨构成的外侧纵弓系统较低、较短，也较为稳定，是足弓的主要负重部分；同时它还支撑着较长、较高的内侧纵弓系统；内侧纵弓由跟骨、距骨、舟骨、楔骨和三块内侧跖骨组成。两个纵弓向前延伸，成为构成足趾的五个短运动链。由于受到骨的形状和它们之间复杂的关联关节的影响，足纵弓在本质上是不稳定的，它需要关节周围强大的韧带来加固。而且足弓的拱形结构还依靠起于跟骨结节，止于所有足趾近侧趾骨基底部的足底筋膜进一步加固，其中跖筋膜主要对足内侧起作用。由于内侧纵弓较长、较高，组织结构柔弱，其足掌的稳定力虚弱，所以当足部负重过大或足底内侧负重过多时，极易发生足筋膜损伤或是跖筋膜炎。一般通过局部手法治疗和整复腰椎后，能很快使病痛消失。

还要提醒患者行走步态的平衡，尽量不要以足内侧负重。因为跖筋膜的损伤往往与行走时的姿势不当有关，特别在换了设计不合理的新鞋之后，行走的姿态易于出现异常，使足底原有的受力状态出现变动，导致足底内侧纵弓的受力加大，以致出现内侧起稳定作用的筋膜、韧带的损伤。所以在按摩治疗的同时，还要询问患者的鞋是否舒适，以及注意观察其行走的步态，以便针对性地调整其步行姿势，这有着事半功倍之效。

第四章　内科杂病

第一节　感冒

感冒是临床上最常见的一种外感病，一年四季均可发生，以秋、冬季节的发病率为高。一般将病情轻者称伤风，重者称重伤风。若同时在某些区域范围内发病众多，"病无长少，率相近似"，则称为"时行感冒"，即所谓的流感。

一、病因病机

以鼻塞、流涕、咳嗽、头痛、恶寒、发热为主要表现，病程一般为5～10天，轻症可不治自愈，重症则需要认真治疗。

感冒的轻重表现，与人体卫气的强弱和受邪的深浅有关。卫气较强、受邪浅者，病轻；卫气较弱、受邪深者，病重。凡婴幼儿、老人及体质虚弱者，多患重症，有时甚至出现传变，类似于温病的症候。

感冒的病因，主要是感受风邪所致，多发于气候突变、寒暖失常之时。《景岳全书·伤风》篇说："伤风之病，本由外感，但邪甚而深者，遍传经络，即为伤寒；邪轻而浅者，止犯皮毛，即为伤风。"风邪又多与寒热、暑湿之邪夹杂为患，在秋冬，多感风寒，在春夏，多感风热，在长夏，则多夹暑湿。

按摩法对伤风者，疗效快捷，对于重伤风者，尚需配合药物治疗。

二、临床表现

1.伤风者

鼻塞流涕，咽喉微痒，喷嚏，咳嗽，咯痰清稀，恶风头痛，舌苔薄白，脉浮。

2.重伤风者

多在感冒轻症的基础上，继发恶寒、发热或高热、周身酸痛、咽喉肿痛、或有汗出、脉浮数或紧。

三、按摩手法

1.以伤风为主者

在患者的颈、背部施以祛风解表之法，即可达除风祛邪之效。

（1）患者坐位，医者站其后方。对伴有头痛者，医者首先于患者的颈椎上段行颈椎整复手法，再于颈项后部颈椎4平面以上的正中线，以及棘突侧方至风池、翳风穴一线行指揉法、拿捏法3～5分钟；接着，依次于颈肩部、背上部行颈部拿捏法、拨天柱法、拿肩井法约 3 分钟；之后用滚法、点揉法于背上部约 3 分钟，在上肢部分则采用压中府、点极泉法和疏通上焦法、拨合谷、点后溪法约 4 分钟。（图 4-1～图 4-4）

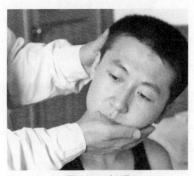

图 4-1 扳颈

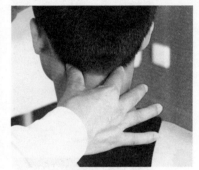

图 4-2 揉风池

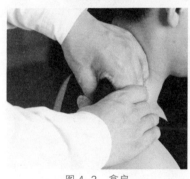

图 4-3 拿肩

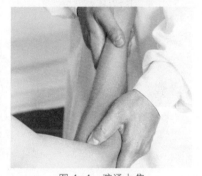

图 4-4 疏通上焦

（2）患者仍坐位。医者站其后方，两手指的指腹部分置于头部侧方的少阳经区域、头顶部及枕部的督脉与膀胱经区域，分别施以指按法、揉法、扫散法等各 2 分钟左右；随即，施以中度偏重刺激强度的揉捏风府、风池、翳风穴法各 1～2 分钟，以及施颈部的拿捏法约 3 分钟。这时，大多数患者可出现背部或躯体部的"微汗出"现象，

若按摩过程中的"微汗出"现象能持续保持一定时间，则伤风会很快痊愈；最后，以拿肩井法结束手法治疗。（图4-5～图4-8）

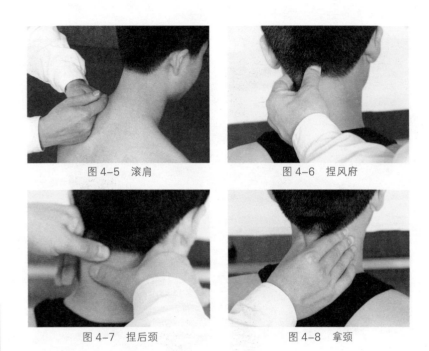

图4-5 滚肩　　　　　　　　　图4-6 捏风府

图4-7 捏后颈　　　　　　　　图4-8 拿颈

2.综合治疗

若为重伤风者，可在患者服用药物，甚至是在配合输液的基础上行手法治疗。

一般在前述治疗伤风手法的基础上，让患者俯卧于床上。医者站其侧方，于胸椎7以上的背部行掌根部揉法、指压法约3分钟；随后自其背上方始至腰骶部止，行滚法、拨揉法3～5分钟后，再行双手滚法于肺俞、厥阴俞和大肠俞、腰阳关穴等部位2分钟左右，此时，患者多有腰背部或躯体部的温热感；接着于下肢臀部至跟腱的膀胱经一线，行滚法、揉法，每侧下肢3～5分钟，按摩完一侧再按摩另一侧，重点在秩边或环跳、委中或委阳以及昆仑穴，当重点滚、揉委中时，多可使患者出现腰背部的汗出感，表明此次手法施行的较为成功；最后于患者腰背部行纵向捏脊法3遍后结束治疗。（图4-9～图4-11）

若手法应用得当，患者的感冒、发烧现象经1～3天治疗即可获得痊愈。

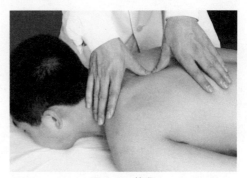

图4-9　拨背

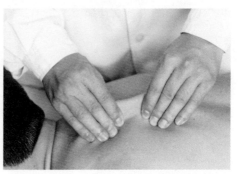

图4-10　捏背

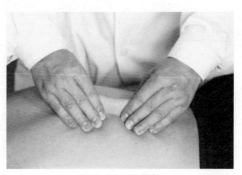

图4-11　捏腰背

第二节　小儿感冒

小儿脏腑娇嫩，感冒多以发热、咳嗽为主要表现形式，其病痛之表现基本上与成人无异，也可分为伤风型和重伤风型。

风性轻扬，多犯上焦，肺居胸中，位于上焦。外感之邪从口鼻、皮毛而入，肺卫首当其冲，以致出现卫表不和、发热、恶寒。因四时六气的不同和小儿素质上的差异，临床上又分风寒、风热和暑湿夹杂之证。检查时，若仔细触摸患儿背后上方的肺俞、风门、肩外俞，在医者手指下的区域多可出现明显的寒凉感。

一、按摩手法

1. 祛风解表

在患儿仰卧位下，行开天门、推攒竹、揉太阳之手法；接着于患儿俯卧位下行揉风府、风池和推天柱之法；最后，医者食、中指的指面部对称地置小儿背上方寒凉感较为明显的区域，行轻柔的按、揉法 4 ~ 6 分钟，当感到手指下有明显的湿润感时，再向其周围的区域扩展，行揉法、按法约 5 分钟后结束手法治疗。（图 4-12）

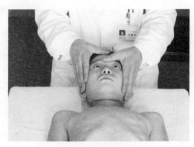

A　开天门

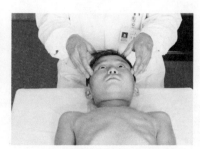

B　揉太阳

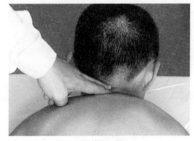

C　推天柱

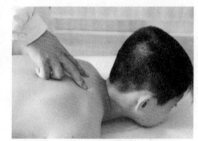

D　指揉背

图 4-12　祛风解表

　　我的孩子 6 岁以前出现感冒、发热时，按照上述手法操作，多可引出背部及躯体部的汗出感，此时查体温，多转为正常。当治疗结束之后让其卧床休息，只要睡足觉，感冒之征大多随之消失。

2. 辨证加减

　　风寒为主者，加清天河水、清肺经之法；风热者，加推脊、揉大椎之法；暑湿夹杂者，加清大肠、运内八卦，以及拿、按肚角或揉天枢之法。（图 4-13 ~ 图 4-15）

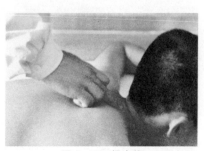

图 4-13　揉大椎

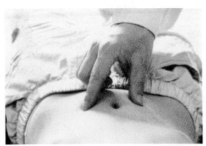

图 4-14　揉天枢

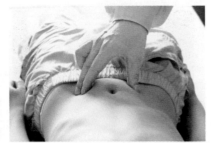

图 4-15　拿按肚角

二、注意事项

1. 重视预防

本病流行期间要重视预防，室内可用食醋熏蒸，空间用食醋 5 ～ 10ml ／ m³。

2. 防寒和保暖

随气候的冷、热增减衣服，避免受凉、淋雨及过度疲劳，还要加强体育锻炼，以增强自身的免疫力。

3. 自我预防

感冒是一种有传染性的疾病，当医生对患者按摩治疗后，一定要服用一些感冒冲剂、板蓝根冲剂等预防之，否则会在自身接触患者之后发生感冒。

附：体会

遇到感冒这一最为常见的病症时，只要应用得法，大多 1 ～ 3 天痊愈。我们一般在按摩疗法的基础上，轻症配合感冒冲剂等解表药，重症配清开灵等清热解毒的中成药。

对于不熟悉按摩手法的，也可用刮痧的方法解决。刮痧的用具以鲜姜为宜。生姜不但有发汗解表之功，还有散寒止呕之效，是"呕家圣药"，它与常用的铜钱或水牛角相比有更大的优势。刮痧的部位在颈、背部的颈椎2至胸椎7区域内，具体为夹脊穴和膀胱经第一、二侧线这六条经络线。刮痧时宜遵照由上而下、由右而左的顺序进行，用鲜姜的新鲜切面推、擦，直至背部出现暗红色或紫色的线条。当鲜姜的切面干涩、露出毛茸茸的纤维后可切去再用，应当一直以生姜的新鲜切面擦后背。此方法对感冒重症也有较好疗效。

第三节　头　痛

头痛是临床上最为常见的一种自觉症状，可出现在各种急、慢性疾患中，属人们一生中经常能体验到的一种不适。这里所指的是，以头面部疼痛为主要表现的一些病症，它包括常见的偏头痛、紧张性头痛、三叉神经痛等。据观察，40岁以上的人几乎都有过一次严重的头痛史。

一、病因病机

头痛的发病原因较为复杂，只要头部的痛敏结构受到刺激、压迫或高级神经活动发生障碍，都会出现头痛。头部主要的痛敏结构包括：头皮、皮下组织、帽状腱膜和骨膜；头颈部的血管、肌肉；颅底动脉及其主要分支、硬脑膜动脉、颅内大静脉窦及其主要分支；脑神经和第2、3颈神经等，但脑组织本身并没有感觉神经分布。大多数硬脑膜、蛛网膜、软脑膜、脉络丛颅内的小血管等没有或是少有感觉神经分布，对疼痛不敏感。

临床上，首先要详细询问病史和应用各种检查手段，只有在排除颅内和脊椎的器质性病变等可能之后，才能根据通督正脊术的原理，把引发头痛的原因归结为颈椎的错骨缝，并以此为依据进行整复、按摩，往往可取得意想不到的效果。

中医学在头痛的认识上有"头风""脑风"等记载，例如《证治准绳》中认为："浅而近者名头痛，其痛卒然而至，易于解散速安也。深而远者为头风，其痛作止不常，愈后遇触复发也。"我们把颈椎部分命名为头风区和风府区的道理亦如是。有人总结出头痛与颈椎错骨缝之关联，与我们的临床实践基本相同。

1. 前额、眼部或头顶、后枕部疼痛为主者，以颈椎1～2的错动多见，尤以寰枕关节的错动为甚。在X片张口位下，可见环齿间距的左右不对称，而在侧位片可有上段颈椎过伸的现象。此类型患者多呈情绪低下、萎靡不振之势，多有习惯性驼背、下颌翘起的仰头位不良体态。此种姿态易造成"从颈入脑"的通道发生障碍，从而出现基底动脉供血不足的现象。假如对此不进行认真的调整或纠正，头痛很难从根本上解除。一般认为，前额及眼区属三叉神经支配，三叉神经感觉核是脊髓后角的直接延续，其脊髓束位于第二颈髓之上，当寰枕关节或寰枢关节错动时，有可能刺激三叉神经的脊髓束，三叉神经较颈神经更具敏感性，所以此证型的头痛治疗起来较困难。在中医多属湿浊困扰清窍所致，而湿浊头痛属缠绵难愈的疑难杂症，靠服药等疗法很难奏效，故此，我们在整脊的基础上，适当地配合头、颈部的功能锻炼法。

2. 偏侧头痛或枕部麻痛者，以颈椎 2 ～ 4 的错动多见，在错动的旁边，可有小范围的肿胀、压痛等异常反应区。患者大多有低头偏斜着写字、读书、看电视等不良习惯，平时头颈亦呈歪斜不正的形态，严重者，其面部两侧发育不对称，呈一侧饱满、另一侧瘦小的面容，这在口角部表现得尤为明显。颈神经丛由颈椎 1 ～ 4 的脊神经组成，除属于纯运动神经的枕下神经外，大部分均含有感觉纤维，耳大神经及枕小神经分布于耳区的皮肤及枕部，枕大神经及第 2、3 颈神经分布于深部颈肌，穿过颈夹肌和斜方肌，达上项线的枕部皮肤，若颈椎 2 ～ 3 错动明显、横突前移，又伴随疲劳、风寒等刺激，就会出现眩晕、恶心等一系列的植物神经功能紊乱现象。

3. 以跳痛、灼痛为主要表现的血管性头痛、紧张性头痛，于颈椎 1 ～ 4 的错动均可出现，其范围较大，在关节错动的周围可有明显的肌紧张和压痛点。交感神经的颈上节、颈中节及颈下节（星状神经节）附着在颈椎的横突前方，颈部软组织的紧张和错动，可使横突周围的交感神经受到明显刺激；钩椎关节的错动，容易使含有交感神经纤维的窦椎神经受到损害，进而引起交感神经的兴奋或抑制，使头、脑、颈部的血管舒缩功能发生障碍，产生灼痛或血管性跳痛，偶伴有眩晕和血压的不正常。患者多呈下颌内收、歪头的紧张姿态，若拍颈椎的 X 片，多有上段颈椎曲度变直的问题。

X 片可显示颈椎生理曲度的减弱、消失或颈椎曲度过大，椎体的阶梯样错动等。头痛多在外感风寒或湿热之邪、紧张、疲劳，以及情志内伤的情况下发生。

颈椎错动以颈椎 1 ~ 4 为主。

二、临床表现

头痛，可有牵拉痛、钝痛、刺痛、跳痛，甚至是灼痛、撕裂样剧痛。以偏头痛或血管性头痛为主者，初起时多为钝痛，可逐渐加重为跳痛，疼痛范围亦呈逐渐加大的趋势。若以三叉神经痛为主者，常表现为电灼样、针刺样或刀割样剧痛，这在三叉神经分布的某些区域特别敏感，稍加触动就引起疼痛发作，多伴有眩晕、恶心、烦躁等症状。脑瘤病人早晨易有钝痛，许多患者可有高血压症。

X 片：有颈曲减弱、变直甚至有反张、颈曲中断等现象，钩椎关节增生、不对称，椎间隙变窄，张口位可见环齿间距的左右不对称。

三、按摩手法

1. 松解手法

患者坐位。医者站其后方，自前额的上方始，至后枕部止，用五指拿捏法，当拿捏到枕下的颈项部时，改用拇指与并拢之食、中指指面相对用力的三指拿法，沿着颈椎的棘突和横突两侧拿、捏，直至下方的大椎穴两侧，手法操作可重复 3 ～ 5 遍。当拿、捏到有明显肿胀、压痛的区域时，手法的持续时间可适当延长，而且要配合揉捏风府、风池和拨天柱的手法。（图 4-16 ～图 4-18）

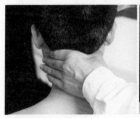
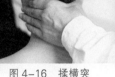
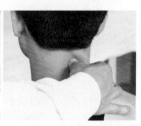

图 4-16　揉横突　　　图 4-17　揉下段横突　　　图 4-18　拨棘上

2. 整脊

可选用抬头摇正法、定位摇正法等手法整复颈椎错动处。每整复一处错动的位置，就应当在此处棘突和横突旁的痛点及肌紧张处施拇指揉法治疗约 1 分钟。（图 4-19）

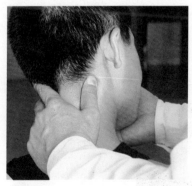
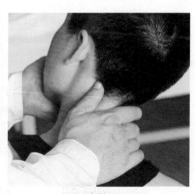

　　A　右扳颈　　　　　　　　　　B　左扳颈

图 4-19　整脊

3. 头面、颈项部操作

取穴：桥弓、印堂、发际、太阳、上关、下关、翳风、百会、风池、风府、头维、攒竹穴等。

患者仰卧于薄枕上。医者坐或站在床头，用拇指面或大鱼际推法自上而下地推桥弓，先推左侧，后推右侧，每侧约15秒，或是沿桥弓部分用拇、食指的拿捏法，每个部位拿捏6～10次后就向前下方移动，直至近锁骨处，拿捏完一侧再拿捏另一侧（若有低血压者不宜采用此手法）；接着用指揉法、指压法、指推法，由印堂始，沿直线向上到发际止，往返6～9次，可达通降胃气、放松心身之效；之后两手分别从印堂始，沿眉弓至太阳，往返推、揉4～6遍，再分别从印堂始，绕整个眼眶又回到两侧的睛明，轻柔地采用指揉或指压法3～5遍，然后用揉法沿前额治疗，从一侧的太阳穴至另一侧太阳穴，往返3～5遍；随后用扫散法在头侧方的少阳经循行部位，自前上方始至后下方止，往返20～30遍；待探至头颈的后方时，医者分别以两手并拢之食、中指指面，用指揉法于翳风、风池、天柱、风府及颈两旁之软组织紧张处，治疗3～5分钟。（图4-20～图4-24）

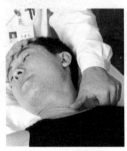 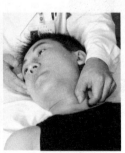 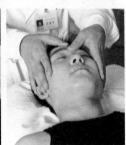

图4-20　推桥弓　　　图4-21　捏桥弓　　　图4-22　开天门

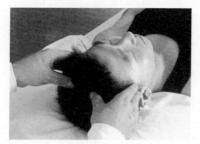

图 4-23 扫散

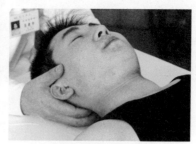

图 4-24 揉风池

4. 辨证加减

患者俯卧。医者站其侧方，以掌揉法、拿法、按法于患者的肩、背部 3～5 分钟，重点在夹脊穴、肩井、天宗及极泉穴。还可以根据辨证分型的不同，（图 4-25）采取祛风解表法、疏肝理气法、调胃法等复合手法。具体方法可参见感冒、胃脘痛等章节，最后可同时点压患

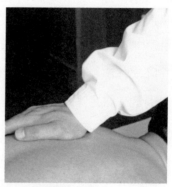

A 掌揉

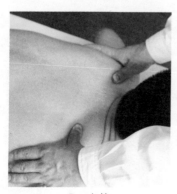

B 点按

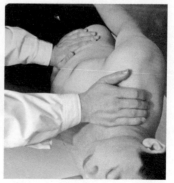

C 疏肝之扳肩井

图 4-25 辨证

者两手的合谷穴约 1 分钟。

四、注意事项

1. 生活要有规律

饮食起居要有规律，不能过度疲劳，避免精神刺激，可在医生的指导下进行适当的体育锻炼。忌食油腻、烈酒。

2. 姿势要正确

许多患者有习惯性的头颈歪斜、垂头或仰头习惯，治疗时要耐心、细致地对患者进行病因病机的分析和解释，让其有意识地调整习惯性的不良体态，否则原发诱因不除，头痛症状很难从根本上解决。这时指导患者进行适当的静坐或站桩练习就显得非常重要。

3. 治疗时要配合

治疗期间要使患者消除不必要的顾虑，保持心身放松，也可以适当服用少许的止痛药、镇静药及调节神经的药物。

4. 要有鉴别

应用手法前，要排除颅内肿瘤、脓肿、脑室内寄生虫等颅内占位病变的可能，以及是否由颅内感染、高血压脑病、急性青光眼等引发的头痛，此时宜选择颅脑的 CT 或 MRI 检查。

附：体会

我（贺振中）之所以选择做按摩医生，缘于治疗头痛按摩相较与针灸效果更好一些。当时我学的是针灸推拿专业，对针灸尤为迷恋，觉得针灸无所不能，毕业实习自然以针灸为重点。在针灸科实习期间遇到很多患头痛的病人，发现针刺的即时镇痛效果非常好，与课本上所讲的基本符合，但很难保证病人出门之后的头痛问题，很多人在诊室内止痛，回家后头痛，总是反反复复、缠绵难愈，这种现象医生解决不了，更难与老师或课本上的说法吻合。我后来在中医骨科（骨科门诊以手法治疗软组织损伤等痛症为主）和按摩科实习时发现，手法治疗头痛的效果也不错，而且大多数患者还能保持出门之后的止痛疗效，在其他许多病症的治疗上亦是如此，于是我觉得还是搞按摩踏实些。

　　经过多年的临床实践后才深刻体会到，颈椎上段作为头、脑与颈项、躯体的交接和沟通区，在头颈部起着重要作用。颈内动脉系统供应大脑半球前 3/5 的血流，属脑前循环，脑后循环则由椎－基底动脉系统提供营养，供给脑后部 2/5 的血液，可见颈椎是大脑中枢等神经系统与外界联系的通道，头部的各种问题都与之密切相关。可以这样假设：颈椎上段的错动、不平衡或不稳定，必然会引发头痛等不良表现，而头痛及周围的紧张、不适也会使颈椎上段受到影响，进而使之发生错动等异常。故此采用按摩法治疗头痛时，必须对颈椎的错动部位加以调整，假如不采用整脊方法，疗效很难保证，有时还会发生像针灸之后又很快复发的反应一样。当然，在整脊手法结束后，还要考虑整复的错动颈椎是否能维持其稳定，这时需要患者配合其习惯性不良姿势的改正和进行针对性的功能锻炼，如此，大多数头痛问题一定能得到有效的消除。

第四节　呃逆

呃逆古称"哕"，俗称"打嗝"，是一种胸膈气逆上冲，喉间呃呃有声、难以自制，甚则妨碍谈话、睡眠等的一种症状。轻则持续数分钟乃至数小时后不治自愈；重者昼夜不停或间歇发作，可迁延数日或数月不愈，推拿前宜排除肿瘤病变的可能。

呃逆可因很多原因诱发（如感受风寒），多为膈神经受到刺激，膈肌痉挛所致。一般病程短者，疗效较好，病程长者，疗效较差。中医理论的认识是胃失和降、上逆动膈而致呃逆。

脊椎错动多发生在风府区的颈椎 3 ～ 6 处，迁延难愈者，往往伴有胸椎 4 ～ 7 某些位置的错动。

一、按摩手法

治疗原则以通降为顺。

1. 降肺胃上逆之气

患者坐位。医者站其对面，由印堂至神庭一线用拇指面的推法约 10 余次，此为开天门、降肺胃浊气之法；接着指揉攒竹（呃逆之特效穴）约 2 分钟。若为当日伤风之轻症，经上述治疗即可达到降逆止呃之效。若为感受风寒之证，尚需在头、颈、背部施以祛风解表类的手法，若能缓解患者颈、背部的肌紧张和出现微汗出的现象，则呃

逆可很快消除。（图 4-26 ～图 4-28 ）

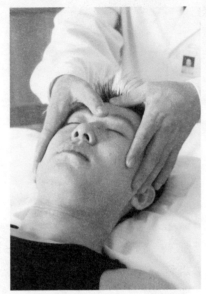

图 4-26　开天门

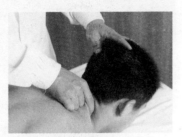

图 4-27　揉捏颈同后痛点

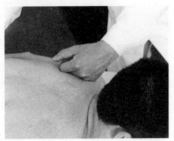

图 4-28　滚肺俞

2. 整复错动

患者仍坐位。医者站其后方，施用定位摇正法整复颈椎中、上部的错动之后，再拿揉风池和颈部拿捏法约 3 分钟。呃逆之轻症，通常经上述手法治疗以后，即可获得满意的疗效，对缠绵难愈之重症，需要增加下述手法。（图 4-29 ～图 4-30 ）

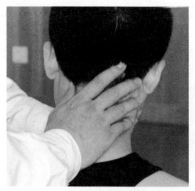

图 4-29　定位扳

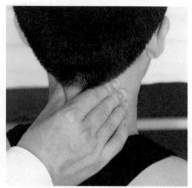

图 4-30　拿风池

3. 疏肝调胃之法

患者俯卧位。医者重点对患者胸椎 3 ～ 12 的背部区域进行边点揉，边检查其错动、歪斜之棘突（偏歪棘突旁多有明显的痛点和紧张区）的方法，随后将其错动的关节整复之；接着以疏肝调胃法，在操作时重点按、压右侧的肩井、膈俞、胆俞，以及左下肢内侧的照海、公孙和右下肢外侧的足三里、足临泣等穴位。（图 4-31 ～图 4-35）

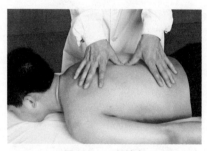

图 4-31　点棘旁

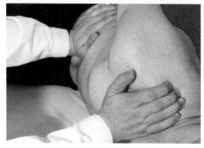

图 4-32　疏肝之扳肩井

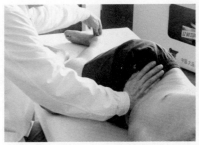

图4-33　点照海

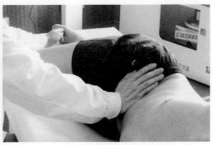

图4-34　疏肝之点太冲

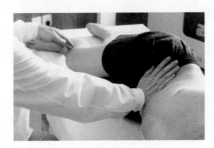

图4-35　疏肝之点足三里

二、注意事项

1. 饮食禁忌

治疗期间少食生冷、辛辣类食物。

2. 保持情绪稳定

情绪要平和、舒畅，可专心做些其他工作以分散注意力。最好在进行深呼吸运动后，行静坐或站桩的锻炼。

3. 其他

对噎膈、反胃的按摩，亦可参照本按摩法进行辨证治疗。

附：体会

呃逆大多是在膈神经受到刺激时发生。膈神经分布于颈椎 3～5 间，是颈丛中最重要的分支，经前斜角肌前面降至该肌内侧，在锁骨下动、静脉之间，经胸廓上口进入胸腔，副膈神经（国人的出现率约为 48%）常见于一侧，可发自第 4、第 5 或第 6 颈神经，多在膈神经外侧下行，于锁骨下静脉上方或下方加入到膈神经内。膈神经与颈椎错骨缝的关联可达颈椎 2～6 的范围内，在手法治疗时，一定要对整个颈椎进行详尽的查找、整复和松解，其后再结合祛风寒、疏肝调胃的方法，这样多有理想的疗效。我们认为，只要以认真的态度对待它，就能取得最佳的效果。

第五节　失　眠

失眠是指经常不能获得正常的睡眠，多以不寐称之。轻者入睡困难或寐而不酣、时寐时醒、醒后不能再寐，严重者彻夜不眠，以致变证丛生。

一、病因病机

失眠者常兼见头痛、头晕、心悸、健忘等症。

凡以失眠为主症的，均属本节的讨论范围。若因一时情绪紧张，或是处吵闹环境、卧榻不适等引发失眠的，不属病理范围，只要解除了相关因素，即可恢复正常。

失眠多见于现代医学中的神经衰弱、神经官能症、更年期综合征等。目前多认为是大脑的神经活动长期处于过度紧张状态的缘故，当超出了生理功能的耐受程度，就会引发神经细胞的损害，进而发病。

从中医学的角度来看，失眠多因思虑忧愁、操劳太过，损伤心脾，以致气血虚弱、心神失养；或房劳伤肾、阴亏火旺，致使心肾不交；或饮食所伤，脾胃不和，痰热内生，上扰心神；或抑郁、恼怒，肝火上扰，致使心神不宁。总之，失眠是心不藏神、心神不得安宁引发阴阳不和的结果。

临床发现，若想从根本上消除患者的失眠难题，必须摒弃治疗失眠的常规思路，在对其进行仔细询问、检查之后，必须寻找出它的原发诱因，以便对症治疗。主要将其归结为两点，一是"胃不和，则卧不安"所致者，主要原则是调和脾胃气机，手法操作以通降胃气为顺，胃肠舒畅则卧自安；二是"虚劳、虚烦不得眠"所致者，以脑供血不足和植物神经功能紊乱之表现为主，多伴有头痛、头部困重不适等症状，按摩中若能对症治疗，即可消除心不藏神、心神不得安宁之病因，从而解除失眠痛苦。

二、临床表现

入睡困难或时常觉醒、晨醒过早，可伴头痛、头昏、心悸、多梦、多汗、烦躁易怒、记忆力减退、食欲不佳甚至多疑、恐惧等。这时就要抓住主症治疗之，随后再根据以下的分型辨证加减。

1. 脾肾两虚

多梦易醒，心悸健忘，易汗出，脘痞便溏，神疲乏力，饮食无味，面色少华，舌淡苔薄，脉细弱。偏于心胆气虚时，易惊醒，做噩梦，遇事善惊。

2. 阴亏火旺

虚烦不寐或稍寐即醒，头晕耳鸣，口干津少，五心烦热，舌质红，脉细数，甚至可伴有梦遗、健忘等症。

3. 肝郁化火，痰热上扰

躁动不安，多烦易怒，不思饮食，口渴喜饮，胸闷，恶食恶心，嗳气吞酸，小便黄赤，大便秘结，舌质红，苔黄，脉弦而数。

三、按摩手法

1. 整复颈、胸椎的错动

对头痛、困重为主要表现的，以整复颈椎、胸椎错动的手法为主，多在颈椎4以上发现错动；以心肺不宣、胸闷气短为主要表现者，以颈椎下段和胸椎上段（肺区）的错动为主；多梦，胃脘胀闷不适，嗳气吞酸等"胃不和"症状为主要表现者，多以胸椎4～7（心区）的错动为主（胃腑不适却选心区的缘由，可参见胃脘痛）。

患者坐位。医者站其后方，据病症表现和脊椎错动位置的不同，选择相应的整复手法，如定位摇正法、坐位推正法、胸椎定位摇正法等手法，以整复错动之脊椎节段；接着选用揉捏风府、风池法，拨天柱法，拿肩井法，点极泉法等，并重点按、揉被整复后的棘突旁

痛点区域 5 分钟左右。（图 4-36 ~ 图 4-43）

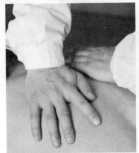
图 4-36　分推

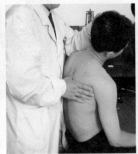
图 4-37　坐位推胸椎

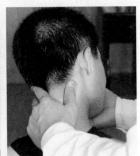
图 4-38　定位摇正

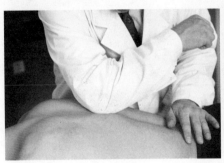
图 4-39　肘推

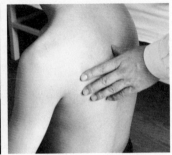
图 4-40　点棘突

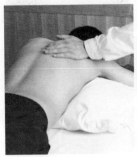
图 4-41　揉背

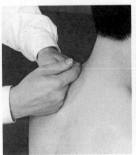
图 4-42　滚背

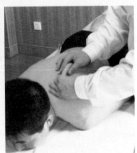
图 4-43　捏脊

2. 辨证施术

患者俯卧。医者站其旁边，采用掌指推正法、扳肩推正法、分推法等手法整复胸椎错动处；接着，采用掌揉法、滚法、点按法、搓法于背部和胁肋部5分钟左右。此外，还可根据辨证分型的不同，在胸椎下段和腰椎部施以整复手法和松解手法。（图4-44～图4-46）

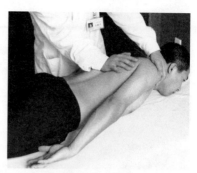

图4-44 扳肩

若患者胸椎9～12错动明显时，常伴有肝、脾区刺痛或胀痛不适，以及腹胀、嗳气等症状，这时往往会疑有肝病，经内科检查可排除。此时，对这一区域的整复和按摩就显得非常重要，通过1～3次的整复、松解，即可使病痛缓解大半。

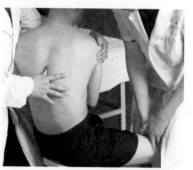

图4-45 定位摇正

3. 调和胃气

患者仰卧。医者坐其侧方，采用"胃脘痛"一节中第二步的腹部

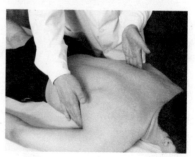

图4-46 搓法

手法，以通降胃肠之气为顺，并从以下的腧穴中选择4～6个穴位，即中脘、下脘、建里、水分、梁门、阴陵泉、曲泉、照海、公孙、太冲、

足三里、阳陵泉、上巨墟、下巨墟、绝骨等。据病症的不同，在按揉腹部时，其腹部不同区域的手感会有些许差异。虚证者，大多伴腹肌虚软、凹陷、脐下动气明显，在按揉时应当沉缓有力，时间可稍长一些；实证者，上腹部可触及条索状或硬块状反应物，以及腹肌的压痛和紧张感，按揉时应当轻缓，或是以点、压腹部的穴位为主。（图4-47～图4-49）

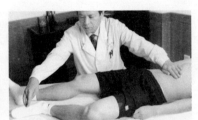

图4-47　调胃之点公孙

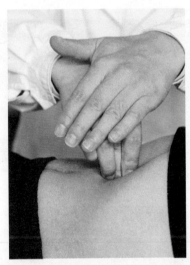

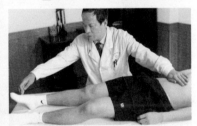

图4-48　调胃之点足临泣

图4-49　点中脘

4.头面及颈肩部操作

患者仰卧，头枕薄枕。医者坐其床头，先用拇指或中指面的推、抹法或揉法，由印堂始，向上至神庭穴止，往返10余次，再从印堂向百会及四神聪一线反复点按2分钟左右，重点是百会、四神聪穴；接着用扫散法，在头部两侧少阳经的循行部位治疗4～6遍后，再把中指面分置于两侧的风池穴上，点揉约1分钟，其后点揉天柱、风府及颈后上方的颈肌紧张处2分钟；随后，拇指和食指面依次由上而下拿捏颈侧方之胸锁乳突肌4～6遍，拿捏完一侧再拿捏另一侧；最后按、拿两侧肩井穴10余遍后，两手并拢的食、中指或中指、无名指指面分置于枕后下方两侧的风池穴上，掌、指面则顺势扶、按在头部，其后两手协同用力，持续牵引颈椎约半分钟。如此反复牵引1～3遍，牵引时，患者多有明显的周身舒畅感。（图4-50～图4-52）

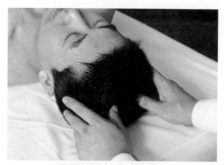

图4-50　点四神聪

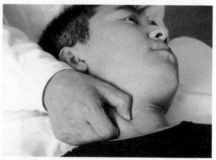

图4-51　捏胸锁乳突肌

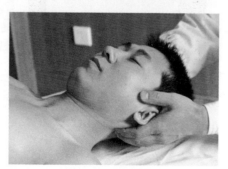

图4-52　牵引颈椎

5. 辨证加减

（1）脾肾两虚者

应当配合培补脾肾之法。

患者仰卧位，当医者采用托胃法和温肾法后，再施以指压冲门法。（图4-53～图4-55）

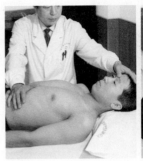
图4-53　调胃之开天门

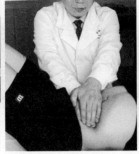
图4-54　温肾之揉腹

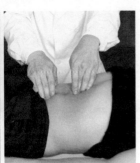
图4-55　温肾之点水分和气海

（2）阴虚火旺者

在拿、捏胸锁乳突肌的基础上，施以推桥弓之法，先推一侧的桥弓10～20次，再推另一侧的；然后以中指指针法自上而下点、压中脘、肓俞、气海穴各1～2分钟，以达引火归元、调降心肾虚火之效。（图4-56、图4-57）

（3）肝郁化火、痰热上扰者

配合疏肝调胃、泄火降逆之法。当患者处于坐位时，除了重点整复颈椎的错动外，还应当以中度偏重刺激量的颈部拿捏法、压颈法或压缺盆法；随后施以疏肝调胃法，重点按压左侧的三阴交、太冲、涌泉，右侧阳陵泉下一寸的特效穴胆囊点，以及丰隆、上巨墟或下巨墟、足临泣穴各

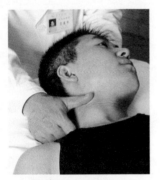
图4-56　推桥弓

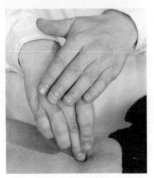
图4-57　点肓俞

0.5 ～ 1 分钟。（图 4-58 ～ 图 4-61）

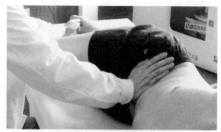

图 4-58　疏肝之点太冲

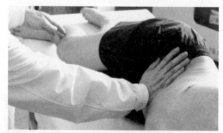

图 4-59　疏肝之点阳陵泉

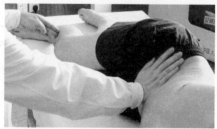

图 4-60　疏肝之点丰隆

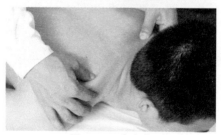

图 4-61　拿肩井

四、注意事项

1. 有鉴别

失眠者常以神经衰弱的表现形式为主，在治疗时，必须抓住导致失眠的主症或主要病因，并以之为重点进行对症按摩，这样才能起到事半功倍之效。某些器质性病变也可导致失眠问题，往往非按摩所能及，须注意鉴别。

2. 要消除疑虑

应当认真、耐心地帮助患者解除思想顾虑，找出其日常生活中饮食、起居方面的不良习惯，还要指导和鼓励患者进行适当的和针对性强的功能锻炼。

附：体会

失眠的不适人人都可遇到，因情绪异常或环境变化偶发的，或是器质性病变引发的，不属于本节讨论的范围。按摩治疗失眠的效果是有目共睹的，但大多是以头面部的手法为主，这种治疗方法的即时效果非常不错，就像美容院里为客人做放松手法时的感觉一样。在平缓的头面部按摩过程中，客人往往能呼呼入睡，起床之后又可以精神饱满地去工作，却难以保证其离开之后的失眠难题，他们只好频繁地光顾美容院，这也许就是某些人沉迷于美容院的原因之一。那么，怎样才是解决的根本之道呢？这就是我们要介绍的内容。失眠不是一个独立的病症，往往伴随其他的病症出现，只有找出形成失眠的原发病症所在，并予以解除，失眠的难题即可迎刃而解。就我们的经验来看，头痛和胃肠不适是造成失眠的两个主要原因，这与上焦气血聚积于上不得沉降有关，治疗时只要解除上焦的气血瘀滞现象，并使浊者自降、清者自升，升降有司，阴阳之气自然平和、协调。失眠者在这一指导思想的治疗下，大多可获痊愈，此亦属治病求本法之一。当然还会有其他病因造成的失眠，这还需要我们不断地去探索。

第六节　面　瘫

面瘫又叫"歪嘴巴"、口眼歪斜或面神经麻痹等，有周围性和中枢性之别，我们这里所谈的不包括中枢性面瘫在内。周围性面瘫又称为特发性面神经麻痹，是指原因不明、急性发病的单侧周围性面神经麻痹，亦可称为面神经炎或贝耳麻痹，属常见病。

一、病因病机

一般认为，人的颅后骨质内的面神经管刚刚能容纳面神经，一旦出现缺血、水肿，就会导致面神经的受压和功能障碍。激发的因素可有各种形式，如受凉、病毒感染（如带状疱疹）等，致使局部营养神经的血管痉挛、缺血、水肿及面神经受压；或是茎乳突孔内骨膜炎，使面神经受压或血液循环障碍，引发面神经麻痹。从中医学的角度来看，面瘫的病因多为外感风寒之邪上扰头面空窍，致颈后上方疼痛、紧张，筋脉失养，风痰阻塞头面。

查其头颈的后部，多有乳突、颈椎 2 横突部的水肿和压痛等，其颈椎上段的偏歪亦较为明显。

二、临床表现

任何年龄均可发病，男性略多，发病前多有疲劳后乘车开窗、窗下入睡等受凉史。病初可有耳后或乳突区的疼痛、紧张，1～2 日出现面部表情肌的瘫痪，3～4 日达高峰。患者在洗漱、照镜子时发现面肌不适，或是进食时食物滞留颊齿之间，自查可见口角歪斜而就诊。表现为一侧的面部表情肌瘫痪，额纹减少或消失，不能皱额蹙眉，眼裂不能闭合或闭合不全，在试闭眼时，瘫痪侧的眼球向上外方转动，露出白色巩膜，称为贝耳现象。

鼻唇沟变浅、口角下垂，露齿时口角歪向健侧；因口轮匝肌瘫痪，鼓气或吹口哨时漏气；颊肌瘫痪，食物易滞留于病侧的齿颊之间。

因面神经损害部位的不同，尚有以下的表现：病变在鼓索神经近段时，可有舌前 2／3 味觉的减弱或丧失；如病变在镫骨肌神经近段，可出现同侧舌前 2／3 味觉减弱或丧失、听觉过敏；当膝状神经节病变时，除上述表现外，还有乳突部疼痛，耳廓、外耳道感觉减退，外耳道或鼓膜出现疱疹等。

面瘫不完全者，起病 1～2 周后开始恢复，1～2 月内明显好转，而后痊愈，年轻病例的预后较好。在通督正脊术理论的指导下，只要对面神经的颅外部分和颈椎上段的错动加以重点调整，患者的病程明显缩短，大多经 15 天以内的治疗即可基本痊愈。

三、按摩手法

治疗时应采用头、面、颈部并重的祛风化瘀手法。

1. 局部手法

患者仰卧。医者坐在床头，两手的中指、无名指并拢，分别点、揉患者头面部两侧的迎香、地仓、颊车、下关、上关、太阳、四白、攒竹、头维、率角、四神聪等穴位各约半分钟。手法操作时，以痛点、紧张不适处为重点。随后以颈侧方的横突一线为中心，由翳风至近肩井穴处，采用拇、食指的拿捏法，每侧各拿捏3～5分钟。(图4-62～图4-66)

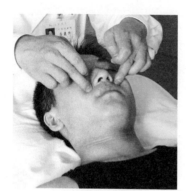

图4-62 点迎香

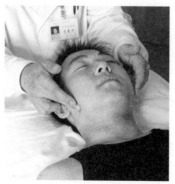

图4-63 点颊车

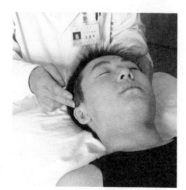

图4-64 点率角

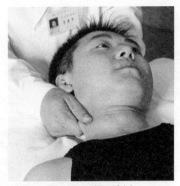

图4-65　捏颈侧方

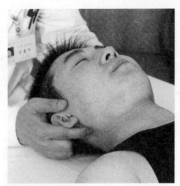

图4-66　揉医风

2.疏风解表之法

患者坐位或俯卧位。医者站或坐其后方，由颈上方始，至背部胸椎4以上的平面止，沿膀胱经及督脉一线施以平缓、深透的指揉法、点按法、拿法、滚法等4～6分钟，重点在风池、肩井、大椎穴旁0.5寸、肺俞穴；接着，采用揉捏风府、翳风的手法各2分钟左右。此时在患者的头、颈部后方可出现皮肤部的湿润感。（图4-67～图4-69）

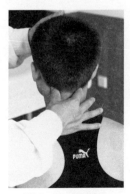

图4-67　揉颈后

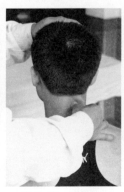

图4-68　拨颈上

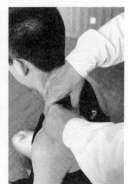

图4-69　拿肩

3.定位摇正法

采用颈椎部的定位摇正法，当整复颈椎上段的错动部位后，再于棘突旁的压痛、肿胀位置施拇指揉法 2～3 分钟，接着指揉或指压合谷、外关穴各约半分钟后结束手法操作。（图 4-70、图 4-71）

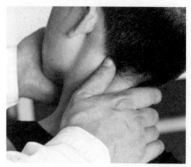　　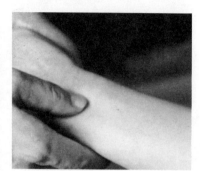

图4-70　定位摇正　　　　　　　　　　图4-71　揉内关

四、注意事项

1. 要鉴别

与格林－巴利综合征、颅后窝的肿瘤、脑膜炎等相鉴别。

2. 要分主次

手法操作一定以头颈的后半部为重点，其次兼顾头面部，不得主次颠倒。而其他的治疗方法大多以面部的针灸、按摩手法为主，这是我们反对的。

3. 进行锻炼

在恢复期要进行面部肌肉的主动或被动运动。

4. 配合其他方法

可配合茎乳突部的离子导入、红外线照射、超短波透热疗法等理疗方法,以及内服或是外用减轻面神经水肿、促进神经功能恢复的药物。

五、关于面肌痉挛

面肌痉挛又称面肌抽搐,是以一侧面部肌肉的阵发性不自主抽搐为主要表现的、无神经系统其他阳性体征的周围神经病。它的发生与面神经通路受到机械性刺激或压迫有关,少部分为面神经麻痹恢复不完全而产生的后遗症。

多见于中老年人,女性多发。以阵发性、快速不规律的面肌抽动为主,起病多从眼轮匝肌的轻微抽动开始,逐渐向口角和整个面肌扩展。每次抽动数秒或几分钟,精神紧张、疲劳和自主运动时加重,睡眠时消失,不伴有疼痛。

神经系统检查:除面肌的阵发性抽动外,无其他阳性体征。

本病的发病机制与面神经麻痹相近,和面神经的通道受阻有关,又有所不同。面肌痉挛多为原因不明的机械性压迫所引发的神经功能障碍,治疗起来较为缠绵。面瘫的病理则较为清晰,为局部炎性水肿压迫所致,只要解除炎性水肿,面瘫即可逐渐恢复。假如面神经炎失治或是其他原因导致的后遗症,则转变为面肌痉挛,这种面神经麻痹后遗症治疗起来是非常困难的。近几年我们在治疗此类病症时,以松解枕下、颈后的局部紧张为要,基本上经 3～5 次治疗,就可使局部的抽搐得到一定改善,但要在短时间内取得根本性改变的难度还是非常大的。这时一定要向患者说明，治疗方法属于探索性的，只能是一边治疗，一边观察恢复的状态，并且有失败的可能，使之有长期坚持治疗的耐心和信心。当然，突发的、病程较短的，往往经 10 余次的治疗即可痊愈。

附：体会

在总结通督正脊术的过程中我（贺振中）若有所悟：西医、中医在本质上并无区别，只是思维方式不同而已，欲在中医上有所突破，中西医在理论上的结合是必由之路。一个合格的新时代中医师，不但需要掌握一定的现代医学知识，还要把这些知识有机地融入中医的辩证思维之中，只有这样才能为患者提供最好的服务。假如只是墨守古人原有的中医辨证论治理论，置西医的病因、诊断于不顾，往往草菅人命而不自知。在接诊时，我（贺振中）基本上是以此种中西医结合观为指导，尽力确定了西医的病因和诊断之后，才会结合中医的整体观辨证施治，并且已经取得一定成效。

在治疗面神经炎的过程中，我更加深刻地体会到中西医结合的重要性。其病损的位置在耳后，而非古人所看到的面部瘫痪这一表象。传统的认识是，面瘫多因正气不足、面部感受风寒等外邪所致，又面病多属阳明，故有"面口合谷收"之说。从这一观点出发，不论采用针灸还是按摩治疗，通常是以病损表现区的面部和远端的阳明经取穴为主，这样治疗的效果往往不甚理想。我认为，这就是没有很好地将茎乳突周围的病损才是造成面瘫的根本原因结合于中医辨证论治中的缘故。

　　我在京上学实习期间，曾遇到过一位患周围性面瘫的中年妇女，屡经针灸疗效不佳。细询之，之前北京市某医院的治疗方法与我所学的无异，不解？当教学医院的一位老师接诊后，仅变通、增加了外关、支沟以及翳风周围的几个穴位，一个疗程即获痊愈。向师长讨教之，曰经验，再无后话，吾不深信，但亦理不出头绪，工作数年之后，方悟其意。

　　周围性面瘫的病因虽然不尽明了，但病理却是较为清楚的，主要是面神经管内的面神经和神经鞘水肿，病变部位就在耳后茎乳突的附近。病症初期可有麻痹侧耳后或下颌角后的疼痛、紧张，多以茎乳突部为甚。可见，现代医学对面瘫的认识还是比较清晰的。我们只是受中医传统教育的影响对其视而不见，其实在思维方式上转变一下，不拘泥于老祖宗的或是中医教科书上的说法，只要将现代医学的研究结果糅合到中医理论之中，问题就会迎刃而解。

　　面瘫多因正气不足，感受风寒所致，这与西医的认识没有矛盾；不过中医认为，此病症的主要部位在面部或是阳明经，而西医却认为是茎乳突孔内面神经非化脓性炎症引起的、急性发病的面神经麻痹，即直接的病因是面神经管的障碍，中、西医在这一点上的认识是有矛盾的。此时应当以事实为准绳，尊重科学，改变原有的中医观点，将致病部位确定在茎乳突孔的周围。此处属中医少阳经的范畴，故此可这样理解：面部麻痹，表象在面，为标，属阳明；本质在耳后，为本，属少阳（古人不知）。依此类推，学生时期的疑问也就豁然消失。其后在治疗中只要按照远近取穴的原则，把主穴选择在耳后与少阳经区域，配穴才是"面口合谷收"的阳明经与面部的腧穴。不论是选用针灸、按摩，还是采用辨证用药等疗法，治疗的原则和方法随之变换，从少阳为病着手，疗效就会较传统的方法有很大提高。

第七节　中风后遗症

谈到中风后遗症的中医疗法时人们会经常想到针灸疗法，对按摩疗法的奇特效果却可能持怀疑的态度，所以在此有必要具体谈论一下。我们的经验是，采用按摩治疗的疗效也许会更好一些，它甚至比西医疗法中较为成熟的康复训练法还要好。

脑血管意外引起的中风后遗症患者，以中、老年人居多，来按摩科的就诊者，大多是在发生脑血管意外后出院的康复期患者。我曾治疗过一位 60 多岁的脑梗塞患者，他是本院家属，因腰腿痛来按摩，检查时却发现有轻微的语言不利、行走不稳、足底有踩棉花感，后经"CT"扫描确诊为脑梗塞。其不愿意住院治疗，只好一方面按摩，一方面回家输液，经 15 天的治疗，其腰腿痛和脑梗塞的症状就一并消失了，由此可知按摩的神奇效用。

患者多有高血压病史，以单侧的肢体瘫痪、口眼歪斜、舌强语謇为主症，患病初期肢体软弱无力，知觉迟钝或稍有强硬，活动功能受限，以后则逐渐趋于强直、挛急。对于发生脑血管意外的患者，一俟病情稳定，就应当即刻进行按摩治疗及被动运动，当患者有主动运动时，还应当按照康复疗法的要求进行有步骤的科学训练，以免出现关节挛缩、肌肉萎缩和骨质疏松，对失语患者还要加强言语方面的康复训练。

在对病症早期的患者进行按摩时，手法宜轻柔、和缓，不宜施用重刺激手法，尽量避免手法操作时振动到患者的头颈部，对存在血压不稳者尤应如此。病情完全稳定的康复期患者，可适当施以中度以上刺激量的手法，并对颈椎、胸椎、腰椎关节的错动现象加以适当整复。按摩手法的操作，以患侧肢体为重点进行全面的治疗，在患侧按摩治疗时，还要以肩关节和髋关节周围的手法为重点，具体的手法操作要求与治疗肩周炎和梨状肌综合征的手法相近。当患者的肩关节和髋关节错骨缝现象得到调整后，其肢体的功能活动多可明显改善，每次治疗的时间约半小时。

在诊治此类病症期间，一定要多进行医患间的语言交流，特别是争取患者家属的配合，以便尽力解除患者的低沉、悲观情绪，使之能够保持心身健康和乐观生活态度；而且在防治高血压的同时，还应当坚持服药，戒烟忌酒，饮食、起居有规律；还要劳逸结合，进行科学的功能锻炼，保持个人卫生等。

总之，对于中风后遗症的治疗，无论医生还是患者，都应当有长期治疗的精神准备，即要有耐心与信心。第一阶段的按摩，一般疗效较为明显，病症恢复较快，但随后阶段的疗效就比较缓慢，这时，医患间的沟通就显得异常重要。

附：现阶段对神经系统重建的认识

传统的观点认为，中枢神经系统损伤后不能再生，但近年来的研究证实，给损伤的中枢神经系统提供适当的条件后，中枢神经系统是可以再生的。以此看来，中风后遗症的康复与神经可塑性的认识密不可分，这一新的认知过程可以增强医生和患者战胜病魔的信心。有人观察发现，脑中风患者在进行强化运动前后，患肢运动皮质代表区的面积会发生改变，随着训练后患肢运动功能的恢复，患肢运动皮质代表区的面积也显著增大，甚至将邻近代表区包括在内，并在其后半年的随访中观察，两侧大脑半球代表区的面积趋于一致，提示两侧皮质代表区达到新的平衡。所以目前提倡尽早进行肢体活动，尤其是患肢的被动运动，而脑部的出血者可延迟至病情稳定后。我们在按摩时对大脑邻近区域的头皮反应区进行刺激，可取得较快的甚至是意想不到的效果，这也许是头皮针疗法得以推广的原因之一。

大脑可塑性，是指大脑发生结构和功能改变以适应环境的能力。这种大脑病变发生后的潜在代偿能力，对脑卒中的康复治疗有着重要的指导意义。尽管它的机制不甚明了，但早期进行强化训练和身处良好的环境，对于神经康复，尤其对脑中风之后的康复有着明显的促进作用。通常的认识是，脑损伤后的残留部分通过功能上的重组，以新的方式完成已丧失的功能，并认为在此过程中，特定的康复训练是必须的。大脑的可塑性终生存在，年龄越小，可塑性越大，随着年龄的增长，大脑可塑性能力逐渐下降，但这种下降往往通过学习、记忆、经验积累和活动的增加得到一定程度的补偿。研究确认，大脑皮质损伤后的数周、数月，甚至数年，都能表现出结构和功能的可塑性改变。追踪4～15年脑中风者，当瘫痪肢体进行强化训练后，仍能诱导出脑部结构和功能的改变。而且可塑性不仅限于大脑皮质，皮质下传导束、小脑、脊髓、视觉通路、言语通路等均存在可塑性。

急性脑缺血后可造成严重的脑组织损伤，而有效的溶栓"治疗时间窗"仅有3小时，这意味着绝大多数脑中风患者不可能在短短3小时的时间窗内获得有效的抢救治疗，所以出现脑损伤是必然的结果，而按摩、针灸、理疗等康复治疗就成为最重要的治疗手段之一。有人希冀用药物来治疗肢体瘫痪、语言障碍、心理障碍等后遗症是非常不现实的。就目前来看，药物虽然具有一些效用，但难以从根本上解决脑中风后遗症的问题，特别是对瘫痪和言语障碍的康复，进行综合性的训练和治疗是必要的。医生和患者都不应以临床治愈为满足，应当以恢复患者的器官功能、日常生活的活动能力、工作能力和社会活动能力为目标。

脑中风发生后经初步处理、病情相对稳定后，就应当进行早期的康复治疗，脑出血者宜在2周后再无出血征象时开始。一般的宜在发病后3天开始患肢的轻柔按摩和被动运动，运动的幅度要尽量大，但动作需平缓，患者也可在床上进行主动的肢体运动练习。待脑血栓形成的2周后，脑出血、蛛网膜下腔出血或脑外伤手术后1个月，只要其全身状态许可，即可开始系统性的康复治疗，以逐渐恢复其生活自立、行动及工作能力。除按摩、针灸等疗法外，还要进行逐步恢复其行走能力的训练。首先从保持稳定的坐位开始，以致逐步能坐位起立、站位平衡，以及能从床转到轮椅或椅子上的练习，其后再练习两条腿轮流负重、原地踏步，最终能独立行走。

第八节　胃脘痛

胃脘痛是指疼痛在上腹心窝处及邻近部位的一种症状表现，在古代，一般统称心痛。多见于急、慢性胃炎，胃或十二指肠溃疡，胃痉挛及胃神经官能症等。

急性胃炎起病较急，疼痛剧烈；慢性胃炎起病较慢，疼痛隐隐；溃疡病的疼痛有节律性，胃溃疡疼痛常常在食后 0.5 ~ 1 小时出现，痛点多在剑突下或稍偏左处；十二指肠溃疡的疼痛一般在食后 3 小时发作，痛点多在上腹偏右的部分，进食后可获暂时缓解；胃神经官能症多在精神受刺激时发病，痛连胁肋，无固定痛点；慢性胃炎和溃疡病有出血的倾向。

一、病因病机

胃脘痛的原因有许多，归纳起来是：病邪阻滞，肝气郁结，致使脾胃升降失司、气机不利，气滞而作痛；若脾胃虚寒，脉络失于温养，或是胃阴不足，脉络失于濡润，脉络拘急而作痛；若气滞日久不愈，会使血脉凝涩、瘀血内结，疼痛则更加顽固。具体来看，出现胃脘疼痛的原因主要有以下三种：

1. 病邪犯胃

外感寒邪，邪犯于胃，或过食生冷，寒积于中，致使胃寒而痛，尤其是脾胃虚寒者，更易感受寒邪而作痛；又如饮食不节，过食肥甘，内生湿热，则可以发生热痛或食积痛。此外，虫积也可导致胃脘疼痛。

2. 肝郁气结

忧郁、恼怒伤肝，肝气失于疏泄，横逆犯胃而致胃脘痛；肝气郁结，进而可以化火，火邪又可伤阴，致疼痛加重或病程缠绵难愈。

3. 脾肾虚寒

肾阳衰微，或劳倦过度，饥饱失常，可损伤脾胃，使中气虚寒不化而作痛。

胃脘痛定位在脾胃功能的升降失司上，归于脊柱，则错动、反应区在胸椎 11、12 的脾胃区，此与推拿临床的实际结果有所不同。在临床上应当遵从古人原始的认识，把疼痛定位在心痛上面。

胃脘痛为心下痛、心窝痛或心口痛，此种称谓在民间仍普遍存在，此亦与我们在脊椎上的脏腑分区和临床实践是相近，其错动和病理反应区主要发生在胸椎 4 ~ 7 的附近。

胃及十二指肠是由腹丛的第 5 或第 6 至第 9 交感神经胸节支配，其神经纤维经由内脏神经至腹腔神经节，至腹腔丛时，沿着腹腔动脉支并行，分布于胃及十二指肠等。故此在遇到胃痛时，我们首先要从胸椎 5 -- 7 的心区至胸椎 9 旁的肝区寻找痉挛、肿胀的压痛点，在反应点上施以按法、揉法等松解手法之后，即刻可使胃脘部的疼痛缓解、消失。这是否与传统的中医认识相抵触呢？非也，"急则治其标，缓则治其本"。临证上，把胃痛定位在"心下痛"，按摩时以背部的心区为中心找寻压痛点和胸椎错骨缝的部位，然后予以松解、整复之，从"急则治其标"的认识上处置；其后，根据造成胃痛的病因是外邪犯胃、肝郁气滞还是脾肾虚寒等，并施以相应的手法，即从"缓则治其本"的角度着手，予以按摩、整复。

二、临床表现

1. 病邪犯胃

（1）寒邪犯胃：胃脘疼痛暴作，畏寒喜暖，局部热敷则痛减，口不渴或渴喜热饮，苔白，脉紧。这时从颈椎及胸椎上段的风府区和肺区进行重点按摩、整复。

（2）食滞：胃脘胀闷不舒，甚则疼痛，嗳腐吞酸，呕吐不消化食物，吐后痛减，或大便不爽，苔厚腻，脉滑。以通降手法为主。

2. 肝郁气结

情志不畅，肝气犯胃，胃脘胀满，痛连两胁，口苦咽干，嗳气反酸，大便不畅，苔薄白，脉弦。要从胸椎的肝、胆、脾、胃区进行按摩、整复。

3. 脾肾虚寒

胃疼隐隐，泛吐清水，喜暖喜按，纳食减少，手足不温，大便溏薄，舌淡苔白，脉软弱或沉细。

在临床上，上述诸证往往不是单独出现或一成不变，大多是虚实并见、寒热错杂。在按摩治疗时，一定要辨证审因，灵活掌握。

三、按摩手法

1. 松解及整复脊柱的错骨缝

患者俯卧位。医者站其侧方，沿背部胸椎 4 ～腰椎 1 两侧的夹脊穴和膀胱经，施以轻柔的掌根部按揉法或滚法等松解手法，治疗 5 ～ 7 分钟，手法重点在胸椎 5 ～ 9 夹脊穴的痛点明显处；随后在背部仔细检查胸椎错骨缝之位置，采用扳肩推正法、分推法等整复胸椎的手法；当整复手法结束后，可在整复的棘突旁痛点上施以肘压法或指压法各约 1 分钟，此时患者可有明显的胸、腹部舒适感；最后在患者的腰背部施以纵向捏脊法。（图 4-72 ～图 4-74）

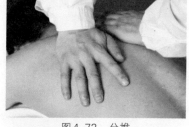

图 4-72　分推

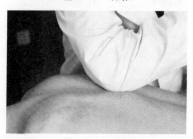

图 4-73　肘压

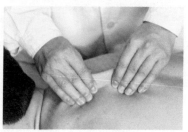

图 4-74　捏脊

2. 解除胃脘之痰浊凝滞

患者仰卧。医者坐或站其侧方，触摸胃脘，手下大多有胃部的凝滞感。以中指指针法点按腹部的上脘、中脘、下脘、建里、水分

等穴位各约 0.5 分钟，在点、按前
应仔细触摸穴位周围约 1 寸的区域，
发现明显的压痛或硬结时，以此处
为重点按、压的部位，不必拘泥于
标准的取穴法，只有这样，才能在
临床上取得满意的疗效。接着采用
手法轻巧、柔和的调胃法于胃脘部，
时间为 3 ~ 5 分钟。最后，医者一
手掌抚、按于患者的脐上方，并施
以适当的振颤法，另一手的拇指或
中指，依次施点、按法于左下肢内
侧的阴陵泉、三阴交、公孙或太白穴，
右下肢外侧的足三里、足临泣穴各
0.5 分钟左右，之后，医者手掌下的
腹部紧张感可降低并出现明显的松
弛反应和疏通感。（图 4-75 ~ 图
4-77）

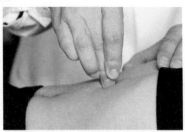

图 4-75　调胃之点中脘

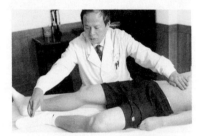

图 4-76　调胃之点公孙

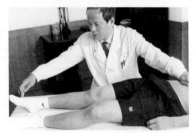

图 4-77　调胃之点足临泣

3. 辨证加减

（1）寒邪犯胃

往往伴有胸椎上段及颈椎下段的错骨缝和肌紧张现象，局部的
痛域亦较低。此时，患者处坐位，医者可选用坐位推正法、定位摇
正法等手法整复患者错动之脊椎；随后施以颈部拿捏法、揉捏风池

法、拿肩井法，之后在患者俯卧位下，对其背上部至腰臀部施以滚法、揉法、点按法4～6分钟，以达祛风解表之效，假如患者出现了背部的温热、湿润感，则效果佳。（图4-78～图4-80）

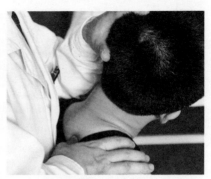

图4-78　坐位推正

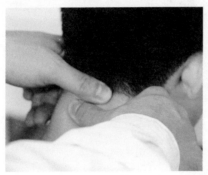

图4-79　捏颈

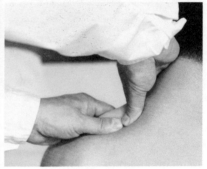

图4-80　拿肩

（2）食滞者

在调胃法的基础上，医者一手抚、按其胃脘部，可配合适当的振颤法，另一手若小儿推拿中开天门的手法，拇指面由鼻根至神庭反复施以轻柔的推法10余遍，再点、揉百会穴约1分钟；接着在足底的涌泉穴周围寻找3～5个痛点，用中度刺激量的按、揉法各1～3分钟，这时，多可使患者的食滞症状明显改善。（图4-81～图4-84）

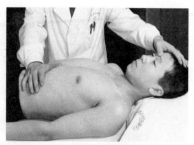

图4-81 开天门

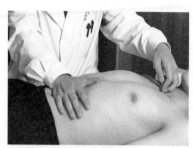

图4-82 调胃之点天突

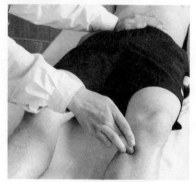

图4-83 调胃之点阴陵泉

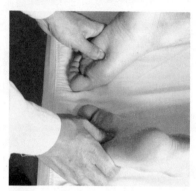

图4-84 点涌泉

（3）肝郁气结者

医者在患者俯卧位下增加一个搓、抹两侧胁肋部的手法，时间约1分钟；其后在调胃法的基础上采用腹部的疏肝调胃法。（图4-85 ～图4-87）

（4）脾肾虚寒者

应用温肾法、点肓俞和指压冲门法，见腹部手法部分。伴有胃下垂者，施以托胃法。（图4-88 ～图4-90）

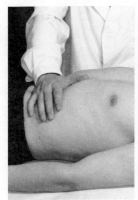

图4-85　揉胃

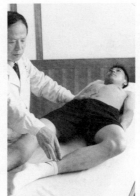

图4-86　点三阴交

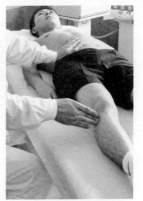

图4-87　点阳陵泉

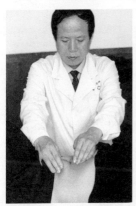

图4-88　温肾之归挤下腹

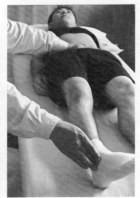

图4-89　温肾之点申脉

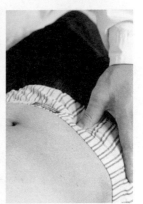

图4-90　压冲门

四、注意事项

1.生活节制

饮食调节是胃肠功能恢复的关键环节：要做到平衡饮食，即饮食要多样化；不得暴饮暴食，戒烟酒；吃饭要保持八分饱，少吃或不吃零食；生活、起居要有规律，心情应开朗。

2. 姿势正确

有经常性胃脘痛表现者，往往呈弯腰、驼背体态而不自知，这时要提醒其注意工作、生活中的姿势，不得垂头、驼背和过度疲劳，以防不良姿态对胃肠产生压迫。端正、饱满的姿态还具振奋阳气、舒畅气血之效。

3. 功能锻炼

可适当进行增强背肌和腹肌的功能锻炼；亦可通过练习内养功、放松功等方式调节心身。此外，对胃、十二指肠溃疡出血期者应用腹部手法时要慎重。

附：体会

在按摩胃脘痛的理解上还有一个小小的插曲。20世纪90年代初编写《通督按摩法》内科部分时，我们和王老大夫在胃脘痛的病因病机上出现了一些分歧。老先生谈到胃脘痛的病因和治疗原则与《中医内科学》《推拿学》中的说法如出一辙，可是他的治疗方法与之又不太一样，矛盾之处多多，理论和实践出现明显的脱节现象。与其深入探究其中的缘故，他也说不出个所以然，按照我们对手法的理解、阐释，他又不太赞同，认为和主流理论有冲突就要小心一些。在意见难以统一的情况下，我们只好将内科杂病部分的编写工作停顿下来，待以后认识上较为完善了再写不迟。

从胃痛的表现来看，它与情志不畅有很大的关联，所以脊柱的对应区域应当在心、肝区，这与内脏神经的分布基本吻合。当遇到急性胃痛的患者时，只要在胸椎5～9的夹脊穴找寻到紧张、痉挛、压痛区，并在异常反应区上按、揉之，即可使疼痛缓解下来，假如随后行整脊手法，效果会更加稳定。以此看来，胃痛的脊柱对应区确定在胸椎4～胸椎9是合理的，在理论上也能解释清楚。推拿时以此为指导，将手法治疗的重点放在这个区域，并根据辨证分型的不同，在其他部位施以相应的手法，那么胃脘痛的问题就能得到很好的解决。还有一种类型的胃脘痛与交感神经型颈椎病密切关联，假如纠正了颈椎病的问题，胃脘痛也会有大半的好转，这在更年期综合征或植物神经功能紊乱的人群中非常多见。

第九节　急性乳腺炎

中医以乳痈称之，属乳房部的急性化脓性疾患。多发生在产后尚未满月的妇女哺乳期，尤以初产妇多见。乳痈发生于妊娠期的，称内吹乳痈，发生于哺乳期的，称为外吹乳痈。

一、病因病机

根本原因在于乳房的脉络阻塞、排乳不畅。其原发性病因多为妇女乳头破损、畸形或内陷，以致哺乳时剧痛，影响充分哺乳；或因乳汁过多，婴儿不能吸空，导致乳汁瘀滞、乳络不畅，日久败乳蓄积而酿脓；其次，肝气不疏、情志内伤，或产后饮食不节，恣食厚味，胃肠积热，以致气滞血瘀，经脉受阻，邪热蕴积而成肿块，热盛肉腐则成脓。

乳房位于胸中部的两旁，属肝、胃经所主，多以胸椎 4（厥阴区）的错动为主。

二、临床表现

乳房肿胀、触痛，皮色红赤，结块有或无，排乳不畅。初起时，可伴有身寒、发热、周身疼痛不适等症，若数日后见肿块增大、红肿疼痛加剧、发热持续不退，多属化脓征象，若出现硬块，中央渐软，按之有波动感者，表示脓已成熟。如果排脓通畅，破溃而稠脓出，脓排尽后，肿消痛减，病痛则渐愈。

适宜按摩治疗的，是初期脓肿未成之时，若已化脓，非按摩所能及。

三、按摩手法

乳痈一般分为初起、脓成和已溃等阶段。以下的按摩手法适用于乳痈初起、尚未成脓之时。

1. 局部松解和疏通乳络

医、患面对面坐于椅子上。医者点、压患乳周围的乳根、食窦、膺窗、膻中等穴，以及局部的痛点、硬结处 3～5 分钟，以达放松胸、乳部紧张感的作用；随后，医者以一手的掌指面托、扶住患乳，另一手以并拢之中指、无名指指面自乳房肿痛的高点始，向乳头的方向反复推、抹百余遍，当一个部位的推法结束后再寻找另一个肿痛点进行治疗，在推、抹过程中多可使乳络阻塞处逐渐排乳使用推法时，最好选用葱姜汁或滑石粉等介质，以防擦破皮肤；接着采用坐位推正法等整复胸椎 3 ～ 7 的错动处。（图 4-91）

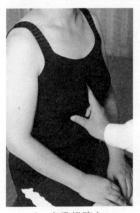
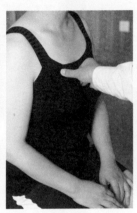
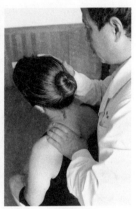

A　点乳根膻中　　　　B　点膺窗膻中　　　　C　坐位推胸椎

图 4-91　疏通乳络

2. 祛风通络

患者坐位。医者以对应的拇、食指指面拿、揉风池穴约半分钟；随后用拿揉法沿颈椎两侧逐步向下，直至大椎穴两侧，如此由上而下反复拿、揉数十次；接着，施以拿肩井，以及点、压法

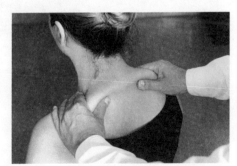

图 4-92　拿肩

于缺盆、厥阴俞、膈俞、少府、合谷等穴各约半分钟。（图 4-92）

3. 振奋背部阳气

患者俯卧位或坐位。医者站其侧方或后方，以滚法、掌揉法、指压法或拨法于背部（胸椎1～腰椎1的平面范围内）的夹脊穴和膀胱经的第一、二侧线上，时间4～6分钟。手法宜轻快、柔和，不宜使用重手法。（图4-93）

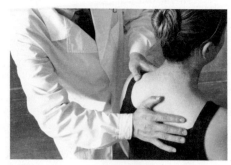

图4-93 揉背

4. 选用常用手法中的开胸法

在应用开胸法时，应增加胸部穴位的点、揉法，如膻中、乳根、食窦、气户、辄筋、渊腋、大包穴等，每穴约半分钟。（图4-94）

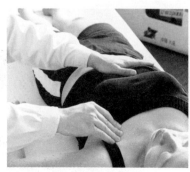

A 开胸之点中府

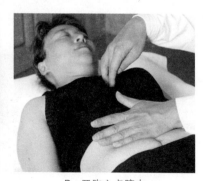

B 开胸之点膻中

图4-94 开胸法

四、注意事项

1.配合治疗

可嘱患者回家用大青叶、紫草、丹皮等清热、解毒、消肿之中草药煎汤后腾洗患处，同时用水牛角梳或是木梳，由患处向乳头方向反复地轻轻梳理乳房的肿、硬部分。

2.讲究卫生

乳痈属常见病，应积极预防。哺乳时避免露乳当风，在哺乳后轻轻按揉乳房，并且每日应当按时哺乳；养成良好习惯，保持乳房清洁，注意婴儿的口腔卫生，不可让婴儿含乳而睡。

附：体会

按摩是治疗急性乳腺炎最好的方法之一，主要适宜于急性乳腺炎早期未化脓之前，所以诊断、定性很重要。我（贺振中）刚工作时遇到位一月有余的乳腺炎患者，局部只有两个大枣样的包块，中心处已经软化，没有疼痛等症状。之后我按照所学为其治疗了几次，病症未见显著变化，查找资料，才发现自己的错误所在。

"急则治其标"。于本症，按摩的关键在于疏通局部的阻滞，这时不用拘泥所谓的辨证分型问题。手法宜从硬结的最高点始，至乳头部止，不宜从硬结边缘的近端始，否则会使乳络中的阻滞之物在局部聚积，以致排出困难。其后再根据辨证论治的原则，结合背部和腹部的手法。如此标本兼治，必然能取得良好效果。

第十节　乳腺增生症

乳腺增生症属妇女乳房部最为常见的慢性肿块，中医以"乳癖"称之。

一、病因病机

多因忧郁思虑，导致肝失条达、心脾郁结、痰浊阻塞乳络而成结、肿。若久病或房劳不节，损及肝肾，以致阴虚血少、经脉失养而成痼疾者，非按摩所能及。

其脊椎错动多见于胸椎 4 ～ 10 的心、肝、胆区。触摸背部的夹脊穴，多可发现明显的条索、硬结、肿痛等异常反应物。

二、临床表现

乳癖初起时，可在乳房处出现一个或数个大小不等的肿块，表面光滑，可以移动。一般少有疼痛，少数病例可有局部胀痛，有随月经周期和喜怒波动而消长的现象。以肝郁为主者，可有经来乳房胀痛、少腹胀痛、行经不畅、嗳气不舒等症状；以痰浊凝结为主者，有胸闷脘痞、食少便溏等表现。

许多患者可伴有失眠、胸闷、心悸、头痛等交感神经型颈椎病表现。

三、按摩手法

1. 松解乳房部的紧张

患者仰卧。医者坐其侧方，一手抚、按患者的胃脘部，另一手点、按、揉于患侧乳房周围的肿痛处和中府、膻中、乳根、屋翳、膺窗、辄筋、渊腋等穴位各半分钟左右；随后以拇指与食、中指的拿、捏法于腋前及近乳处的胸肌组织 2 ～ 4 分钟，以达宽胸理气之效。（图 4-95、图 4-96）

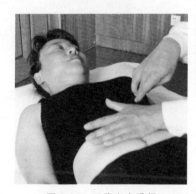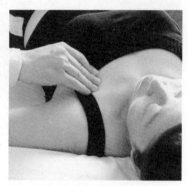

图 4-95 开胸之点乳根 图 4-96 拿腋前

2. 辨证施术以解痰浊阻络之征

患者俯卧。医者站其侧方，以掌揉法、摩法、滚法、点按法于患者背部中、下部分和腋下的胁肋部 4 ～ 6 分钟，当按摩至明显的痛点区域，如胸椎 4 旁的夹脊穴，常有明显的肿、结、痛等反应点，这时可适当增加刺激量和治疗时间；接着施以颈、胸椎整复法；以肝郁为主者，在腹部施以疏肝理气之法，以痰浊凝结

为主者，在胸腹部施以宽胸理气
之法，达调畅气机和宽胸化痰之
效；最后，在胁肋部行1分钟左
右的擦法后结束治疗。（图4-97
～图4-99）

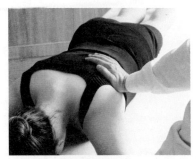

图4-97　揉肩胛

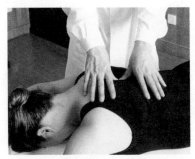

图4-98　压夹脊

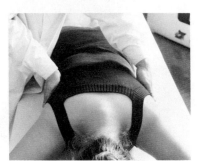

图4-99　搓胁肋

3. 其他方法

对伴有交感神经型颈椎病表现者，医者可于患者的颈肩部施整
复法和拿、揉法等松解手法。（图4-100、图4-101）

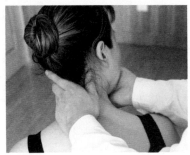

图4-100　定位摇正

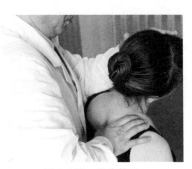

图4-101　坐位推正

四、注意事项

1. 情志要舒畅

多与情志不得条达有关，故此，医者进行按摩手法治疗的过程中，应与患者有一些思想方面的沟通，以便解除其心理方面的郁结。这时宜以调节植物神经功能紊乱的颈、背部手法为主。

2. 配合中药治疗

可适当配合疏肝理气、宽胸散结之中药方剂。

3. 要排除恶变

在手法治疗前，应排除乳腺恶变的可能性，以免误诊、误治造成医疗事故。

附：体会

乳腺增生症在中青年妇女中非常多见，可能与环境污染、生活节奏加快、身心不畅达有关，所以治疗之时一定要考虑患者周围的环境和心理状态。曾有报道，开朗的妇女易得乳腺增生，这与通常的说法矛盾，孰是孰非尚待深入研究。其脊椎的错动以胸椎4为中心，手法以宽胸理气为主。一般认为，颈椎的交感神经起自胸髓的上段，而且这类病症大多伴随交感神经型颈椎病，手法治疗时，一方面整复、松解胸椎4周围的错动，另一方面调整颈椎的不正常，这样双管齐下，大多可取得良好效果。

第十一节　痛　经

妇女行经前后或正值行经期间，小腹及腰部疼痛甚则剧痛难忍，常伴有面色苍白、头面冷汗淋漓等症，因其随着月经周期发作，故称为痛经或经行腹痛。

子宫过度前倾或后倾、子宫颈口或子宫颈管狭窄、子宫内膜增厚、盆腔炎及子宫内膜异位等病症所引发的痛经，均属此范畴。

一、病因病机

主要原因在于下焦气血的运行不畅。经水为血所化，血随气行，气充血沛，则气行血和，经行畅通，自无疼痛之患；若气滞血瘀或气虚血少，则经行不畅，不通则痛。引起气血不畅的原因可有气滞血瘀、寒湿凝滞、气血虚损等，其病患部位在胞宫。

按摩治疗痛经时，多从两个方面着手：一是对伴有头痛、头晕、恶心等症状者，属风证，认为与颈椎错动引发交感神经功能的障碍有关，错动多发生于颈椎下段；二是痛经主要因子宫肌层痉挛性收缩、子宫缺血所致，所以认为它与腰、骶椎错动（肾与膀胱水液区）引致下焦功能障碍有关，错动多发生在腰椎下段及骶椎。

二、临床表现

经行小腹疼痛，随月经周期而发作。可根据疼痛发生的时间、疼痛的性质辨别寒热、虚实。

一般在经前、经期痛者属实，多以寒凝气滞为主；经后痛者为虚，多以肝肾亏虚为主。若痛时拒按多属实，当按揉腹部时，可有小腹部的皮下组织紧张、脐周胀满、压痛，腹部中、下段的皮下组织紧张感亦较明显，在脐下方之小腹或少腹可有硬结等反应物；若寒凝明显者，腹部的皮下软组织久按不温；喜按多属虚，腹部松软无力，按之即下陷，脐周胀满或压痛，可有脐下动气明显的感觉。

三、按摩手法

以"通则不痛"为指导进行按摩施治，治则以通调气血为主，其后随具体情况的不同辨证加减。因虚而致痛经者，通中有补；因实作痛者，通中有泄。

1. 整复手法

患者坐位。医者站其后方，采取颈椎定位摇正法、腰椎定位旋转扳法等整复颈、腰、骶椎的错动，随后在脊椎被整复的压痛、肿胀、紧张区周围行指揉法、拿捏法等松解手法3分钟左右。（图4-102～图4-104）

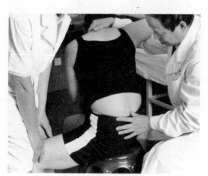

图4-102 定位摇正

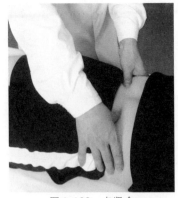

图4-103 点肾俞

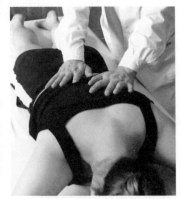

图4-104 揉腰

2. 疏通腹中气机

患者仰卧位。医者坐其侧方,实证者,以疏肝调胃法为主,虚证者,以温肾法为主,按摩4～6分钟;接着用中指指针法点压中脘、水分、石门、关元一线,最后采用指压冲门法,以达温肾舒肝、通调腹内气血之效。(图4-105、图4-106)

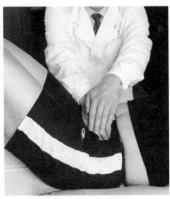

图4-105 揉下腹

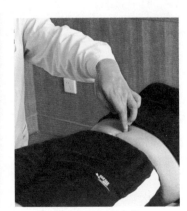

图4-106 点水分

3. 振奋阳气之法

患者俯卧。医者站其侧方，采用柔和、深透之掌揉法于命门、骶部各约 2 分钟；随后，两拇指面分置于身体的两侧，由上而下，同时点压气海俞、肾俞、关元俞、秩边、承山穴各约 1 分钟；接着，拇指与食、中指相对用力，分别拿捏两侧的昆仑、太溪穴或跟腱周围的痛点约 2 分钟后结束。（图 4-107、图 4-108）

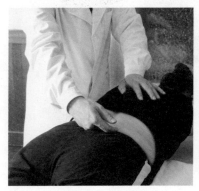 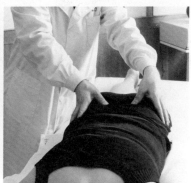

图 4-107　滚骶部　　　　　　　　　图 4-108　点骶髂

4. 辨证加减

气滞血瘀者，大多脐周胀满、压痛明显，在脐的侧下方可有明显的局部硬结、紧张区。此时，应当以疏肝调胃法于异常的反应区，在局部行适当的揉法、摩法、按法、拿法等，以疏通腹内气血。对伴有寒凝阻滞者，因腹部紧张感明显，应以轻柔的摩法、按法为主，着重点压脐周的穴位。（图 4-109）

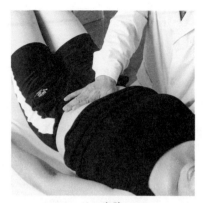
A 摩脐

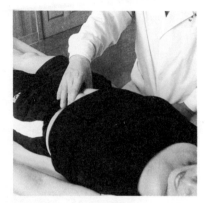
B 拿脐周

图4-109 摩拿脐

以脾肾气血虚弱为主者，腹部软组织大多虚软无力。此时在重点施用温肾法的基础上，配合调胃之法和点肓俞的手法；最后两手并拢，自其少腹两侧向小腹的中央归挤、拿捏下腹部的组织，候4～6息后再放松，反复操作2～4遍，以达温肾健脾、调和气血之效。（图4-110～图4-111）

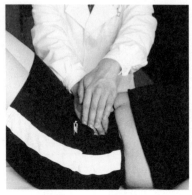
图4-110 揉小腹

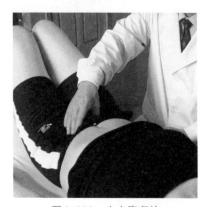
图4-111 由少腹归挤

四、注意事项

1. 注意保健

在经期避免寒冷，保持经期卫生。

2. 适当休息

注意休息，不要过度疲劳，适当进行腹肌和腰背肌的功能锻炼，以便加强其肌力的强度和韧性，从而达到振奋阳气的效果。

3. 情绪平静

精神应保持舒畅、安宁，避免暴怒、忧郁。

附：体会

小腹、盆腔者，属总管一身阴阳、气血的任脉、督脉、冲脉之起点，也是丹田所在，故此，经行腹痛的治疗必须以振奋丹田中的元气为要。丹田之气充盈，则下腹的凝滞不通自可解除。在经期前几天开始按摩，时机最好，以下腹丹田与腰、骶部肾区二种手法并重。当经至之时，腹痛多可减轻或消失。还要注意找寻颈、腰椎的错骨缝部位，予以校正之，这时阳气不振、经脉不畅的问题多可消除，其中以通肾脉的腰椎整复手法为最重要。有的女孩子喜欢穿紧身、单薄的衣服，以致受到寒凉之邪和局部受压、不畅的刺激，进而形成下焦经脉不畅、气血瘀滞，此时解除患者自身因素在治疗中就成了重要的一环。

第十二节 闭经

凡女子年龄超过 18 岁仍不见月经来潮，或是已经形成月经周期，但又连续中断 6 个月以上者，称为经闭或闭经。妊娠期、哺乳期和绝经期以后的停经，属生理现象，不包括在此范畴内。经闭可因卵巢、内分泌障碍等引起，但对原发性经闭者，应排除子宫缺如、处女膜闭锁等；对继发性经闭者，首先与早期妊娠相区别。

一、病因病机

因虚为病者，多为先天不足，肾气未充，或早婚多产，耗损精血；或是饮食劳倦，损及脾胃，致使化源不足；或是大病久病，耗损精血，以及失血过多等，导致冲任失养、血虚无余可下而经闭。

因邪为病者，多因肝气郁结，血滞不行；或饮冷、受寒，邪客胞宫；或脾失健运，痰浊内阻，致使冲任不通而经闭。

二、临床表现

1. 血枯经闭

超龄而月经未至，或是先见经期错后，经量逐渐减少，而终至经闭。兼见头晕耳鸣，心悸怔忡，腰膝酸软无力等。

2. 血滞经闭

经闭不行，精神抑郁，烦躁易怒，小腹胀痛拒按，或形寒肢冷，小腹冷痛，喜温喜按等。

三、按摩手法

治疗原则与基本治法大体与痛经相同，是"以通为顺"。基本的按摩方法可参照痛经的手法与步骤。

辨证加减：血虚经闭者，腹部组织大多不丰满，甚则腹壁凹陷，呈舟状腹，脐周胀满，喜温、喜按，按摩手法应重点放在腹部的上、下方区域，行温和、沉缓的摩法、揉法、按法等，以达培补气血、温通经脉之功。

血滞经闭者，腹部组织大多紧张度较高，按之硬满，仔细体会，常可触及大小不等的痞块或结节，这时应着重采用疏肝调胃之法，在手法治疗结束前运用力度适中的点、揉法于足部的太冲、公孙穴，以及在涌泉穴周围寻找 1 ~ 3 个痛点，各点、揉 1 分钟左右。

此外，形体肥胖之人出现经闭者亦属常见，此型多属阳虚、痰浊瘀阻。可见其腹部膨隆，在上腹部尤为明显，脐部至中庭一线按之硬满，并伴有压痛及硬结样异常反应物。在按摩时，应当采用调胃法、温肾法等温肾健脾的手法，可重点按压中脘、水分、关元穴等各 1 分钟左右。

附：体会

我们所谈之按摩法治疗闭经，主要是指功能紊乱所致的，不包括器质性病变所致者。此外还要注意患者的心理因素，尽量使之保持情绪愉快，并进行适当的静坐和加强腰、腹肌肌力强度的训练。我（贺振中）曾经于1995年治疗过一个椎间盘突出症的中年妇女2月有余，可是治疗期间她的月经居然连续消失了2个月，当停止按摩后月经复来，由此推知按摩对女性月经周期的影响还是比较大的，但是要想确定具体的治病机理，还需要进一步摸索。

第五章 通督的功能锻炼

功能锻炼与按摩疗法是密不可分的两个方面，古人称前者为导引，还创编出许多行之有效的导引法。稍稍在意一下晨练的人群，就会发现流传至今的八段锦、易筋经、五禽戏、太极拳等古老导引法仍在为人们的健康、长寿做着贡献，许许多多的人仍在坚持不懈地练习着这些经过不断演化的、革新的功法。

《素问·异法方异论》有："故其病多痿厥寒热，其治宜导引按跷"，按跷即按摩之义。它从治病的角度把二者提升到等同的位置。临床中亦感觉到，排斥其他疗法，仅仅依靠单纯的按摩手法很难获得最佳疗效。如若在采用手法治疗一些按摩适应证的同时，再配合适当的功能锻炼法，往往能取得出人意料的结果，古人创编的许多导引功法能一直流传至今的道理亦如是，即使在科学高度发达的今天仍然值得推广。传说中的古代名医华佗曾创编并以身行之一套"五禽之戏"用于强身祛病，他终年练习，"年过百岁而犹有壮容"。其弟子吴普据此锻炼，达到健康长寿的目的。据记载，吴普"年九十余，耳目聪明，齿牙完坚"。在出土的长沙马王堆汉墓中，发现多种姿态各异的《导引图》44幅，每幅图画中都注明能防治的病患。种种事实都证明导引、锻炼的有效性，故此我们这样认为，按摩是医者通过对患者进行手法治疗达到防治疾病目的的一种疗法，属被动的治疗手段；而导引，即功能锻炼，是患者通过自身的、多种有目的性的运动来达到强身祛病效用的疗法，属一种积极主动的运动。当患者通过自身锻炼进行强健身体、防治疾病的时候，会逐步增强克服疾病的信心，随着自身病痛的逐渐改善，深刻体会到功能锻炼带来的好处，多数人会长期、持久地把健身功法坚持下去，从而得到祛病防病、强身健体、延年益寿的功用。总而言之，功能锻炼与按摩疗法相结合组成祖国传统医学的重要内容，在当今医学界推崇物理疗法的时代，按摩与导引应该是优先考虑的方法。现将与通督正脊术理论相关的导引内容介绍如下。

第一节　姿势调整

人的一生中保持正确、良好的姿势或体态非常重要，但在功能锻炼（导引）中首先谈论姿势，也许一时难以让人理解。

遇到许多前来就诊的人，经按摩等保守治疗后已基本痊愈，却因骑自行车、行走或起床时体位不当，使病痛反复或进一步加重，甚则比最初按摩治疗前还要严重，这是什么道理呢？这是因为，不良姿态本身就是产生和加重患者病痛的一个主要原因。假如人们姿势不当，使躯体处于一种力学的不平衡状态，当这种不均衡状态持续累积之后，会导致或加重脊椎的错动，进而形成一个恶性循环的过程。例如，一个彻夜伏案写作或是玩"麻将"的人，会出现肩背部的紧张、疼痛，如若又遇到突发性寒冷刺激，很容易诱发落枕，甚至面瘫。那么，怎样才是一种良好的姿势呢？导引（理论上与气功类似）中有三个最基本的环节：调身、调心和调息。其中的调身，是指在导引练习中自觉地调整和控制躯体，使之保持一种中正、平衡的体态，这是导引的基础。它要求人们不论是站、坐、行、卧，都应当始终保持躯干平直、下颌内收、含胸、拔背、收腹（主要指小腹部）、收臀、松腰的体态，并且这一姿势的保持要在舒适自然、松而不懈、用意不用力的前提下进行，也是符合科学道理的。

一、站立位姿势

在人体正确地直立位下，从侧方观察：身体的重力线经过外耳道、枢椎的齿突、第一胸椎和第十二胸椎椎体、骶骨岬、髋关节中心的稍后方，并在膝关节的前方下行，在外踝的稍前方穿过跟骨关节；从正面观察：身体的重力线穿过各椎体的中央部分到骶骨尖，并位于双侧髋关节和踝关节的中间。以人体正确的直立姿势而言，头部应正直抬起（必须以正直为前提，否则易形成仰头位）、两眼平视、颏部内收、两肩放松下垂，上肢悬垂于腋中线、胸背拔正（就好像忽然间长高的感觉）、防止挺胸（此与常规说法不同）、小腹和臀部收回（即内收）、腰部放松，两足宜平行或稍微呈外八字状，其间的距离与骨盆等宽为佳，以便均衡分担身体的重量。

当然，日常生活和工作中人们不可能始终保持直立状态，还有坐、卧、行等多种形式。保持良好姿势依靠的是脊椎周围的肌肉，不是韧带。这是因为，脊椎的外在平衡和内在平衡主要依靠周围的肌肉来维持稳定。据实验观察，切除肌肉的脊柱是非常脆弱和不稳定，很难维持脊柱固有的形态；韧带和椎间盘所维系的脊椎内在平衡需要强有力的肌肉所维系的外在平衡来保证，而韧带本身在其中所起的作用是被动和有限的。例如，睡过高或过低枕头易诱发"落枕"的缘由，是因为人们在睡眠状态下，颈部因枕头的高、低不适，使之长时间被动而持续地处于扭曲、侧弯状态，进而造成头颈部肌肉等软组织的疲劳，这时维系头、颈平衡的肌肉力量不足以适应头颈部的负荷，在此情况下只有依靠韧带来担负支撑作用，但韧带的这一被动作用力是有限的，最终产生的结果是：颈、肩部关节的错动和软组织的损伤。这一问题在机体负重或突然遭受外力的情况下最为明显，例如急刹车或撞车时引起的颈椎"挥鞭"综合征，或是在屈髋、直膝、弯腰姿势下搬、抬重物，要较屈髋、屈膝、直腰的情景下搬、抬使腰部肌肉所承受的外力大，这时造成腰部损伤的机率也非常大。举重运动员之所以在举重时避免了损伤，就是因为采取了平衡用力的正确姿势，它可以使腰部在承受较少作用力的情景下，把搬、抬重物时的力量尽可能地分散在下肢部分，最大限度地减轻了腰部肌肉的承受力，进而保证躯体外在平衡的稳定。

还要注意"调心"这一心理因素。精神上不能放松，姿势摆的再正确，也不会使肌肉等软组织松解、平衡。例如，情绪低靡的人不可能保持腰背正直的体态，而暴怒、肝火旺盛者，肌肉等软组织一定处于紧张状态。道家广成子说过："抱神以静，形将自正。"总之，不良姿势是形成脊椎各种急、慢性损伤的主要原因，也是许多颈、肩、背部和腰、骶部急性损伤的致病原因，纠正工作和生活中的不良姿势，在预防脊椎病变和加快疾病愈合中具有重要意义。

二、卧位姿势

人一生中大约有 1／3 以上的时间是在床上度过，故此保持正确睡姿就显得非常重要。那么什么样的睡眠体位才合理呢？

首先要选择硬板床，它可以使人体在床面上均衡受力，若睡在柔软的弹簧床上，身体重力大的部位会压迫床面使之发生局部塌陷，进而导致躯体的扭曲、变形；其次要选择好枕头，枕头的高、低不能以个人的喜好和习惯为准则，更不可采取高枕无忧的姿态，枕头高、低的标准应当以自身睡在枕头上不使颈部发生扭曲为佳，一般来讲，侧卧位的高度为 8 ~ 12cm（约与肩等宽），在仰卧位，枕头要低一些；再谈睡姿，最好以仰卧为主，侧卧为辅，不宜采取俯卧位，这是因为俯卧体位使颈椎等部位长时间处于扭转、弯曲状态，易产生颈椎等脊椎节段的失稳、错动；更不宜在卧床时读书、写字、看电视等，使人体处于强迫体位，脊椎可呈侧弯、扭曲态，最终导致脊柱的损害，例如，靠在床头或被子上看书、看电视，易使腰椎处于持续弯曲、紧张的状态，这时最易诱发腰扭伤、腰椎间盘突出症和腰椎滑脱等。当然，人们在睡眠时不可能始终保持某一姿态，在睡眠的状态下，人们会不断地变换体位，此刻对床和枕头的选择就显得异常重要。

颈椎病专家赵定麟先生提出的元宝形枕，是我见过的和设计的较为合理的枕头。中心低、两端高的元宝形枕头有很多优点：仰卧时，头枕部正好处于枕头中间凹陷的区域，可起到固定作用，颈后部被枕头托起，保证颈曲的稳定；侧卧时，头部枕在较高的元宝形枕头旁边，使头颈在侧方保持平直。枕头的内容物以北方盛产的荞麦皮为好，它既能保证枕头柔软、透气，又能使枕头易于定型、稳定，而用鸭绒、海绵等填充的枕头松软，难以保证枕头的定型和稳定。

三、坐位姿势

人们除站、卧外，主要是坐位或工作、生活中所需要的特殊姿势或强迫体位。例如，会计、打字员、持续在电脑前办公或玩游戏的人，因长久处于坐位、低头状态下，极易诱发颈、肩部的疼痛，这时需要选择好桌、椅的高度，以便与其工作性质相适应。对学生而言更是如此，因营养条件的改善，青少年的身高要较改革开放之前长高了许多，可是桌椅的高低并未随之调整，致使本来课程负担很重的孩子，愈发加重了姿势的变形，这也是目前学生颈椎病、近视眼、腰腿痛发病率高的原因之一；搬运工人、汽车修理工、电焊工、口腔科医生等，因持续弯腰、低头、侧身的动作较多，极易诱发颈、肩、腰、背部的软组织损伤。在强迫体位下工作的人，如欲保持良好的姿势，应当以保持脊椎固有的生理曲度为准则，即以保持抬头含颌、含胸拔背、收腹松腰的躯体姿势为基础，躯体不宜有向左、右倾斜的现象；两侧的用力要均衡，各种动作产生的作用力不得局限于脊椎的某一处，如拾、拿物品时应下蹲、直腰，以使作用力集中于下肢，从而避免对腰部造成损害；再者要劳逸结合，工作过程中可适当休息，例如，坐位下工作 1 小时左右，应当起身活动片刻再坐下，还可以进行一些有目的性的、适度的功能锻炼，如广播体操、简化太极拳等，以便加强身体软组织的强度和韧性。

不论在什么姿态下都要尽力保持正确、合理的姿势，这就需要不断地提醒人们注意，要随时纠正日常生活中的不良姿势，假如发现有垂头打毛衣、喜驼着背工作（易引发颈椎病），背靠着床头、被子或枕头（易引发腰椎间盘突出症）看书或看电视的不良习惯者，要提醒其纠正，否则会使病痛不断加重，甚至引发新的病症；在治疗期间更要利用有利时机对患者进行宣传、教育，如果不注意的话，其病痛即使很快得到缓解，也难以长久保持。

第二节　通督导引功

一、通督导引功的作用与要点

古人把具有明确医疗目的运动方法称为导引，我们经过总结、提炼并沿用其字义，名通督导引功。人们可以根据病症的不同选择针对性的导引形式，较按摩而言，它属于一种自我的、主动的医疗方法。其作用与注意事项如下。

1. 恢复和增强运动器官的功能

它可以改善和增强脊椎周围肌肉、韧带的活力，部分地增强或纠正关节功能紊乱的现象，起到对疾病的康复与稳定作用，进而达到强健筋骨、活血祛瘀、滑利关节的功效。

2. 增强患者的体质，提高抗病能力

随着锻炼过程延续，疾病会逐渐好转，这会增加患者战胜病邪的信心，由此他们也愿意把身体锻炼坚持下去，以致充分发挥患者的主观能动性，达到一种良性互动效应。

3. 坚持锻炼

导引锻炼不是一时性的，有的人高兴了就突击运动上一阵子，过后又找一些工作忙等理由放弃。就像家里摆着的跑步机一样，花很多钱买回来后热乎上几天，随后上面就堆满了尘土，难道每天忙得连半个小时的运动时间都抽不出来吗？显然是借口。我们一直告诫患者，锻炼必须持之以恒，只有这样才能取得长期或永久的效用。具体实行时最好有医生指导，以便进行针对性锻炼，否则事倍功半，甚至产生不良反应。

4. 导引方式

人们在锻炼的过程中如若发现某一或某些动作容易诱发或加重症状，就应当暂停这一或这些动作的练习，例如，处于腰椎间盘突出症急性水肿期的患者，其疼痛、痉挛明显，可是很多医生会指导其进

行加强腰背部肌力强度的"燕飞式"运动，这往往使病痛进一步加重；如果经过一段时间的休整再增加上暂停的练功动作后，仍然对症状的好转没有帮助，就说明此种练功方法是不适宜的，应完全停止这种动作的练习。再如游泳，它的确是一种很好的运动形式，可以锻炼人体的协调性、耐力和肌力强度等，不过在水资源匮乏、水价昂贵的现实条件下，游泳馆必然要想尽一切办法降低成本，而保证池水清洁的低成本方法依靠的是消毒、净化剂等化学药品，化学品和挥发物对周围环境的污染非常大，容易造成人体呼吸系统和心脑血管等系统的损害，引发过敏性哮喘等疾患，这种因参与健身锻炼而患病的结果是让人难以接受的。

5.练功的时机

宜选择在早、晚进行，若在午后或晚饭 1 小时之后运动更佳，当身体感觉不适、情绪不佳、病后初愈时，只可进行散步等放松心身的运动形式。

练功可在起床 1 小时后和临睡前的 3 小时内进行，每次持续 15 ~ 30 分钟，随着病情的好转和体质的增强，可适当延长锻炼的时间。通常认为，晨起后的关节较为僵硬，所以锻炼的动作宜自然、平缓，节奏不宜快，以放松心身的运动方式为主，如散步、慢跑、打太极拳等；增加关节柔韧性和肌肉强度的锻炼方法可在晨练的后期进行，时间是宜短不宜长，因为白天还有许多工作要做，若锻炼时间过长会造成工作的疲劳；运动的频率或节奏宜慢不宜快；临睡前的锻炼形式，以加强肌肉强度和关节柔韧性并重的方式为宜，时间可适当延长，并且宜在锻炼结束后尽早卧床休息。

锻炼前，宜先上厕所，以便将体内的污垢排出，不宜在刚吃完饭或空腹时运动。

6. 导引的运动量

每次锻炼结束时以感觉周身舒适、身体微有汗出为度。老年人或体质较弱者，宜选择运动幅度和强度较小的锻炼方法，如太极拳、散步、慢跑及各种导引功法等；而青壮年则可根据自己的体质状况，选择一些较为强烈的锻炼方法，如拳术、长跑、健身操等，但要杜绝过度运动的习惯，还应在运动时穿宽松的衣服。目前有些锻炼方法不考虑个人体质的强弱，要求在活动时必须保持40分钟或更长的时间，我们认为这是不恰当的。

7. 导引的程序

应当在动功的锻炼过程结束后，再行一定时间的静功练习。

二、通督导引功的方法

1. 伸脊通督法

这是通调督脉、活血行气之大法。伸展脊椎是我们所有功能锻炼法中的一个必备环节，能够起到通调督脉气血的功用，如同气功中"通小周天"的导引养生法一样，督脉通，百病皆消。

它可以起到拉伸脊柱、扩展关节、舒筋活血、增强脊柱柔韧性的作用。从通调督脉的角度讲，加强身体关节和软组织的柔韧性是锻炼的重点，这与瑜珈的原理有些相近。人体舒展、柔韧性好，则气机舒畅、血脉通达，定无气滞血瘀之弊。病邪也难以在人体存留。假如像健身房里的锻炼方式一样，只强调身体强度的锻炼，不注重调整人体的柔韧性，则易出现气血外逸之象，外表看似红光满面、肌肉发达、身体强壮，反而隐含肝阳上亢、阳气不能内敛之弊，就像长跑运动场上经常出现的猝死意外一样，而且以强筋健骨为主的锻炼方法也不符合中医的养生长寿之道。

调畅督脉气血、化解督脉中瘀滞的练习方法如下：

站立位，膝关节微屈，双足较肩稍宽。髋关节屈曲，将头颈、腰背部当作一个整体进行同时用力向下伸展的动作。当躯干部缓慢而尽力前倾、下压（向地面方向下探）至极限时，可以感到头颈至骶尾部一线的脊梁骨就像一根紧绷的钢丝，不会出现腰部或脊椎任何一个部位局限性受力的反应，这时下肢的后方会产生明显牵拉感，紧张度非常高；随后保持这一形态不变，双手逐渐向后移动并扶在小腿的前方，两手沿小腿自下而上缓缓地上移，直至身体完全站立起来。（图5-1、图5-2）

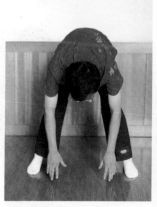 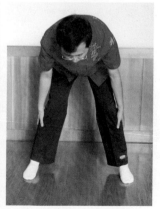

图5-1 下腰压腿　　　　　　图5-2 起身

　　在这一运动过程中，重点是进行髋关节的屈曲运动。练习者应当感到躯干部从颈椎至骶尾部呈一紧张、不变的直线状态，如同把人体后方的脊椎完全伸展开一样（此时膝关节稍有屈曲），而大腿至小腿后方的软组织会出现明显的紧张、牵拉感；当下压至极限的角度之后，候4～6息，接着双手扶腿，由下而上缓缓站立起来，如果站起的速度过快，有可能引发头晕等脑缺血现象。

　　此方法亦可在坐位下进行。

　　在臀部下方垫一个高枕，或是坐于低凳上，当双腿并拢后，两手扶住腿尽力向足踝的方向前探，上身随之用力向足踝的位置靠拢，而不是向下肢部分靠拢的压腰动作，这样可以避免腰椎局部受力过大，当双手渐渐攀拉至最大限度，候4～6息后还原。（图5-3、图5-4）

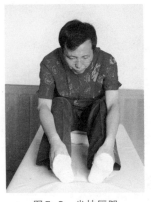
图5-3　坐枕压腿

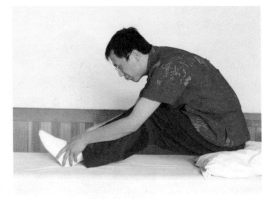
图5-4　坐枕压腿

最为理想的伸脊运动，是躯干在下压过程中不会对下肢和脊椎间受力的转折部位即腰椎（主要是腰椎下段）造成局限性的作用力。损害最小的动作，非下压单侧下肢的运动莫属。

练习者平稳地坐在大约 0.3m 高的低凳上，一侧下肢完全屈曲，另一侧下肢可在膝关节稍有屈曲的情况下向前伸展；接着髋关节屈曲、骨盆前倾，由头颈至骶尾部的躯干作为一个整体向伸展侧的足跟部方向前探，以便把躯干伸展开来，此时会感到整个躯干部是紧绷着的，而伸展侧下肢后方的牵拉感最为明显，在大腿至腘窝处可表现为酸痛，这时，屈曲的主轴局限于髋关节的周围，尽量避免腰椎部分受到局限性的压力，只有这样，才能够达到对脊椎关节幅度的增大、柔韧性增强的作用，避免在锻炼过程中可能对腰椎造成的伤害；当下压至极限时稍微停顿 6 ～ 9 息或更长的时间，随后扶着下肢并平缓地坐起，候 2 ～ 4 息再重复下压的动作，左、右两侧各下探 4 ～ 6 次。假如坐在床上，一腿垂在床边，另一腿沿着床边呈半屈曲位伸展，其后的动作同坐在低凳上的压腿要求。（图 5-5 ～图 5-8）

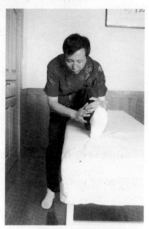

图 5-5 坐床边压腿

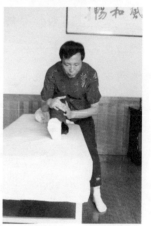

图 5-6 压右腿

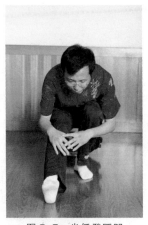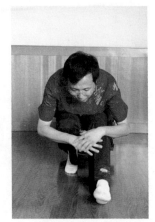

图 5-7　坐低凳压腿　　　　　图 5-8　压左腿

附：原中国道教协会会长、道教学家陈撄宁先生治疗遗精、早泄的练功法

其方法与通督伸脊法相近，故摘录与此，以加深印象。

此法要在床上做，床要一头高、一头低，高低相差六七寸，下面是硬板，上面铺厚褥。若是钢丝床、棕榈床，皆嫌太软不合用，静功也需要这样的床。这个动功专门锻炼腰肾和精窍部分，每天要做两次。一次在晚间就寝，拟用睡功，尚未卧下时；一次在早晨睡足，将要起身，尚未下床时。先坐在床上，面向床低处，背向床高处，两腿向前平伸勿屈，脚尖朝天，自腰以上，身体挺直，两手掌搭于两膝盖骨，是为预备姿势，然后分为三个动作：（1）两手握拳，将拳缩回，紧贴于左右肋下，肘尖尽量伸向后方；（2）将两拳放开，掌心朝天，由两耳旁向上直托，似举重物，两臂伸直勿屈，使两手背覆盖头顶，两眼仰观两手背；（3）再低头弯腰，同时将两臂向上直伸的姿势改为向下、向前直伸，使手指尖碰到脚趾尖，再回复到身体正坐、两手搭膝的原状。是为一遍运动完毕，第二遍仍如前法。初做以10遍为度，可以多练习几天，等到做熟了以后，即逐日增加一遍，做到2个月后，可以每次做60遍，连最初的10遍计算，就是70遍。若问动作的快慢如何？最好是宜慢不宜快，1分钟只许做5遍，6分钟做完30遍。

正当低头弯腰、手指尖攀脚趾尖时，两腿如果十分伸直，丝毫不屈，后腰部和两腿弯必定发酸，肾囊后和肛门前必定拉紧，会阴部必定和床褥互相摩擦，这些就是治遗精病特效的作用，要稍微忍耐一点，不可畏难中止，但也要依次渐进，不可蛮干。每次无论多少遍，做完之后需要休息，在床上静坐30分钟，勿急于下床。

此法不但能治夜梦遗精，纵然比遗精更严重的，如白昼滑精或性交早泄，也能够治愈。正当练功期间，务必分床独宿，禁止房事3个月（能多几个月更好）。否则，今日尚未将关窍收紧，明日又去把它打开，那是永远练不好的。

2. 平衡阴阳法

"阴平阳秘，精神乃治"，它是调身、调心大法，属调整人身"静"与"阴"的方法。通过静坐、站桩等练习，使人体保持心身平和的状态。阴阳平衡，督脉的气血就易于畅通、平和，与之相对应的伸展脊柱法则属于"动"和"阳"的范围。人们常说"遇事要待之以平常心"，道理相近，只要精神放松、身体中正，阴阳平衡的修炼必然能够成功。

平衡阴阳法属于静功范畴，主要有静坐和站桩两种练习方式。

它强调保持合理姿势的重要性，宜在动功的练习结束之后进行。假如日常生活、工作中人们不能保持正确、合理姿势，就会在不知不觉中发生各种病患。据我们的观察，大多数疾患都与姿势不良有着或多或少的关联，这里所谈的调身法就像导引养生功法中三要素之一"调身"的要求一样，能够从矫正形体的角度调畅督脉气血、平衡人体阴阳。通过这种锻炼方法，不但使人们养成保持良好姿势的习惯，而且还可以调节人们的不良心态，例如，对植物神经功能紊乱和内分泌功能失调所造成的失眠、烦躁等病症就有很好的功效。

古人讲：站如松，坐如钟，卧如弓。这也是平衡阴阳的要求，在开始锻炼前，要求练习者宽衣解带、舒适自然、松而不懈。

（1）通督静坐法

静坐方式主要有自由式（坐于凳上）和盘膝式（盘膝而坐）。之所以叫通督静坐法，是因为头颈摆正的要求不同于一般的下颌内收方式，它是在头颈先后伸、后前屈的基础上达到中立位的。

自由式更符合人体的生理要求，锻炼的效用也比较好。

练习者选择一个与自身膝关节以下高度相当的椅、凳之后，坐在椅、凳的前半部分或前 1/3 处，双腿分开，约与肩等宽，小腿与地面呈直角或稍大于 90°（膝关节屈曲约 90° 以上），双脚平行地踏在地面上，就像要抓住地一样，有一种脚踏实地的感觉；接着回收小腹、收臀、松腰、含胸、拔背，好像把身体拔高了一样，随后在颈、背稍后伸之后，再将头颈摆到中立位的状态，此时两眼平视，感到头、颈、肩处于一条垂线上，保证头颈至骶尾部的躯体呈中正姿态；随后头颈

保持直立、自然
的放松体态，松
肩、垂臂、呼吸
自然，有如打坐
着的"佛像"一样，
眼睛平视、目光
内敛，周身处在
自然、祥和的状
态。（图5-9、
图5-10）

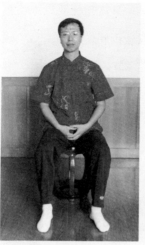
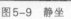

图5-9　静坐

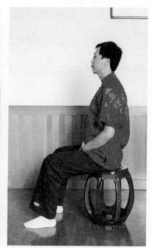

图5-10　侧位照

初期的练习者只要能保持这一标准姿势约10分钟即可，随着身体状况的好转和习惯性不良姿势的改善，再逐步延长静坐的时间。经过一定时间的锻炼之后，练习者若能够持续保持这一合理姿势40分钟左右，还自觉周身舒适，就说明其姿势的调整已基本达到了生理要求，许多的病痛亦会随之获得改善。这就是我们理解的古人所谓"坐如钟"标准和作用。静坐的锻炼不必按照传统的"打坐"要求，在看电视、开会等坐位下均可练习，只要能使心身放松下来即可。

（2）通督站桩法

它以调整人体的平衡为目标，与武术中的强筋健骨之站桩法稍有不同。

在这一姿势下，腰椎部承受的压力要较坐位下的静坐练习小得多，假如练习者的体质允许，还是首选站桩为好。

站立位下的练习适宜于身体强壮或身体状态完全康复者。

在两足间与肩等宽或是较肩稍宽的状态下平行站立，稍微屈曲双膝、双髋（此时膝关节的前缘不得超过足尖），躯干在保持平直的状态下含胸、拔背、收腹、收臀、松腰，两臂向前半举，沉肩坠肘，自然地屈曲肘、腕关节，此时的两臂犹如抱球状，而肘尖的位置与躯干的侧方在一个平面内为好，这样易于保持身体重心的平衡，而且要下颏内收、两目自然平视，自我感觉如同平稳坐在一个高高的椅子上。（图5-11）

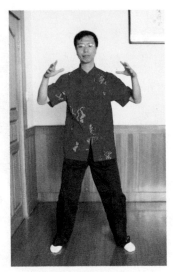

图5-11　站桩

初期练习的时候，持续时间不宜太长，有10分钟左右即可，体力增强，可逐渐延长至半小时以上，以自身感到舒适自然、身体微有汗出为度。练习中的姿势以达到"站如松"为要，强度以微有汗出、不觉疲劳为度，不宜超出自身的耐受程度。

练习者在前期约半个月的姿势调整过程中，因改变了自身多年形成的习惯性不良姿态，欲调整至标准、中正的姿势对其而言反而是不适应的，可能在保持正确姿势时引发身体的不适、烦躁感等不良反应，此时一定要向练习者解释清楚。当过了早期（大概有15～30天）调整过程的不适感之后，练习者会逐渐适应合理的姿势，身体状态也会有柳暗花明又一村之感。随着不良姿势的改善，练习者的病痛可逐步减轻，其自信心也随之加强，所以在锻炼之前一定要告诫练习者：姿势调整只要坚持下去，特别是在挺过前半个月的困难期之后，其病痛就会逐渐好转。当姿势得到良好调整后，身体的各种功能都会有不同程度的改善，这也是能够得到普遍认同的原因之一。

3. 通调三焦法

通调三焦法有通利上、中、下三焦的功用，还有宽胸理气之效。最直接的调节作用是对颈椎病各型的调节，其中对颈椎病中神经功能失常的调整功效尤佳，属颈椎病的必备锻炼法之一；此外，当双手上托之时，对胸、肋部和腰、腹部都有明显的牵拉作用，所以它既对胸、背部以上的各种不适症状有很好的调节作用，还可以调整腰、腹部的各种功能失常；此外这一动作对处于躯干侧方的足少阳胆经也有直接的刺激作用，而腋下这个部位是人们进行各种功能活动很少涉及的部位。

双足分开站立，两目平视或缓缓地抬头仰视，头勿盼顾；双手的指尖相对，两手掌自胸前缓缓用力向上托起，或两上肢外展、高举，当上肢抬高、上托至最高处（约呈180°），掌指面应尽力伸展并呈水平位，指尖相对、上肢伸展，如同两手同时向上平托着一个重物一样，此时，掌指面与前臂约成90°角，在此位置持续片刻后放下；稍事休整后，再重复以上的动作过程，如此反复练习2～4次。（图5-12～图5-14）

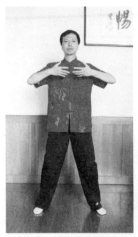

图5-12 自胸前抬

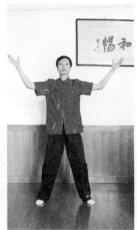

图5-13 外展抬

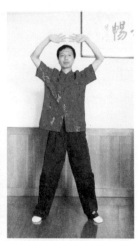

图5-14 双手托天

　　此锻炼方法也可以双手交叉、向上托起，或者在仰卧位下进行，双手掌指相对或是交叉，向头顶部方向伸展，其后的运动过程同站立位。不过这类动作下的锻炼效用要较站立位的上托动作差一些。（图5-15、图5-16）

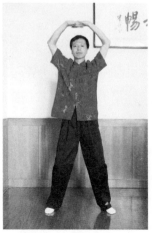

图5-15 手指交叉托天

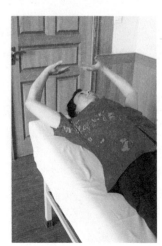

图5-16 仰卧托天

　　本练功方法对各型颈椎病都有较好的调理功用，可使颈肩部和上肢部的紧张、麻木感获得明显改善，随着锻炼强度的加强，宜适当延长双手上托的时间。从理论上讲，上臂上举180°是可能的，但现实生活中很少有人能达到这么大的运动幅度。据报道：一般男子上臂上举在167°～168°、女子上举在171°～175°之间。所以锻炼过程中上臂上举的高度一般保持在160°～170°的高度即可，不过持续上举的时间应当尽量延长，早期最好能保持1分钟以上，随着自身适应能力的增强，可将其作为一个双手托天位下的站桩锻炼形式。这种锻炼方式对身心带来的益处能很快显现出来。

　　像人们吊在单杠上的动作一样：两手抓住单杠，将身体吊在单杠上持续半分钟以上；对体胖者或年龄偏大者，选择单杠的高度要低一些，以抓握住单杠后双脚不离开地面为宜，即，吊起之后双脚尚有一定的支撑作用，这样可以避免肩臂受到过度牵拉引发身体的伤害。（图5-17～图5-19）

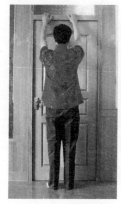 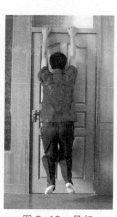 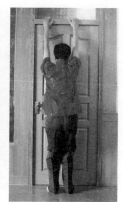

图 5-17　爬住门框　　　图 5-18　吊起　　　图 5-19　仅下坠

在晨练的人群中，会有一些人双手抓在树干上、单杠上将身体吊起来进行锻炼，但攀、拉树干的行为经常受到人们的批评，可是这种锻炼法却未因为觉得行为怪异而消失，反而有燎原之势。这正是它对身体健康的有效性不断得到练习者证实的结果，这种运动方式值得进一步研究、探讨和推广。

4. 舒筋活络法

疏通关节、理筋活络的导引方式我们首选行步功，它属于动功的运动方式，能达到振奋气血、舒筋通络、理气疏肝之效。合理的、改良的散步形式是最理想的舒筋活络锻炼法，我们将其命名为行步功。

行步功与普通的散步行走方式相近。但是，作为一种有目的性的运动方式，又与平时的散步不同，它在散步方式的基础上进行一些科学的改良。人们在行步过程中可以由上而下活动到全身的各个关节，对脊椎这一中柱的锻炼作用更为直接。当人们迈腿、摆臂的时候，可以带动人体的中轴并使之发生旋转运动，由颈椎至骶椎，对每一节椎骨都会有所涉及，从而对脊柱起到较好的锻炼作用，达到疏通督脉气血之效。

行走的过程就像饭后散步一样，不过在细节上有区别：行走时脚要向正前方移动或迈步，不能像老年人或偏胖者为增加身体的触地面积，走路的姿势是向前外方迈动的，亦即我们常说的"八字步"；迈步的幅度或步伐要较平时大一些，肩背要放松，上肢向胸部正前方摆动；起步时的姿势自大腿和肩臂开始为好，这样就可以使脊柱的运动幅度加大，而平衡感差的人，走路时往往是先迈脚，而不是先迈腿，一定要加以纠正；步行时仔细体会行走过程中躯体的感受，会有整个脊柱都在运动的感觉；行走的频率较平时要慢一些，而且行走时的身体要上下要协调一致，就像平时散步一样，身心完全处于放松状态。与军人标准的挺胸抬头样步伐有所不同，它的要求是：呼吸自然，周身放松，练习者心身舒畅、平和，好似处于一种无我无他的境界。（图 5-20 ~图 5-23）

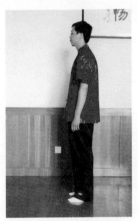

图5-20 直立

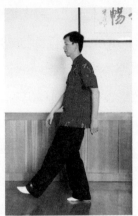

图5-21 迈步

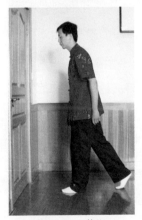

图5-22 落脚

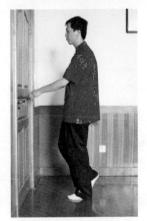

图5-23 准备迈第二步

社会各界目前大力提倡散步运动，有"少吃一口，多走几步"的说法，但以什么样的散步方式为好呢？是快步走，还是平缓行走？目前仍没有一个统一的说法，我们觉得还是以平缓的步行方式为好。

据观察，人的步频为每分钟101～122步，女性走得比男性快，比例约为每分钟122：116步，婴儿和小孩的步频较大人快，而老人的步频虽然未有下降，但步长却变短了。每人每年大约行走200万步，只要把平时走路的一小部分时间变为行步功样的动作，就会对身心有良好的调节作用。很多人坚持快步行走的锻炼方式，在运动时还不断注意着自己的脉搏，以致身心在锻炼过程中不能保持自然、松解、祥和，所以他们的面色大多发青或发红，这属于肝气郁滞、阳气外越之象。从中医理论上来讲，"阴平阳秘，精神乃治"，养生以调整阴阳的平衡为要，故此我们觉得还是以平缓行走的方式较为妥当，期间也可以腾出1/5左右的时间适当加快步伐，以达鼓动体内阳气的效用。由此可知，行步功不同于普通的散步，它有着一定的要求，可以起到疏通督脉的功用。

5. 强身健体法

强身健体法以增强机体的强度和耐力为目标，属于动功的锻炼方法。我们认为最好的运动方式主要有：长距离的游泳、持续的跳绳以及长跑训练等。虽然游泳作为一种锻炼方式非常值得推广，可是室内游泳场所的水和空气受到严重污染，游泳运动不但难以达到锻炼、强身的作用，健身者反而会在泳池及周围环境的污染下受到伤害；长跑对机体的耐力和腰以下的肌力有较好的锻炼效果，但对颈、肩、背部的作用较差；持续、合理的跳绳运动对全身的锻炼作用非常好，它可以起到强筋健骨、疏通气血、振奋阳气之效，所以我们把跳绳运动作为强身健体方法的首选。

（1）跳绳健体法

跳绳时人们上臂外展的角度很小，所以普通的跳绳运动对腰、腹部以下的锻炼作用较直接，对颈、背部的锻炼作用较差，如果能在跳绳运动中将上臂外展45°以上，就可以解决这个问题，此时的跳绳健体锻炼法就成为一种全身性的运动。我觉得它是最好的和简便易行的运动方式之一。

准备好一个适合自己身高的跳绳。站立位，两手握住绳的两端，整个上肢处于外展位，肘关节稍屈曲，上臂外展45°～60°（这对颈、背肌的锻炼较为直接），随后上臂摆动、单腿起跳以便进行跳绳运动。早期锻炼中，跳动的频率不宜快、时间不宜久，宜平缓地进行，以两足交替跳起、落下的跳动形式为好；经过一定时期的锻炼，自身体力加强，再进行两腿并拢后跳起的跳动方式，这时对腰、腹肌的锻炼作用就比较大了。早期可分阶段的跳动约300次，随着体力的加强可跳动500次以上，每日运动一次即可，只要坚持下来，锻炼15日之后就可显示出良好的效果。（图5-24）

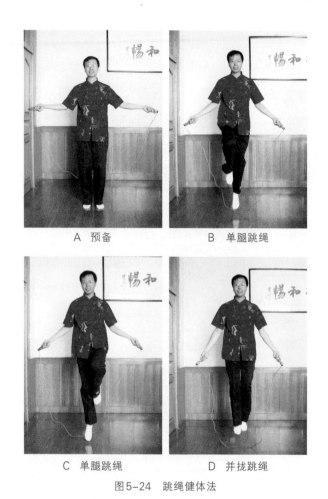

| A 预备 | B 单腿跳绳 |
| C 单腿跳绳 | D 并拢跳绳 |

图5-24　跳绳健体法

　　跳绳对全身肌肉强度和耐力的锻炼都有好处，随着运动强度的增加，脊椎的稳定性亦获得很大提高。跳绳时不鼓励进行频率较快的运动方式，因为频率快、强度大的运动方式会明显加重心、肺负担，对身体虚弱或较少运动的人来说，易于诱发心、脑血管等的意外。

6. 弧线俯卧

弧线俯卧的主要功效是强筋健骨，类似于常见的俯卧撑运动，不过这种锻炼方法更接近《易筋经》中的卧虎扑食式，有加强肩、背、胸部肌肉强度的作用，并使上半身的协调性得到一定改善。

双手撑地，两手间的距离与肩等宽或稍宽，两足并拢，以足底的前半部分支地，髋关节屈曲，躯干和下肢伸展，腰、臀部向上方凸起呈后弓体态；在运动的初始阶段，头颈相对处于低位，臀部处在最高位，接着头颈及躯干缓缓地向前、向下运动并接近地面，如同从前方的地面咬起一个小小的物件；当下颌接近地面并经过双手的中间时，就像咬住小物件般的感觉，之后头颈顺势平缓地向前上方抬起，此时的颈、背、腰部则呈反弓状，头颈上抬至最高的位置，小腹处于最低位并接近地面；然后头颈再顺着原来运动的路线回复到起始的位置，稍停顿片刻后，再行下一次的俯卧撑运动过程，可反复进行 10余次。弧线俯卧的运动路线呈一个自然的弧线走向，而非呈直线上、下起降的俯卧撑运动形式。（图 5-25 ~ 图 5-29）

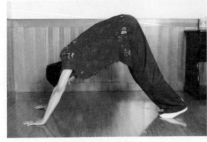

图 5-25　起势

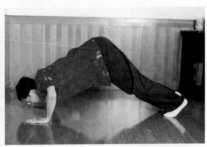

图 5-26　下倾

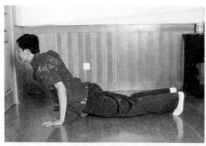

图5-27　抬头

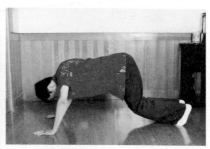

图5-28　回返

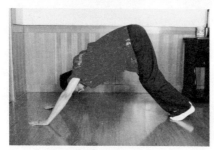

图5-29　返回

初期练习者或是体质较弱者，例如女性，此运动方式宜变换为双手支撑在较高的桌子或是窗台的边缘进行，待体力加强之后再逐步降低双手支撑的高度。

如果身体较为强健，可配合在单杠上进行引体向上的运动方式，它较弧线俯卧或俯卧撑等锻炼方式的强度和作用更大一些。

7. 躯体后伸

躯体后伸增加肩、背、腰部的肌肉强度，这是锻炼腰背肌的较好方法之一。

俯卧位，下腹部垫一个高枕，双腿并拢，上肢平放于身体侧方。保持腰腿部不动，头颈及上身缓缓用力抬起，将头、胸部稍微离开床面，不得使头、颈、背、腰部呈反弓状，把上半身抬起的高度限制在平直的状态，在此体位下坚持片刻后放松；接着，颈、背部不动，两腿并拢(膝关节可稍有屈曲)，腰、臀部用力后伸，下肢用力抬起，使膝关节离开床面少许即可，腰、臀部保持平直状态，在此位置稍持续片刻后下肢放松；随后把以上两个动作合而为一，以小腹部为支点，身体上、下两部分同时用力抬起，其动作要求同上述两个分解开的动作一样，躯体不得翘起呈典型的反弓状或燕飞式，持续片刻再放松下来。以上三个动作可以完整而连续地进行 3 ～ 5 次，待腰、背部的肌力增强后，再逐步增大运动量。（图 5-30 ～图 5-32 ）

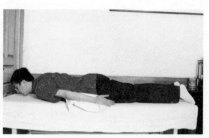

图5-30 上半身抬

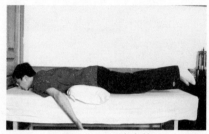

图5-31 下半身抬

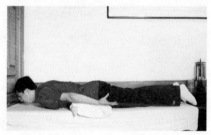

图5-32 同时抬

　　此锻炼方式对腰腿痛病症未完全康复者不太适宜，若强行练习，往往会加重病情。当腰椎间盘突出症明显好转时，可开始上半身不动、下肢并拢后稍微离开床面的运动方式，以腰、臀部出现一定的紧张感为度。不过锻炼的方式还是以一侧的下肢固定不动，而另一侧的肢体单独抬起为好，待抬起的腿感到疲劳后放下，随即抬起另 侧的下肢，左右腿交替进行。随着病痛的恢复，再逐步增加锻炼的强度。

有时此锻炼方法与常规腰背后弓的燕飞式一样，会出现越运动、腰背痛症状越严重的现象，这在腰椎间盘突出症者的急性水肿期尤为明显。我们认为，燕飞式运动使腰、背部呈后弓体态，从而使腰椎膨大变得粗大、椎间孔缩小、椎间盘后突等，使本来就存在椎管狭窄、椎间盘突出、骨关节炎等病症表现的人产生更加严重的刺激性反应，所以练习脊柱后弓的燕飞式运动方式是不提倡的。

8. 仰卧抬腿

增强腰臀部和下腹部的肌肉强度。在人们平时的运动中，这部分组织是较少涉及的，而仰卧抬腿的方式简便易行，还能够弥补日常锻炼的不足。从中医的角度来看，它有温肾壮阳、培补丹田的效果。

仰卧位，下肢伸展，左、右腿交替抬起至一定高度，其高度保持 45° 以下为宜，若下肢抬起的角度过大，反而达不到锻炼的目的；当一侧下肢抬起至 45° 左右后，脚踝可稍有背屈，然后保持这一固定的角度不变，直到抬起的腿无力坚持为止时放下，随即抬起另一侧的下肢并重复以上的动作要求，左、右腿各抬起 4 ~ 6 次；当上述运动进行约 15 天之后，腰、臀、腹部的肌肉强度和耐力会有明显增加，之后可将其变换为两腿并拢、抬起的锻炼形式，与单侧抬腿的方式相近，并拢的两腿抬起约 45° 之后尽力坚持在这个角度，累了以后放下，休息片刻再抬起，可反复运动 3 ~ 5 次，这一动作的运动强度较前者大。（图 5-33 ~ 图 5-35）

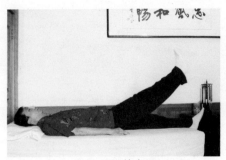

图 5-33 抬右腿

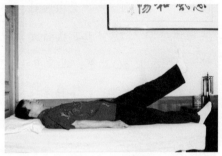

图 5-34 抬左腿

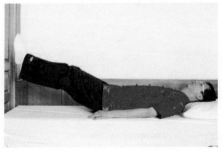

图 5-35 并拢抬腿

　　小腹属丹田元气所在，元气强盛，腰脊自然正直。所以这种练习方式不但能增强腰、腹肌的功能，而且腰腹肌的强度和耐力增加之后，对保持良好姿势或改善不良姿态都会有很好的帮助。

主要参考书目

1. 柏树令．系统解剖学．北京：人民卫生出版社，2004.

2. 陈撄宁．道教与养生．北京：华文出版社，1989.

3. 陈明达．实用体质学．北京：北京医科大学联合出版社，1993.

4.［朝鲜］许浚．东医宝鉴．北京：人民卫生出版社，1982.

5. 刘润田．脊柱外科学．天津：天津科学技术出版社，1981.

6.［美］凯雷特．颈和肩臂痛．北京：人民卫生出版社，1988.

7. 邱仁宗．医学的思维和方法．北京：人民卫生出版社，1985.

8. 陈梦雷．古今图书集成·医部全录．北京：人民卫生出版社，1988.

9. 饶书城．脊柱外科手术学．北京：人民卫生出版社，1993.

10. 孙呈祥．软组织损伤治疗学．上海：上海中医学院出版社，1988.

11. 邵宣，许竞斌．实用颈腰背痛学．北京：人民军医出版社，1992.

12. 汤华丰．实用脊柱外科学．上海：上海科学普及出版社，1990.

13. 魏征，龙层花等．脊柱病因治疗学．香港：商务印书馆，

1987.

14. 吴林生，金嫣莉．膝痛．北京：人民卫生出版社，1997.

15. 杨期东．神经病学．北京．人民卫生出版社，2002.

16. ［英］L．R．莫西尔．实用矫形外科学．天津：天津科学技术出版社，1992.

17. 俞大方．推拿学．上海：上海科学技术出版社，1985.

18. 赵定麟．现代颈椎病学．北京：人民军医出版社，2001.

19. 赵定麟等．颈椎病．上海：上海科学技术文献出版社，1988.

20. 赵定麟．下腰痛．上海：上海科学技术文献出版社，1990.

21. 张铁民．实用人体局部解剖学图谱．天津：天津科学技术出版社，1995.

22. 张雪军，府强．中外独特按摩技法大全．北京：北京科学技术出版社，1993.

23. 张锡纯．医学衷中参西录．河北：河北科学技术出版社，1985.

24. JosephA.Buckwalter，MD，MS 等．骨科基础科学．北京：人民卫生出版社，2001.

图书在版编目（CIP）数据

通督正脊术应用经验 / 贺振中, 李建仲主编 . — 太原 : 山西科学技术出版社 , 2022.6

ISBN 978-7-5377-6047-8

Ⅰ . ①通… Ⅱ . ①贺… ②李… Ⅲ . ①脊柱病 – 中医治疗法 Ⅳ . ① R274.915

中国版本图书馆 CIP 数据核字（2020）第 170185 号

TONGDU ZHENGJISHU YINGYONG JINGYAN

通督正脊术应用经验

出 版 人：阎文凯

主　　编：贺振中　李建仲

责任编辑：郝志岗

封面设计：吕雁军

出版发行：山西出版传媒集团·山西科学技术出版社

　　　　　地址：太原市建设南路 21 号　邮编：030012

编辑部电话：0351-4922072

发行电话：0351-4922121

经　　销：各地新华书店

印　　刷：山西基因包装印刷科技股份有限公司

开　　本：890mm × 1240mm　1/32

印　　张：13.25

字　　数：304 千字

版　　次：2022 年 6 月第 1 版

印　　次：2022 年 6 月山西第 1 次印刷

书　　号：ISBN 978-7-5377-6047-8

定　　价：56.00 元